阜外医院系列丛书

阜外体外循环手册

Cardiopulmonary Bypass Manual
of Fuwai Hospital

（第2版）

主　编　龙　村　李景文　高国栋

副主编　胡　强　赵明霞　管玉龙

编写人员（按姓氏笔画排序）

于　坤　马　剑　王子珩　王会颖　王　惠
卜璐瑜　龙　村　冯正义　吉冰洋　考　力
吕舒仪　刘　刚　刘　凯　刘晋萍　李景文
杨九光　周伯颐　周　纯　赵明霞　赵　举
胡金晓　段　欣　姜福清　袁　媛　高国栋
崔勇丽　梁碧霞　黑飞龙　楼　松　管玉龙

人民卫生出版社

图书在版编目（CIP）数据

阜外体外循环手册/龙村,李景文,高国栋主编.—2版.—北京:人民卫生出版社,2017

ISBN 978-7-117-25377-2

Ⅰ.①阜… Ⅱ.①龙…②李…③高… Ⅲ.①体外循环-手册 Ⅳ.①R654.1-62

中国版本图书馆CIP数据核字（2017）第258856号

阜外体外循环手册

第2版

主　　编：龙　村　李景文　高国栋
出版发行：人民卫生出版社（中继线 010-59780011）
地　　址：北京市朝阳区潘家园南里19号
邮　　编：100021
E-mail：pmph @ pmph.com
购书热线：010-59787592　010-59787584　010-65264830
印　　刷：廊坊一二〇六印刷厂
经　　销：新华书店
开　　本：889×1194　1/32　印张：12.5　插页：2
字　　数：232千字
版　　次：2013年6月第1版　2017年12月第2版
　　　　　2023年6月第2版第2次印刷（总第6次印刷）
标准书号：ISBN 978-7-117-25377-2/R·25378
定　　价：39.00元

第2版前言

《阜外心血管体外循环手册》第 1 版自 2013 年发行以来，得到了相关专家和同行的关心，并提出了较多宝贵意见。近年来，心血管外科有了较大的发展，与心外科发展相互促进的体外循环在基础理论、临床应用、器材及用品方面也发生了一定的变化，体外循环从业人员的专业水平也有了较大提高。鉴于上述原因，我们组织第 1 版的编者，在第 1 版内容的基础上增加了一些已普遍开展的新内容及新技术，如大血管手术的体外循环、微创外科的体外循环等，再次出版，更名为《阜外体外循环手册》

本书主要介绍体外循环仪器设备及物品、体外循环技术操作常规、体外循环过程中的监测和管理、各类心脏手术体外循环特点、体外循环中重要脏器的保护以及体外循环常见意外及其处理等。

本书具有较高的完整性和系统性，参编人员均具有丰富的临床经验，编写内容均经过临床实践检验。精炼、实用为本书突出的特点，每一章节的内容一目了然，注重实操性，能够很好地指导临床操作。

本书主要适用于从事体外循环临床工作的医生以及心脏外科医生和心血管麻醉医生。限于编者的临床经验和知识水平，本书疏漏之处在所难免，不足之处希望广大读者提出宝贵建议和意见。

龙　村　李景文　高国栋

2017 年 10 月

关键词检索

ECMO ⋯⋯⋯⋯⋯⋯⋯⋯⋯⋯⋯⋯⋯ 343

Kirsh 停搏液 ⋯⋯⋯⋯⋯⋯⋯⋯ 197

pH 稳态 ⋯⋯⋯⋯⋯⋯⋯⋯⋯⋯⋯ 156

VA ECMO ⋯⋯⋯⋯⋯⋯⋯⋯⋯⋯ 343

VV ECMO ⋯⋯⋯⋯⋯⋯⋯⋯⋯⋯ 343

α 稳态 ⋯⋯⋯⋯⋯⋯⋯⋯⋯⋯⋯⋯ 155

变温室 ⋯⋯⋯⋯⋯⋯⋯⋯⋯⋯⋯⋯ 16

变温水箱 ⋯⋯⋯⋯⋯⋯⋯⋯⋯⋯⋯ 35

常规超滤（CUF）⋯⋯⋯⋯⋯⋯⋯ 175

代偿作用 ⋯⋯⋯⋯⋯⋯⋯⋯⋯⋯⋯ 140

代谢性碱中毒 ⋯⋯⋯⋯⋯⋯⋯⋯ 150

代谢性酸中毒 ⋯⋯⋯⋯⋯⋯⋯⋯ 147

低钙血症 ⋯⋯⋯⋯⋯⋯⋯⋯⋯⋯⋯ 132

低钾血症 ⋯⋯⋯⋯⋯⋯⋯⋯⋯⋯⋯ 127

低镁血症 ⋯⋯⋯⋯⋯⋯⋯⋯⋯⋯⋯ 134

动脉插管 ⋯⋯⋯⋯⋯⋯⋯⋯⋯⋯⋯ 28

动态预充量 ⋯⋯⋯⋯⋯⋯⋯⋯⋯ 53

仿细胞内停搏液 ⋯⋯⋯⋯⋯⋯⋯ 196

辅助静脉引流技术 ⋯⋯⋯⋯⋯⋯ 303

辅助静脉引流装置 ⋯⋯⋯⋯⋯⋯ 40

负压辅助静脉引流 ⋯⋯⋯⋯⋯⋯ 231

负压辅助静脉引流 ⋯⋯⋯⋯⋯⋯ 41

复合灌注 ⋯⋯⋯⋯⋯⋯⋯⋯⋯⋯⋯ 201

肝素 ⋯⋯⋯⋯⋯⋯⋯⋯⋯⋯⋯⋯⋯ 159

肝素反跳 …………………………………………… 171

肝素化管道 ………………………………………… 26

高钾血症 …………………………………………… 129

高钠血症 …………………………………………… 136

股（髂）静-动脉部分转流 ……………………… 282

固定酸 ……………………………………………… 138

冠状动脉窦直视灌注 ……………………………… 201

冠状静脉窦逆行灌注 ……………………………… 201

滚压泵 ……………………………………………… 3

含血停搏液 ………………………………………… 198

后并行 ……………………………………………… 116

呼吸性碱中毒 ……………………………………… 153

呼吸性酸中毒 ……………………………………… 151

缓冲作用 …………………………………………… 139

挥发酸 ……………………………………………… 138

混合性酸碱紊乱 …………………………………… 154

急性等容血液稀释 ………………………………… 184

急性非等容血液稀释 ……………………………… 185

急性高容量血液稀释 ……………………………… 185

夹层动脉瘤 ………………………………………… 273

胶体预充液 ………………………………………… 63

经皮血管内主动脉阻断技术 ……………………… 301

经皮阻断主动脉技术 ……………………………… 301

经上腔静脉逆行脑灌注 …………………………… 224

晶体停搏液 ………………………………………… 195

晶体预充液 ………………………………………… 61

静脉插管 …………………………………………… 30

静脉回流室 ………………………………………… 15

静态预充量 ………………………………………… 53

纠正作用 …………………………………………… 140

离心泵 ……………………………………………… 7

零平衡超滤（ZBUF） …………………………… 179

毛细血管渗漏综合征 ················· 239

膜式氧合器 ······················· 13

脑灌注技术 ······················ 321

器官保存液 ······················ 210

前并行 ·························· 107

深低温分段停循环 ················· 280

顺行灌注 ························ 201

顺行性脑灌注法 ··················· 224

体外循环机 ······················· 2

体外循环运行期 ··················· 111

微型体外循环系统 ················· 302

温血诱导复苏 ···················· 267

细胞外液停搏液 ··················· 196

纤维蛋白溶解 ···················· 160

心肌顿抑 ························ 206

血泵法血液回输 ··················· 283

血管桥灌注 ······················ 201

血气分析 ························ 141

血小板分离技术 ··················· 186

血液超滤装置 ····················· 39

血液回收技术 ····················· 39

血液麻醉 ························ 187

血液稀释 ························ 184

血液稀释 ························· 53

氧合室 ·························· 16

鱼精蛋白反应 ···················· 170

预充 ··························· 53

预充量 ·························· 53

杂交手术 ························ 243

中心静脉压 ······················ 72

主动脉瘤 ························ 273

目录

第一篇 体外循环仪器设备

第一章 体外循环机 ……………………… 2

第二章 氧合器 ……………………………… 13

　第一节 膜式氧合器 ……………………… 13

　第二节 氧合器性能的综合评价 …… 19

　第三节 膜式氧合器临床应用 ……… 21

　第四节 氧合器中血液的破坏 ……… 22

第三章 插管与管道 ……………………… 24

　第一节 体外循环管道 ………………… 24

　第二节 体外循环插管 ………………… 28

　第三节 滤器 ……………………………… 32

第四章 变温水箱及其他辅助装置 …… 35

　第一节 变温水箱 ……………………… 35

　第二节 其他辅助装置 …………………… 39

第二篇 体外循环技术操作常规

第五章 体外循环前的准备 ……………… 44

　第一节 体外循环手术前期的物品

　　　　 准备 ……………………………… 44

　　第二节　体外循环前准备工作 ……… 49

第六章　血液稀释与预充 ………………… 53

　　第一节　血液稀释 ……………………… 53

　　第二节　体外循环预充和血液稀释

　　　　　　方法 ………………………… 56

　　第三节　体外循环中的预充液 ……… 59

第七章　围体外循环期监测 ……………… 69

　　第一节　物理观察 …………………… 69

　　第二节　血流动力学监测 …………… 71

　　第三节　心电图监测 ………………… 74

　　第四节　经食管超声心动图 ………… 76

　　第五节　体外循环系统监测 ………… 78

　　第六节　出凝血监测 ………………… 82

　　第七节　中枢神经监测 ……………… 85

　　第八节　组织灌注/氧合监测………… 88

第八章　血流动力学管理 ………………… 91

　　第一节　全身血流动力学管理 ……… 91

　　第二节　重要脏器血流动力学的

　　　　　　管理 ………………………… 99

　　第三节　血管活性药物在体外循环

　　　　　　中的应用………………… 103

第九章　体外循环管理要点…………… 107

　　第一节　前并行的管理…………… 107

　　第二节　体外循环中的运行管理…… 111

　　第三节　后并行的管理…………… 116

　　第四节　停止体外循环…………… 120

第十章　体外循环中水电解质代谢

　　　　　管理………………………… 122

　　第一节　体外循环中水代谢紊乱和

　　　　　　　纠正································· 122

　　第二节　体外循环中钾代谢的紊乱与

　　　　　　　纠正································· 127

　　第三节　体外循环中钙代谢紊乱及

　　　　　　　纠正································· 131

　　第四节　体外循环中镁代谢紊乱及

　　　　　　　纠正································· 134

　　第五节　体外循环中高钠血症········· 136

第十一章　酸碱平衡和血气管理········· 138

　　第一节　酸碱平衡····················· 138

　　第二节　血气分析····················· 141

　　第三节　体外循环中的酸碱失调····· 146

　　第四节　低温体外循环和血气

　　　　　　　校正································· 154

第十二章　抗凝与拮抗··················· 159

　　第一节　正常控制凝血的机制········· 159

　　第二节　体外循环中的抗凝和

　　　　　　　拮抗································· 161

第十三章　血液超滤技术················· 173

第十四章　心血管手术的血液保护········ 181

　　第一节　体外循环中的血液保护····· 181

　　第二节　体外循环的血液麻醉········· 187

第十五章　体外循环中的心肌保护········ 191

　　第一节　心脏停搏前的心肌保护····· 191

　　第二节　心脏停跳阶段的心肌

　　　　　　　保护································ 193

　　第三节　后并行阶段的心肌保护····· 205

　　第四节　新生儿的心肌保护··········· 207

　　第五节　心脏移植的心肌保护········· 209

第十六章　体外循环中的脑保护⋯⋯⋯ 213
　第一节　体外循环心脏手术围术期
　　　　　脑缺血危险因素及预防
　　　　　措施⋯⋯⋯⋯⋯⋯⋯⋯ 213
　第二节　体外循环围术期神经精神
　　　　　评价手段⋯⋯⋯⋯⋯⋯ 217
　第三节　神经系统保护的措施⋯⋯⋯ 221

第三篇　不同病种体外循环操作

第十七章　先天性心脏病的体外循环⋯⋯ 228
　第一节　婴幼儿体外循环管理的
　　　　　特点⋯⋯⋯⋯⋯⋯⋯⋯ 228
　第二节　特殊病种的体外循环
　　　　　管理⋯⋯⋯⋯⋯⋯⋯⋯ 240
第十八章　心脏瓣膜手术的体外
　　　　　循环⋯⋯⋯⋯⋯⋯⋯⋯ 245
　第一节　瓣膜手术的体外循环⋯⋯⋯ 245
　第二节　各种瓣膜手术的体外循环
　　　　　特点⋯⋯⋯⋯⋯⋯⋯⋯ 251
第十九章　冠脉旁路移植术的体外
　　　　　循环⋯⋯⋯⋯⋯⋯⋯⋯ 259
　第一节　冠脉旁路移植术的体外
　　　　　循环⋯⋯⋯⋯⋯⋯⋯⋯ 259
　第二节　特殊冠脉旁路移植术的
　　　　　体外循环⋯⋯⋯⋯⋯⋯ 269
第二十章　大血管手术的体外循环⋯⋯⋯ 273
　第一节　定义与分型⋯⋯⋯⋯⋯⋯ 273
　第二节　体外循环的基本方法⋯⋯⋯ 276

第三节　脑、脊髓及血液保护………286

第二十一章　新生儿体外循环…………291

第一节　新生儿体外循环的物品

准备……………291

第二节　新生儿体外循环要点………294

第二十二章　微创外科的体外循环………300

第一节　微创体外循环技术………300

第二节　微创体外循环管理………305

第二十三章　心脏肿瘤的体外循环………311

第二十四章　肺栓塞手术的体外循环………318

第一节　肺栓塞手术治疗的体外

循环方法………318

第二节　重要脏器保护………320

第二十五章　心脏移植的体外循环………325

第一节　供体心脏的保护………325

第二节　心脏移植的体外循环

特点………327

第二十六章　特殊病种的体外循环………335

第一节　MORROW 术的体外循环 …335

第二节　地中海贫血的体外循环……336

第三节　冷凝集反应阳性患者的

体外循环……………338

第二十七章　体外膜肺氧合………343

第一节　体外膜肺氧合的基本概念和

类型………343

第二节　ECMO 监测与管理…………348

第三节　并发症的防治……………354

附 录

附录一　体外循环意外及其对策⋯⋯⋯⋯ 360

附录二　阜外医院体外循环常用

　　　　设备的使用范围⋯⋯⋯⋯⋯⋯⋯ 378

附录三　常用人体检查正常值和

　　　　体外循环记录单⋯⋯⋯⋯⋯⋯⋯ 382

附录四　体外循环记录单 ⋯⋯⋯⋯⋯⋯ 见折页

第一篇
体外循环仪器设备

第一章 体外循环机

【基本概念】

1. **体外循环机** 是由一组泵组成的可以驱动血流按预定方向和速度流动的机械设备。根据在体外循环手术中的需求不同，可分为主泵和从泵：主泵用来代替心脏供血功能，保证脏器的灌注；从泵主要用于心脏停搏液的灌注，心内吸引及心外吸引。根据血液驱动方式的不同，可分为滚压泵和离心泵。

2. **理想体外循环机应该具备的特点**

（1）能够克服 500mmHg 阻力的同时提供 7L/min 的流量。

（2）泵驱动过程中最大限度减少对血液成分的损害。

（3）与血流不接触的前提下为血液提供动力，保证血流量。

（4）根据需要可精确调节泵流量。

（5）配有内置电源和手摇驱动装置，以防突然断电或其他意外。

（6）配备相应的监测模块，如时间、温度、平面、压力等。

【滚压泵】

一、基本结构

1. 设计原理　滚压泵需要将一段泵管置于弧形泵槽内，泵旋转臂的设计要求在任何时候总有一个滚压头挤压泵管。通过挤压充满血液的泵管，血液随泵头的运动向前推进，从而形成持续血流。

2. 基本结构　滚压泵主要由弧形泵槽、轴心、旋转臂及滚柱组成。

（1）泵槽：内壁一般为优弧半圆形或圆形，是泵旋转臂末端滚柱所行走的轨迹，内置泵管。

（2）轴心：内部连接驱动马达，带动旋转臂旋转。

（3）旋转臂及滚柱：滚柱位于旋转臂的末端，是与泵管直接接触的部位。

双头泵是最普遍的体外循环血泵，它由210°的半圆形泵槽和两个分别置于180°旋转臂末端的滚压头组成。当一个滚压头结束对泵管挤压时，另一个则已经开始下一次对泵管的挤压。由于其中一个滚压头始终与泵管接触，双头泵产生持续无搏动的血流。

3. 流量调节泵　流量决定于每分钟泵头的转速（RPM）和每转泵的排空容积（SV）；容积的多少由泵管的内径大小和泵头挤压长短而决定。

二、泵管材料

1. 聚氯乙烯（PVC） 由于其耐久性和较低血液破坏而被广泛使用，PVC 在低温体外循环时容易变硬，并有碎裂的倾向，所以在泵头挤压时，其内壁可能产生塑料微粒。

2. 乳胶管 血液破坏较 PVC 严重，临床应用较少。

3. 硅胶管 血液破坏较少，硅胶管较 PVC 释放更多的微小栓子，因而在 CPB 过程中动脉微栓滤器的应用是非常必要的。

三、泵管松紧调节

1. 标准 在整个体外循环管道夹闭的情况下，开放微栓滤器排气侧路，置于距泵管上方 100cm 高度，每分钟水柱下落不超过 1cm 为松紧适度，可将机械血液破坏的程度降至最低且不影响机体灌注。

2. 泵管挤压过紧 可造成血液及泵管机械性破坏，导致溶血和泵管损坏。

3. 泵管挤压过松 在滚压泵挤压泵管推动血液单向流动的过程中，由于动脉端压力高，可造成部分血液反流，从而在泵管内形成湍流，导致血液破坏加重。同时，由于前向推动力的减弱，实际流量会小于调节旋钮的设置流量。

4. 泵管出口端阻力增大 多由出口端管夹过小导致泵管内径变小及泵后管路阻塞引起，可导致泵后压力急剧升高，致管道破裂或接头脱开。

5. 泵管入口端受限 多由入口端管夹过小导致泵管内径变小及入血端管路打折引起，滚压泵为非阻力限制型，可产生持续高负压，从而使血液中的气体析出，也可导致泵管针孔样裂隙，气体进入管路，导致患者气体栓塞。

四、常见滚压泵简介

1. STÖCKERT-SHILEY 目前国内应用的主要有 Stöckert Ⅱ、Stöckert Ⅲ、Stöckert SC，及 Stöckert S5 和 Stöckert C5 型等类型。根据临床需要通常配有大泵、小泵和双头泵，S5 和 C5 型可将单泵独立悬挂，以缩短管道距离或方便操作。Stöckert Ⅱ 型泵头结构为半圆形，结构简单，体积小，操作方便，但缺少相应的监测设备及备用电源。Stöckert Ⅲ、SC、S5 型均配有备用电源，可在停电后连续工作 130 分钟；其泵头则采用了第三代马蹄形结构，降低了滚柱挤压泵管时管道内血流的压力变化，减少了血液湍流，减轻了血液破坏。Stöckert SC、S5 型配有液面和压力监测控制模块，液面监测报警是根据液面自动调整泵速，避免了立即停泵可能给患者带来的不良影响；当压力超过设定值，压力监测报警泵头立即停止旋转，当压力恢复正常，自动恢复预设泵速，从而有效防止了泵管崩裂或管道崩脱。Stöckert C5 型为目前最新款式，操控性更加人性化，体型更小，启动时间更短。C5 和 S5 均可提供多个外挂的大泵或小泵，使操作更便捷，管道更短小。

2. MAQUET MAQUET-HL20①界面设计简单，操作方便，每个泵的功能配置名称均显示在其操作面板（SCP）上。报警及错误信息均有声光双重提示，SCP上设有一个特定的消音键。②SCP上整合了MAQUET HCU20水箱的遥控组件，避免了操作者注意力转移所带来的风险。③心肌灌注模块可与SCP组合，自动记录并显示心肌保护液灌注的各种重要数据，如灌注量、灌注比例、时间、温度、压力。④数据处理系统JOCAP XL功能强大，可记录分析所有灌注数据，并可与多种设备对接，如血气分析仪、麻醉监护仪等，监控并记录其工作数据。⑤压力监测系统，最多可监测四导压力，应用标准医用压力传感器，并根据压力传感器确定监测范围和精度。⑥温度监测系统，可监测四导温度，采用YS100系列温度探头，各探头彼此独立工作。⑦气栓防护系统，包括液面和气泡监测系统，可防止气体进入体外循环管路。⑧根据各种常用泵管大小设定流量后进行保存，在以后的使用中只需选择不同类型的泵管设置即完成流量校正，提示明确，选择方便。⑨泵头逆时针转动按钮成对设计，必须在同时按压两个按钮3秒以后才完成逆转设置，该按钮对应的指示灯亮，为防止临床不慎、误操作导致的逆转发挥很好的预防作用。

3. TERUMO

（1）SARNS 8000，SARNS 9000：该泵最

大的特点是将离心泵驱动装置与 4 个滚压泵安置在一起，并可灵活拆卸组装，增加了大量保证泵安全运行的监测，实现了数字化信息采集记录，并配有可充电蓄电池，因此体积庞大。另外，由于 Sarns 体外循环机滚压泵具有打开泵头盖自动停泵的设计，在 CPB 过程中需要引起重视，防止操作失误带来不必要的麻烦。

（2）ADVANCED PERFUSION SYSTEM 该设备配有 4 个大泵、2 个小泵及主控面板，及备用蓄电池。各泵头可灵活相互更换，数字化程度高，数据采集系统功能强大。流量调节可通过主控面板及流量旋钮调控，智能化程度高。该系统同样具备悬挂功能，可将大泵或小泵按需要悬挂。也可将离心泵悬挂在主机上配合使用。

4. 国产体外循环机

国产体外循环机的研发始于 20 世纪 50 年代至 60 年代，并得到了快速的发展，其中以天津、上海、北京为主要开发区，自行研制了国产滚压泵，并很快应用于临床。其中天津汇康体外循环机经过多次改进，可以与某些进口血泵媲美，目前已经有诸多医疗单位和科研机构投入使用。

【离心泵】

一、基本概念

1. 设计理念　围绕固定点做圆周运动的物体受离心力的作用有向圆的切线方向运动的

倾向。离心泵正是根据离心力的原理所设计。离心泵设计为非闭塞型和后负荷依赖型。

2. 结构　离心泵由泵头（离心杯）、流量传感器、驱动器、控制部分及手动驱动装置等组成。泵头包括内置磁铁、锥体形叶轮和有两个开口的透明塑料室，三者依靠特殊技术紧密结合。

3. 工作原理　内置磁铁在电机的带动下，使锥形叶轮高速旋转，带动液体流动，叶轮旋转速度越快，液体产生的离心力也越大，液体在离心力的作用下在离心杯侧壁形成压力，而由侧壁开口流出；同时在离心杯中央形成低压区，液体即可随叶轮转动进入离心杯，从而产生有效的血液灌流。

离心泵最终的灌注流量由压差和出口端的阻力所决定。出口端阻力一部分为体外循环中各装置所产生的阻力，包括氧合器、过滤器、管道和动脉插管；另一部分为患者自身的血管阻力。由于离心泵的流量和产生的压力直接相关，因此离心泵又被称为压力泵。和滚压泵相比，离心泵为后负荷依赖型。流量仅受体外循环和患者本身的阻力变化影响。

4. 驱动方式　离心杯既可以通过电动磁铁控制，也可以在断电情况下通过手动方式使之高速转动。

5. 离心泵特点　与滚压泵相比，离心泵具有体积小、便于移动、血液损伤小、简便安全等众多优点（表 1-1）；而且由于离心泵开放、阻力依赖的特点，在动脉入口端发生梗阻时，离心泵只能产生 700~900mmHg 的正压，不致发生泵管崩裂；当泵入口端发生梗阻时，产生的负压也只有−400~−500mmHg，不致气体析出。这些优点使得离心泵在临床上应用越来越广。

表 1-1　离心泵与滚压泵的基本性能比较

项目	滚压泵	离心泵
流量	与转速呈直线相关	与转速呈曲线关系
类型	闭塞，限量	开放，限压
血液破坏	较重	较轻
微栓产生	可以	较少
意外排空	可以	不能，可捕获气体
血液倒流	不能	可以
远端阻闭	压力升高，泵管崩裂	压力仅升高 700~900mmHg
机动性能	较差	良好
长期辅助	不合适	合适

二、离心泵临床应用

离心泵既可以附在体外循环机上，作为主泵与滚压泵共同组成一整套体外循环系统，也可以作为一套独立系统，如体外膜肺氧合（extracorporeal membrane oxygenation，ECMO）系统。

泵启动及停止时要求泵速在 1500rpm 以上，以克服动脉端阻力，防止血液倒流。容量不足时，前负荷降低，静脉引流减少，静脉端负压过高，管道抖动，动脉流量减少，因此应相应补充容量；后负荷（动脉压），在转速不变的情况下，可导致流量减少或升高。因此，临床上，应根据实际情况进行转速调整。

三、常见离心泵简介

1. MEDTRONIC BIOMEDICUS 该泵 1976 年由美敦力公司研制首次应用于体外循环，控制面板可隐藏，可有效防止误操作。泵头材料为丙烯酸树脂，预充量仅为 80ml，离心杯内的转子由 3 层相互平行的锥形叶轮组成，转子底部的磁铁由外部控制装置带动使转子高速旋转，当泵转速在 1500rpm 时产生的最大压力为 150mmHg，因此要求在泵速超过 1500rpm 时，才可开放循环管路以防压力不足造成血液逆流。泵出口与离心杯杯壁之间的剪切力可造成血液破坏。电磁流量传感器不受温度、红细胞容积等因素的影响，可精确监测流量。之后，美敦力相继推出了 bio-console550 和 560 离心泵系统以及 BP-50、BPX-80 和 Affinity CP 泵头。在安全性、操控性和监测上都有了较大的改进。

2. SARNS DELPHIN PUMP 由 Sarns 3M 推出的 Delphin 离心泵与 BioMedicus Pump 相同，血液进出口互成直角但预充量降低至 40ml，控制面板更加简洁、轻便。血流量由超声探测仪在泵出口管道上监测，而且流量与泵转速成一定的比例。体外实验比较了这两种离心泵，发现在血流量分别为 2、4、6L/min 时，Delphin Pump 血浆游离血红蛋白水平均明显高于 BioMedicus Pump，而血小板计数后者又低于前者。

3. MAQUET

（1）ROTAFLOW 系统：泵头为单点轴承支撑，螺旋状血流通道，表面积及预充量小（32ml），内表面肝素涂层，没有无效腔及产热点，血流通过速度快且稳定，因此减少了血液有形成分的破坏及炎性介质激化。泵头驱动装置集成了流量监测和气泡监测两种功能，泵头支架可根据需要灵活调节。

（2）CARDIOHELP 系统：为驱动控制装置和氧合变温装置一体化设计，是目前世界上体积最小（315mm×255mm×427mm）、重量最轻（10kg）、操作最智能的便携式生命支持系统。内置蓄电池可维持设备运转 90 分钟。可连续监测血温、血红蛋白含量、血细胞比容及动静脉氧饱和度，同时集成的传感器可精确监测压力和流量。先进的安全管理系统，可以设置报警、警告、限制、干预等措施，使系统运行更加安全。自动锁屏功能，可以防止意外操作导致的设置更改。

4. NIKKISO PUMP　Nikkiso 离心泵是日本公司开发的小型血泵，其叶轮直径 5mm，预充 25ml，外径 66mm，高 58mm，重 145g。由于该泵主要在日本使用，日本学者对它做了大量临床调查，发现用 Nikkiso 泵灌注血浆游离血红蛋白浓度均比滚压泵和 BioMedicus 泵低，还有报道指出其血小板消耗和激活也低于其他血泵。

5. THORATEC CENTRIMAG PUMPCENT-

RIMAG 离心泵　是由美国研制的一种磁悬浮式血泵，泵内叶轮无轴心支持，旋转过程中不产热，因此血液破坏小。驱动装置通过电缆与控制装置连接，可根据需要摆放位置。

参考文献

1. 黑飞龙. 体外循环教程. 北京：人民卫生出版社，2011.
2. 龙村，于坤，李欣. 体外循环学. 第 2 版. 北京：人民卫生出版社，2017.
3. 龙村. 体外循环灌注技术. 北京：人民卫生出版社，2009.
4. Lillehei CW. Historical development of cardiopulmonary bypass in Minnesota. In：Gravlee GP，Davis RF，Kurusz M，Utley JR，eds. Cardiopulmonary bypass：Principles and practice. 2nd ed. Lippincott，Williams &willkins，2000.
5. Philip HK，Christopher MM. Techniques in Extracorporeal Circulation. 4th edition. Arnold，2004.

第二章　氧　合　器

心脏外科的迅速发展离不开体外循环技术的广泛支持，尤其是氧合器的改进和完善。氧合器性能的好坏直接影响体外循环支持的效果，如何增加氧合、减少预充、防止渗漏、增加组织相容性、延长使用时间等一直是人类研究和追求的方向。在氧合器的开发研制过程中人类付出了长期而艰辛的努力，根据氧合类型的不同氧合器的发展经历了四个阶段：生物肺氧合器，血膜式氧合器，鼓泡式氧合器，膜式氧合器。前两者在临床已淘汰，鼓泡式氧合器的使用也越来越少，目前膜式氧合器的使用最为普遍。本章以目前临床上最常用的膜式氧合器作为重点介绍。

第一节　膜式氧合器

一、气体在氧合器中的交换

1. 氧气在有血氧合器中的交换　O_2 交换总是先发生在气体与静脉血液密切靠近的部位，因此氧合器设计中才要求膜式氧合器中血液流动需要随时改变方向以达到最佳的氧合效果，中空纤维型膜式氧合器外走血内走气正是出于这种考虑。

13

2. 二氧化碳在有血氧合器中的交换 由于 CO_2 在相同的条件下比 O_2 的血液溶解度大且扩散速度快，在存在气体分压差的情况下，保证氧合器排气孔开放，CO_2 可以很快地从血液中溢出。

二、工作原理

血液和气体不直接接触，通过特制的薄膜（微孔或无孔）完成气体交换的人工氧合。绝大部分的静脉血通过重力引流进入膜肺的回流室。小部分胸腔和心腔的血液通过吸引泵注入膜肺的回流室，经过滤网祛除气栓、组织碎片和其他微栓。血泵将回流室的血液注入变温室进行热力交换，再进入氧合室进行气体交换，血红蛋白结合 O_2，血液释放 CO_2，形成动脉氧合血，再通过管道注入患者体内。膜式氧合器具有以下优点：

（1）良好的气体交换能力；

（2）血液破坏轻；

（3）可以减少栓塞的发生；

（4）适合长时间循环支持；

（5）具有保护重要脏器功能的特点。

三、材料和分类

橡胶膜、硅胶膜、多聚化合物制成的微孔薄膜和中空纤维是膜式氧合器的主要材料。根据膜的基本结构将膜式氧合器分为无孔型和有孔型。

1. 硅胶膜的气体通过率最接近人体肺泡膜，为无孔膜肺的首选材料。

（1）适合长时间体外循环使用，在 ECMO 治疗中有长达 63 天的记录。

（2）由于气体血液完全隔离，没有微孔存在，不会因气液相压力差而产生气栓，发生血浆渗漏。

（3）代表产品有 Sei-Med、Jostra 膜式氧合器。

2. 有孔型膜肺临床使用较多，一般选用聚四氟乙烯、聚丙烯为原料。

（1）直通型微孔逐渐被新型的无规则缝隙样微孔代替，有效减少了使用中微气栓和血浆渗漏的发生。

（2）血液与微孔膜接触时立即产生血浆的轻微变化和血小板的黏附，使薄膜微孔覆盖一层极薄的蛋白膜，微孔膜使气体交换更加迅速，气体不直接接触微孔膜，减轻了血浆蛋白的变性和血小板的黏附。

（3）微孔越小越多，交换面积越大，且不易产生血浆渗漏。

（4）代表产品有 Terumo、Jostra、Medtronic 等膜式氧合器。

四、结构

1. 静脉回流室　体外循环静脉回流室大部分为开放式结构。静脉血通过引流管直接到达回流室的底部，经过单层滤网祛除微气栓，血液储存于回流室内。为了保证血流的畅通，静脉回流血的滤网孔径较大（60~80μm）。心内和心外吸引的血含有大量的微栓需要经过渗透性祛泡过滤、再通过滤网（30~40μm）形成无微栓的血液进入回流室。因此静脉回流室除具有储存血液的功能外，还应具有很强祛泡功能。静脉回流室上部宽敞利于储存血液。静脉回流室下部宽偏窄并附有精细的刻度，以利体外循环细微流量的调节和控制。

2. 氧合室　膜式氧合器结构与设计的核心是血和气体可以在中空纤维膜表面进行气体交换。目前最为常用的中空纤维膜为聚丙烯中空纤维，表面带有微孔，以单丝缠绕或帘状编织的缠绕。多数厂家目前使用的是帘状编织的中空纤维缠绕制成膜式氧合器。膜肺是根据仿生学原理，气体和血液不直接接触，对血液有形成分损坏轻。膜肺可分别控制 O_2 和 CO_2 的交换。其预充量少，可减少体外循环中栓塞的发生，改善患者的脏器功能。

早期膜肺中空纤维内走血外走气，对血液造成较大的损伤。现在的膜肺均为中空纤维内走气外走血，血液承受的剪切应力大大减低，但由于血液在膜表面流动时会产生层流现象，即流速较快的血细胞在中央流动，而血浆近于膜表面，速度较慢，这种现象不利于气体交换。通过中空纤维的网状编织可减少层流，形成湍流，增进膜肺的氧合性能。为了保证血液充分的气体交换，可延长血液在氧合室行走距离。

3. 变温室　血液在变温室内行走在金属表面或中空纤维表面，其内面走水。通过血液和水的温差进行热能交换，进而血液变温。金属表面一般为不锈钢管或密集折叠的不锈钢桶。不锈钢热传导性能好，抗压能力强，由于受预充量的限制，此类的氧合器传热面积不大，临床上表现为变温速度慢。中空纤维表面无孔，抗压能力强，热传导性没有不锈钢好，但单位体积的有效热交换面积大，变温速度较快。新型的氧合器将气体交换的中空纤维和热交换的中空纤维交织在一起，以达到减少预充量的目的。不同的中空纤维内分别走水和气体，中空纤维表面走血，这样气体交换和变温同时进行，使氧合器的性能大为提高。在设计中变温部分一定在氧合室以前。如果复温时血液产生气栓，气栓在通过氧合室时可以排除。

4. 附属装置

（1）多联三通：血液从膜肺动脉血出口处出来经动脉端的单向阀到达多联三通后流入回流室处的入口。

（2）氧合器与回流室间的短路管道：方便排气用，CPB 期间处于关闭状态。

（3）接口转换器：为了适应不同体重的患者，回流室出口及静脉入口端配有适应不同管道连接的接口转换器。

5. 中空纤维间的金属丝 某些膜式氧合器的中空纤维间夹杂着按一定规律排列的金属丝，金属丝的直径决定了血流通道的空隙，降低了血液流动的阻力。金属丝还能去除血液中静电成分。

6. 微栓整合氧合器 新型氧合器将动脉微栓滤器与氧合器完美整合在一起，减少体外循环预充，临床应用更加方便。目前泰尔茂

（Terumo）公司及 MAQUET 集团均有相应产品。

五、操作注意事项

1. 根据术中最高血流量选择适当的膜式氧合器。

2. 使用前试水，预充前将膜式氧合器与水箱相连，全流量或出口端加压循环 5~10 分钟，观察有无渗漏。

3. 调节通气量控制二氧化碳分压，调节氧浓度控制氧分压，精确控制氧合器气体交换。

4. 目前使用的膜肺绝大部分为泵后型，即静脉血引流到回流室后由血泵注入氧合器完成气体交换及变温，再经动脉微栓滤器入患者体内。有些膜肺采用泵前型，血液依靠引流重力通过膜肺进行气体交换，完成氧合，再由血泵泵入体内，以适应更多的体外循环要求，如有效的搏动灌注和动脉瘤手术时的双泵双管。

5. 膜肺出气孔的开放保证气体交换。

6. 深低温停循环体外循环时应开放膜肺旁路持续使体外血液循环，以免血细胞沉积，膜肺下部血液浓缩，再次转流时因血液分布不均影响血液氧合。当再次恢复循环时切勿忘记关闭旁路。

7. 由于闭式氧合器的贮血袋贮血能力有限，在灌注过程中调整静脉回流时，可以通过改变回流室平面来控制引流。停机后输血时贮血袋很难精确判断血液输入量，此时可根据滚压泵的转数和泵管每转的输出量乘积来计算。

婴幼儿体外循环管理期间尤其值得重视。

8. 通常膜式氧合器的安全使用时限是 6~8 小时。无孔型膜肺更适用于长时间灌注，在 ECMO 治疗经常选用。一旦发现膜肺气体交换能力下降应及时更换。

9. 膜肺安装时必须分清泵前型和泵后型。泵前型依靠重力抵抗膜肺阻力，泵后型依靠血泵动力抵抗阻力，一旦泵后型膜肺置于泵前，当流量达到一定程度时，膜肺中液相压力小于气相压力，会导致大量气体进入血液循环，造成严重后果。

第二节 氧合器性能的综合评价

一、基本性能

1. 氧合性能 是最基本、最主要的性能指标，反映气体交换中氧气弥散和血液携氧的综合能力。通常要求：血红蛋白 120g/L，血氧饱和度 65% 的血液进入氧合器，O_2 的结合量为 45ml/（L·min）。

2. 二氧化碳排出能力 要求：血液内二氧化碳分压为 5.85kPa（45mmHg）条件下，血液经过氧合器后可以排出二氧化碳 38ml/（L·min）。

3. 变温能力 由于现在的变温装置与氧合器融为一体，氧合器的变温性能以变温系数衡量，与变温材料、变温面积和血流类型有关。变温系数越高，变温性能越好。

4. 预充量　在保证气体交换的前提下，预充量越小越好。

二、安全性

1. 变温器漏水　可在体外循环前试水以检查。

2. 祛泡功能　膜式氧合器大部分气泡可由储血室滤网祛除。

3. 防止血液排空　闭合式膜肺此功能较好，一些开放式膜肺在回流室出口处安装安全阀，现在的体外循环机可装备液面报警系统，储血室液面低于警戒位，主泵会自动减速停泵，也可防止储血室打空。

4. 膜肺进出口压力阶差　压差愈小，则膜肺对于血液所产生的阻力愈小，其血液破坏愈少，压差越大，越有利于微气栓的清除。

5. 血浆渗漏　有孔型膜肺最常见的机械并发症之一，长时间应用多见，或者在膜肺预充时即可见液体自出气口渗出或在体外循环过程中气体交换性能进行性降低，必要时应及时更换膜肺。

三、生物相容性

1. 膜式氧合器的生物相容性更高，避免了长时间的直接气血接触，血液破坏较轻，主要表现在补体激活减轻、微栓形成减少、白细胞溶酶体酶释放较少、血小板 α 颗粒物质释放减少等方面。

2. 膜肺材料的影响　聚丙烯和聚氟乙烯

的组织相容性较好，而硅胶、硒珞的生物相容性较差。将膜肺的血液接触表面肝素涂抹或将体外循环管道内壁内皮化，从而阻止血液和高分子化合物直接接触，减少体外循环肝素的使用量并减少炎性介质的释放。

四、使用时限

有孔型膜肺在 10 小时左右，无孔型膜肺可在 3~5 天，最长有 ECMO 辅助 63 天的报道。长时间体外循环灌注对于膜式氧合器来说主要是气体交换性能下降、血浆渗漏问题。

第三节　膜式氧合器
临床应用

一、安全使用

1. 试水　使用前试水是检测氧合器性能的第一步，预充前将膜式氧合器与水箱出入口相连，全流量或出口端加压循环 5~10 分钟，观察氧合器内有无渗漏情况的发生，发现异常须更换氧合器，并重新试水预充。

2. 分流管　它是膜肺和回流室之间的一根管道，用于预充排气。体外循环中一定要钳夹闭合。

3. 膜肺长时间使用时，要注意每隔 24 小时高流量吹气体，以吹干膜肺气体面的水蒸气，保证膜肺的气体交换功能。一旦出现血浆渗漏，应尽快更换膜肺。

二、血气控制

膜式氧合器可以使用空气、氧气混合气体。此时调节气体的流量，可以控制动脉血中的 PCO_2，调节气体的氧浓度，可控制动脉血中的 PO_2，从而保证膜式氧合器的氧合性能。

三、合理使用

操作过程中注意气体的供给时机，体外循环开始先开泵，使膜式氧合器液相先有一定压力，再给气；体外循环结束时先关气，后停泵。防止气体将膜吹干，表面形成结晶，影响气体交换。术中采用停循环应开放膜式氧合器旁路装置持续使体外血液循环，以免红细胞沉积。

根据患者体重的不同选择不同流量范围的氧合器。

四、麻醉药的使用

膜肺体外循环可使用吸入麻醉剂，此时要注意应用麻醉挥发罐，精确控制吸入麻醉剂的浓度。同时，注意对吸入麻醉剂的残留气体的回收，以免造成对手术室的环境污染。使用膜肺期间不要使用脂肪乳剂，它会对膜表面产生氧化作用，易发生血浆渗漏。

第四节　氧合器中血液的破坏

1. 血液与氧合器表面接触立即发生血浆蛋白、纤维蛋白原、白蛋白、γ-球蛋白的沉积以减少外源性凝血酶原激活物。氧合器在进行了初始的蛋白吸收和构形改变后，血小板和白细胞发生黏附。血小板一旦黏附在氧合器表面就被激活，就导致其他血小板的聚集和血栓形成。

2. 中空纤维型膜肺，管内走血对血小板的损耗比管外走血严重。薄膜型氧合器与外走血的中空纤维型膜肺在血小板损耗方面差异不大。

3. 体外循环期间血液的损害与血流量、灌注时限、温度高低及麻醉和用药都有很大的关系，很难将血液破坏归咎于某一种因素。

4. 肝素涂层技术不仅可以解决体外循环血液抗凝的问题，而且极大地缓解了血液与异物表面接触的反应。大量临床试验研究在这方面已经取得了满意的效果。目前许多 ECMO 耗材表面均采用肝素涂抹技术。

参考文献

1. Lim MW. The history of extracorporeal oxygenators. Anaesthesia，2006，61（10）：984-995.

2. Alberts MS，Niles SD，Wilson D，et al. Triboelectric charging and dissipation characteristics of the Maquet Quadrox-D membrane oxygenator. J Extra Corpor Technol，2009，41（2）：105-109.

3. LaFayette NG，Schewe RE，Montoya JP，et al. Performance of a MedArray silicone hollow fiber oxygenator. ASAIO J，2009，55（4）：382-387.

4. 龙村，李景文. 阜外心血管体外循环手册. 北京：人民卫生出版社，2013.

5. 龙村，于坤，李欣. 体外循环学. 第2版. 北京：人民卫生出版社. 2017.

第三章　插管与管道

第一节　体外循环管道

【理想的体外循环管道应满足】

1. 良好的透明度、弹性及可弯曲性，不易扭结和变形。

2. 良好的柔韧性、散裂率低（内表面颗粒脱落少）。

3. 热力消毒耐受性好。

4. 良好的血液相容性。

【管道长度及数量】

管道的长度以满足临床为原则。一方面，管道过长可能增加预充量，而且容易扭曲或受压，增加管道阻力；另一方面，要考虑外科手术操作，手术台上应留有足够长度的管道。

【管道口径】

目前体外循环使用的管道主要有直径为5/32、3/16、1/4、3/8、1/2 英寸等。管径的选择应结合患者体重、手术插管方式等具体情况综合考虑。阜外医院目前使用的管道如表3-1。

表 3-1　阜外医院使用的管道

管路类型	泵管（英寸）	动脉管路（英寸）	静脉管路（英寸）	左、右心吸引（英寸）
成人常规包	1/2	3/8	3/8	1/4
成人搭桥包	1/2	3/8	1/2	1/4
成人血管包	1/2	3/8	1/2	1/4
儿童包	3/8	3/8	3/8	1/4
婴儿 A	3/8	1/4	1/4	1/4
婴儿 B	1/4	1/4	1/4	5/32
婴儿 C	1/4	3/16	1/4	5/32
婴儿 D	1/4	5/32	1/4	5/32

【管道设置】

管道的设置应以安全、简单及安装快捷为原则。

【管道连接】

管道与管道之间或管道与各种体外循环装置之间通过不同规格的接头连接。体外循环管道接头多使用聚碳材料制造，其内表面光滑，可平顺地连接体外循环管道以避免湍流形成。连接过程中要遵循无菌操作，还要注意连接的牢靠，并进行必要的加固。一般认为体外循环管道与接头的连接至少可耐受 500mmHg 以上的管内正压而不崩脱。

【管道的材料】

1. 聚氯乙烯（PVC）由于它的耐久性和较低的血液破坏而被广泛使用。

2. 乳胶管生物相容性不好，血液破坏较PVC严重，透明度差，很少用。

3. 硅胶管生物相容性好，血液破坏较少，弹性好，透明度差。

4. 肝素化管道　在人造物质上移植有活性的肝素以达到抗凝作用，这就是肝素化表面（HCS）技术。其优点是可以减轻人工材料对患者凝血及纤溶系统激活和术后炎症反应，但成本较高。

【体外循环的基本管道】

1. 动脉泵管　动脉泵管可根据患者体重及对灌注量的要求选用合适直径的管道。泵流量和转速成正比，但转速太高时泵管可能因不能及时弹起，流量反而减小并产生气栓，因而应根据患者体重及对灌注量的要求选用适当直径的泵管以避免预充量的不必要增加或泵速过高（详见附录二）。

2. 静脉引流管　静脉引流管的管径直接影响体外循环静脉引流量，后者是维持体外循环灌注流量的基础。为保证手术过程中静脉的充分引流及组织的灌注，合适的静脉引流管口径甚为重要。在常规手术中，1/2英寸管可满足体重50kg以上患者的静脉引流；3/8英寸管适合体重30~50kg的患者；体重低于30kg

的患者可选用 1/4 英寸静脉引流管。

3. 心外吸引管 心外吸引可保证术野的清晰和自体血液的回收利用。使用时注意事项：

（1）要避免过度负压；

（2）使用时泵转速不宜过高；

（3）安装后进行压紧度测试，避免在转流过程中发生管路在泵内打折破裂；

（4）使用前全身血液必须已肝素化。

4. 心内吸引管 心内吸引管又称心腔减压管、左心吸引管。

（1）其主要作用是引流心腔内血流进行减压或吸引心脏内的血液创造良好的手术野；有效的心内吸引通过降低左侧心腔和肺静脉的压力，避免灌注肺的发生；避免心脏过度膨胀导致心肌纤维的机械性损伤、降低氧耗及有利于心内膜下心肌灌注。心内操作结束开放升主动脉阻断钳后，通过心内吸引可帮助左心系统的排气。在一些意外出血情况，也可暂代吸引器使用。

（2）应用中的注意事项：一定要注意泵的转动方向，压泵方向的错误倒转可能导致大量空气栓塞的发生；如果心内吸引管血流量大应考虑下列因素：

1）肺内支气管血流增加；

2）动脉导管未闭；

3）升主动脉阻断不全；

4）冠状动脉窦漏；

5）存在左上腔静脉。

第二节　体外循环插管

【动脉插管】

体外循环灌注的动脉血经动脉插管进入患者动脉系统，临床可选用升主动脉、股动脉、腋动脉、四分叉血管等大动脉进行动脉插管。对一些特殊手术，必要时可同时采用两个或两个以上部位的动脉插管。根据插管的形状不同，目前临床常用的动脉插管主要以下几种类型。

1. 升主动脉插管　升主动脉插管是最常用的动脉插管。

（1）形状：根据动脉插管的形状不同，升主动脉插管可分为直头和弯头插管、普通和钢丝加强插管、薄壁高流量插管、分散血流或"缓流"插管。

（2）管径：主动脉插管口径的选择主要根据患者的体重而定（详见附录二）。过细的主动脉插管会引起动脉灌注阻力增高，血液破坏增加。而过粗的升主动脉插管可能因其在升主动脉管腔内占有过多空间而影响复苏后患者心脏收缩时血液的输出。

（3）插管时注意事项：主动脉根部瘤或主动脉瓣置换术的插管部位应尽量靠上，以利于手术视野的暴露；有严重的主动脉粥样钙化的病例，插管时易造成斑块脱落，引起栓塞，因此宜采用股动脉插管；插管时须确保动脉插管在动脉真腔内，在转流前可缓慢输 50 ～ 100ml 液体，如果泵压急剧升高，插管部位出现异常包块，则可判断动脉插管在动脉夹层内，应及时纠正；转流中应监测泵压，压力突然增高时，应考虑出现以下几个问题：动脉插管扭折；流量增加超出动脉插管允许的范围；管内有凝血栓；插管出口顶住管壁。

2. 股动脉及其他部位的动脉插管

（1）适应证：股动脉、锁骨下动脉、腋动脉及降主动脉等部位的动脉插管方式适用于行升主动脉插管有困难的患者，如再次心脏手术或升主动脉夹层动脉瘤手术。临床采用较多的是股动脉插管。

（2）管径：股动脉插管主要受患者股动脉直径限制，宜尽可能选择较大口径的股动脉插管。

（3）注意事项：股动脉插管可影响同侧的下肢血流，若灌注时间过长，可产生下肢缺血综合征如酸中毒、肌细胞和神经细胞坏死等；对血管闭塞病和严重主动脉弓或降主动脉粥样硬化的患者，股动脉插管逆行灌注可能导致围术期脑栓塞、动脉夹层形成或术后肾功能不全等。

（4）其他：与股动脉插管相比，腋动脉很少粥样硬化，腋动脉插管可避免脑栓塞，可提供顺行灌注的血流，并且不容易出现有关插管的并发症。因此对不宜使用主动脉插管的患者，近年来越来越多的外科医生采用腋动脉插管，主要选用右侧腋动脉。

【静脉插管】

静脉插管是保证静脉血充分引流的管道。插管应满足以下要求：充分的静脉引流；良好的手术视野；减少创伤。目前临床使用的静脉插管管壁多有钢丝加强，以防止其扭曲导致引流不畅。

1. 上、下腔静脉插管

（1）适应证：适合于几乎所有先天性心脏病的矫治手术和需要切开右心房的各种心脏手术。

（2）形状：目前有直头插管、直角插管、可塑形插管或带气囊的插管等不同类型的静脉插管可选用。直头插管是临床最常用的静脉插管，可经右心房置入上、下腔静脉或保持在右心房；直角静脉插管可避开右心房面直接插在腔静脉近右心房处，通常用于先天性心脏病或婴幼儿病例；可塑形静脉插管的优点是插管可保持在一个理想的位置以利于心脏切口的暴露；带气囊插管多用于放置腔静脉阻断束带有困难的情况，如再次手术的患者。

（3）管径：详见本书附录二。

（4）注意事项：上腔静脉插管过深，可至一侧颈静脉或头臂静脉，造成另一侧颅脑和上肢静脉的回流受阻，下腔静脉插管过深，可至肝静脉或越过肝静脉至髂静脉，造成下肢或腹腔脏器的回流困难。将插管送入腔静脉后应尽快建立体外循环，因为静脉插管使血液回流受阻，时间过长将使血流动力学难以维持。切开右心房时应将腔静脉的阻断带勒紧，防止血液回流至心脏。有 2%~4% 的先天性心脏病患者有左上腔静脉，其直接开口于右房或冠状静脉窦，术中可根据具体情况作出不同处理：时间短，左上腔静脉回流不多，不影响术野，可不处理；时间短，左上腔回流中等，可在此血管外套阻断带，并监测上腔静脉压，若静脉压 >15mmHg，应松解阻断带，放血至静脉压降低后，再阻断左上腔静脉进行手术；时间长，回流量大，则应插单独的左上腔引流管。

2. 腔房管

（1）适应证：属单条的右心插管，其操作简单、快捷，损伤较小，但临床上只适用于不需要进行右房切口的手术，如冠状动脉搭桥手术、单纯左心系统手术如主动脉瓣和（或）经左心房切口的二尖瓣置换术。

（2）管径：有 34/46F、36/46F、36/50F 三种型号。

（3）插管注意事项：注意不宜过深，否则亦可引起上腔静脉回流受阻。由于插腔房管后不能阻断上、下腔静脉，术中右心系统有血液经过，对低温心肌保护时心脏局部的深低温的保持有一定的负面影响。

3. 股静脉或髂静脉插管属外周静脉插管，主要用于不需要开胸或开胸前紧急心肺支持、胸部小切口（微创）手术或某些大血管手术。

【心内吸引管】

心内吸引管可经右上肺静脉、房间隔

（卵圆窝）或左心室心尖部置入，通过主动脉根部插针或肺动脉插管引流也可起左心减压的作用。

【心外吸引管】

心外吸引管包括成人硬右心吸引管、儿童硬右心吸引管、成人软右心吸引管、儿童软右心吸引管、新生儿右心吸引管几种类型。

【心脏停搏液灌注插管】

1. 主动脉根部灌注管 适用于大部分无主动脉瓣膜病变的心脏直视手术，主要有 Y 形灌注管（适用于冠脉搭桥手术）和带侧孔的直型灌注插管（侧孔用于开放升主动脉后排气）两种类型。

2. 左右冠状动脉直接灌注管 适用于要切开主动脉根部的手术，如主动脉瓣膜关闭不全以及主动脉根部瘤。

3. 冠状静脉窦逆行灌注管 常用于冠状动脉严重病变的冠脉搭桥术，也可用于其他类型的手术，如主动脉根部手术时使用逆行灌注可避免冠状动脉直接灌注，以缩短心肌保护和主动脉阻断时间及避免冠状动脉开口处的损伤。

4. 多功能心脏停搏液灌注装置 可用于冠脉搭桥时的桥灌以及顺行、逆行联合灌注。

第三节　滤　器

体外循环中滤器应用于多方面，这里只介

绍动脉滤器、回流室滤器、晶体液滤器和白细胞滤器。

【动脉微栓过滤器】

1. 临床作用　动脉微栓过滤器是体外循环血液进入体内最后一道关口，它的应用可明显减少心脏手术的脑并发症。

2. 过滤方式及孔径　动脉微栓过滤器的孔径在 $20\sim40\mu m$，多数为滤网式过滤。

3. 动脉微栓过滤器的使用　应根据患者的体重选用适当的型号，因为滤过流量大则预充量也大。其顶端有一排气孔，可用来排除滤器的气体，同时也可用来监测管道压力。在灌注时应注意，这是一分流途径，在低流量和停机时应将其关闭。

【储血室滤器】

1. 临床作用　储血室滤器是体外循环中微栓的主要滤除装置。它滤除来自心腔内或手术野吸引血里的微栓。对于鼓泡式氧合器，还有祛泡功能。

2. 过滤方式及孔径　储血室滤器一般为渗透式过滤，在最外层有 $60\sim80\mu m$ 的滤网，$25\mu m$ 以上的微栓血液 90% 经混合方式滤过后可清除。

3. 储血室滤器的滤过特点表现在滤过量大，压力低。

【晶体液滤器】（预充滤器）

1. 临床作用　氧合器、泵管、晶体预充液都含有一些微栓，大小在 $5 \sim 500 \mu m$，包括玻璃、纤维、化学结晶、塑料、毛发、蛋白等。

2. 过滤方式及孔径　体外循环管道预充时加 $5 \mu m$ 的滤器，流量 $5 \sim 6 L/min$ 条件下运转以滤除 $5 \mu m$ 以上微栓，这一标准仅对晶体液有效，预充完毕后将此滤器废弃。

参考文献

1. 龙村，李景文. 阜外心血管体外循环手册. 北京：人民卫生出版社，2013.

2. 刘燕. 体外循环技术. 第 4 版. 北京：北京医科大学出版社，2012.

3. Rigg L，Searles B，Darling E M. A 2013 Survey on Pressure Monitoring in Adult Cardiopulmonary Bypass Circuits：Modes and Applications［J］. J Extra Corpor Technol，2014，46（4）：287-292.

4. Potger KC，Mcmillan D，Ambrose M. Air Transmission Comparison of the Affinity Fusion Oxygenator with an Integrated Arterial Filter to the Affinity NT Oxygenator with a Separate Arterial Filter［J］. J Extra Corpor Technol，2014，46（3）：229-238.

5. Herbst D P，Najm H K. Development of a new arterial-line filter design using computational fluid dynamics analysis［J］. J Extra Corpor Technol，2012，44（3）：139-144.

第四章　变温水箱及其他辅助装置

第一节　变温水箱

变温水箱是体外循环心脏手术过程中，为满足手术要求并在保证患者安全的前提下，主动控制患者体温的一种设备。在体外循环手术过程中，需要通过变温水箱主动降低患者体温，降低机体代谢率，以保证患者安全及手术视野的清晰。体外循环中，患者的体温处于被动调节状态，正常的体温自主调节机制暂时不发挥作用。因此，对于体外循环医师而言，应熟悉正常机体的体温调节、低温的病理生理及变温水箱功能特点，以便根据需要控制患者的低温程度及复温速度，从而保证患者的安全。

一、常用变温水箱

CPB 期间，变温水箱与变温器通过热传导的方式来达到对机体的温度控制，为了防止血液内溶解的气体在温度升高时溢出，CPB 过程中需要对血液先变温后氧合或变温氧合同时进行。人们在临床工作中更注重氧合器的热交换性能，而忽略了变温水箱的重要性。CPB 手术当中温度的良好控制关系到术后患者康复的效果，为了精确有效控温，性能完善功能良好的变温设备就显得非常重要。其中，变温水箱是其中不容忽视的一个环节，氧合器变温装置将在氧合器章节中详细叙述。

目前临床上常用的变温水箱主要有以下几种：

（一）SARNS 水箱

从开放性加冰水箱，到自动制冷精确控温的多通路数字化水箱经历了不到 20 年的发展。目前常用的新型 Sarns 8000 水箱，体积较大，灵活性较差，但它采用多水槽，多通路设计，使变温更加迅速有效。该水箱除常规氧合器、变温毯接口外，还设计有专门的心脏停搏液变温装置，并可完全独立控制。但是该水箱无内部的自循环装置，需要在接口外连接带有控制阀的短路装置，临床操作烦琐。

（二）STÖCKERT SHILEY

该类水箱 II、III 型分别代表电子控温机械操作和电子控温电子操作的发展历程。操作简单，一目了然，而且变温效果确实，具有自动回吸功能，是目前普遍使用的变温水箱。

Stöckert 3T 为目前市场上主流的 Stöckert 水箱，该水箱具备两路温控，三路通路设计，可同时接氧合器、变温毯和停跳液灌注装置。该设备操作简单方便，并可通过有线方式与体外循环机连接，通过 S5 或 C5 的控制面板来控制水温变化。

（三）MAQUET 水箱

1. HCU-20 水箱　可以通过 HL20 主机对

它实施远距离操控，为双温区预控水温设计，配有两套输出管路，电子阀控制出水比例。内部设计采用大小水箱，小水箱作为迅速制冷和加热使用，大水箱做储备用。因此变温速度快、冷储备能力强，每升降 $10{}^\circ\text{C} \leqslant 2$ 分钟。水箱容积>20L，在深低温手术应用中优势明显。水箱能够自动祛除气泡，实现快速预充。同时，水箱还设有 Δt 值自动梯度升、降温度控制系统，能根据患者的实际体温，自动调节变温速率，显著提高了变温安全性，避免了升、降温过快造成的气栓、血液破坏等并发症。

2. HCU-30 水箱　是目前最先进的双温控环路水箱，外观设计别致，PUR 材料的外壳表面光滑，易于清洗，并具有吸收噪声和防止静电的作用。其压缩机功能强大，可 3.5 小时不间断制冰。当水箱内冰块过少时，压缩机会自动启动，为了保证最大的制冷效果，通常推荐机器始终处于运行状态，不需要断开电源。即使关闭电源，手术开始前外科准备期间的 1~2 小时也可以制备足够的冰块。术中使用可快速制冰，降温能力为传统水箱的 3 倍，缩短了患者的降温时间。同时，还可对患者体温及心肌灌注温度实施快速、独立控制。采用平稳精确的电路控制技术，经加热器加热的水直接由泵泵出水箱，而不需要经过大水箱，优化了热交换率，缩短了复温时间。自动控制阀门可以使水箱在升温复温间快速转换。面板显示清晰的图标和数字，使操作者一目了然，温度范围1~41℃，控制简单、快速、精确。另外，该水箱还具有注水速度快、自动消除空气的作用，可以回吸外部设施中的水防止污水溢出，还配有压力和流量控制使变温更加科学合理、操作得心应手。水箱内的水可以加热到90℃，自循环2～3小时后，液体可以被有效净化，防止各种菌类滋生，同时也避免了化学清洁剂的使用。而且可以与计算机连接进行远距离遥控，为适应未来信息数字化打下了基础。

（四）便携式水箱

目前市场上常见的便携式水箱主要有MEDTRONIC和MAQUET两种品牌。此类型水箱主要用于ECMO等生命辅助装置，主要用于保温，通常温度范围在33～39℃，并不适用于体外循环。体积小、移动方便是最主要的优势，通常可作为ECMO装备的一部分。需要特别注意的是，该装置功率远小于体外循环的常规水箱，且不具备降温功能，如患者体温较高，可能并不能达到满意的控温效果。

二、未来变温系统的发展方向

新一代的变温系统已经开始注重性价比和血液保护的问题。随着科技的不断进步，膜式氧合器和热交换器将趋向于小型化低预充；变温水箱则会向更精确、电脑化、易操作、多输出的方向发展。降温可以通过血液直接制冷而不需要冷水的参与，复温也可以通过对血液直接接触的物质加热来完成。笨重的水管热交换器可能被计算机控制的变温系统所替代，使用更加安全、可靠、有效。

第二节　其他辅助装置

一、血液超滤装置

目前超滤已成为一种体外循环系统中的重要装置。超滤的应用可达到血液浓缩、减轻组织器官水肿的作用。超滤还可减少全身炎症反应综合征的中间介质。

其工作原理是当血流进入超滤器的中空纤维时，在膜两侧产生跨膜压差（TMP），在压力的作用下，膜壁上微孔结构对物质进行选择性分离，从而到达滤除多余成分，保留有效成分的目的。

可分为滤过型：模拟肾小球功能，利用较高的跨膜压差，当血液通过滤膜时产生超滤作用，不用透析液，所用材料有聚甲基丙烯酸甲酯系聚合物（PMMA）或聚丙烯腈膜；透析型：利用透析膜使血液与透析液之间由于渗透压及超滤压差而起作用，所用材料有醋酸纤维素膜及铜纺膜和吸附型：利用血液通过吸附剂如活性炭而起作用。

二、血液回收机

血液回收技术（blood salvage technique，BST）是指应用血液回收机将患者术中失血和（或）术后引流血液，采用负压吸引的方法收集、处理后回输患者的技术。目前临床主要有两种血液回收方法：①非洗涤式血液回收

（no-washed blood salvage），即将血液回收后经抗凝、滤过后回输给患者，目前已很少使用；②洗涤式血液回收（washed blood salvage），即将回收的血液经抗凝、滤过、分离、清洗、净化、浓缩后再回输给患者。在体外循环心脏手术中采用自体血液回收技术可最大限度减少或避免异体血的输入，从而缓解血源紧张，减少输血并发症。血液回收技术尤其适用稀有血型，如 Rh 阴性患者供血难的问题。

血球分离机（Cell Saver）能对体外循环后机器和管道中剩余的血液进行浓缩。其工作原理为稀释的血液流入封闭旋转的容器内，由于离心力的作用，使质量大的血细胞悬浮于容器的周边，中心为液体成分，然后将中间的液体成分吸走，再注入生理盐水冲洗，并将冲洗液吸走，机器停止转动，经洗涤的血细胞沉积于容器的底部，再将其吸引至血袋中储存。血球分离机排水能力很强，速度快，可将稀释的血液浓缩至 70% 血细胞比容，经分离的血液清除了肝素和一些毒素，节约了库血，避免了因输库血引起的血液传染病的危险。但这种血液缺乏血浆蛋白和凝血因子。

三、辅助静脉引流装置

近年来随着心脏外科的发展，微创手术逐渐增多，切口小，静脉插管部位的改变及插管口径的缩小，使得常规静脉血引流量减少，影响到动脉灌注流量，一些特殊的手术甚至需要用外周静脉插管，为了保证足够的静脉引流量及动脉灌注流量，又适应微创手术小切口的要求，人们开始用辅助静脉引流的方法增加静脉血引流量，保证充分的动脉灌注。

根据负压产生的方法不同，分为三种：滚压泵法、离心泵法和负压法。

1. 滚压泵法　用滚压泵直接抽吸静脉血增加静脉引流，但吸引量难以调节，可能造成静脉插管顶端贴在静脉壁上，造成负压突然增大，发生引流不畅和血液破坏，现已几乎不用。

2. 离心泵法　在静脉引流管路上安装离心泵，用离心泵抽吸静脉血进行引流（KAVD），这种方法比第一种方法吸引力柔和，易于调节。离心泵转速在 $1000 \sim 1200$r/min 时，静脉端可产生 $-50 \sim -80$mmHg 的负压。缺点是一旦静脉内进气，量大时会使离心泵头内排空，静脉引流会临时停止或发生障碍，少量进气时可在泵头内形成小气泡或微气泡，如果用密闭静脉储血袋和膜肺，可产生动脉路气栓进入人体。

3. 负压法　负压辅助静脉引流（VAVD），静脉储血罐是密闭的，上端一口与负压源连接。罐上安装正、负压安全阀门，避免产生过高正、负压，储血罐内产生一定程度的负压，保证静脉的足量引流，不发生静脉萎陷吸瘪。静脉储血罐放在略低于心脏水平之处，该罐通大气时可用于静脉血的常规重力引流，静脉罐密闭加负压后可作负压吸引辅助静脉引流。该方法简便、安全，目前临床上应用较多。

参考文献

1. 龙村，李景文. 阜外心血管体外循环手册. 北京：人民卫生出版社，2013.

2. 黑飞龙. 体外循环教程. 北京：人民卫生出版社，2011.

3. 龙村，于坤，李欣. 体外循环学. 第 2 版. 北京：人民卫生出版社，2017.

4. Shin H, Yozu R, Maehara T, et al. Vacuum assisted cardiopulmonary bypass in minimally invasive cardiac surgery: its feasibility and effects on hemolysis. Artificial Organs, 2000, 24（6）: 450-453.

第二篇
体外循环技术操作常规

第五章　体外循环前的准备

第一节　体外循环手术前期的物品准备

【仪器设备】

1. 体外循环机

（1）滚压泵的准备：检查滚压泵泵头运转情况：开启各种开关，空转各泵头。检查有无噪声或异常声响，熟悉调节旋钮的调节幅度。

（2）电源系统：电源要专用、固定；电源连接线、插座要牢靠、稳固。有条件的单位可应用带有不间断电源或稳压电源等保护装置。手术室内最好有双路电源供电。

（3）其他：备用摇把是否在位，其他附件是否在位等。

2. 变温水箱　严格按照使用说明书或操作常规操作。

（1）检查变温水箱内的水量：是否在安全范围之内。

（2）电源是否牢靠，最好与体外循环机使用不同的电路或电源插板。

（3）打开电源开关，检查制冷及加热系统是否正常；冷热交换开关是否处于良好状态。有保险丝的水箱要有备用保险丝。

（4）温度指示是否准确，超温报警是否灵敏。

（5）将变温水箱与变温毯连接或变温水箱自身出水口与入水口短路，检查水压及流速等是否正常。

3. 变温毯　变温毯多为塑料产品，使用时应避免与锋利的物品接触，以免损坏。变温毯的材料应柔软，以免患者骶尾部长期受压形成压疮。

4. 温度的测量　临床 CPB 中常用监测温度有鼻咽温度、直肠温度、膀胱温度、鼓膜温度等。

5. 气源　无论是何种气源（氧气、压缩空气、二氧化碳等），都应有明确的标示，以防接错和混淆。同时要检查气体流量表是否灵敏及准确可靠。

（1）无论中心供氧或氧气瓶供氧，都应检查是否有氧气及氧压是否足够。

（2）应当避免压缩空气和氧气不平衡但报警消失的情况。

（3）空气氧气混合仪：

1）空气、氧气压力要大致相等。

2）使用前应测试空气和氧气压力不平衡时是否有报警。

3）检查减压阀及流量表是否准确可靠。

6. 血氧饱和度仪

（1）使用时要注意动静脉探头不要装反，以免超出其检查范围或给出错误信息。

（2）经常用标准探头进行校正，如果偏差大，应及时修理。

7. ACT 监测仪

（1）使用前先检查其工作状态是否正常，音频报警和计时器是否正常，试管井是否旋转，ACT 试管是否过期，数量是否充足。

（2）分清 ACT 试管内激活剂（硅藻土、白陶土、高岭土）的类型。白陶土和高岭土肝素-ACT 曲线基本一致，但与硅藻土有差别。而白陶土和高岭土型试管对 ACT 时间无影响。

【体外循环中消耗品的准备】

1. 氧合器

（1）根据患者的病情和手术的难易程度考虑氧合器类型：应尽量选择膜式氧合器，ECMO 应选用专用的膜式氧合器。

（2）根据患者的体重及氧合器本身性能考虑氧合器的型号：在使用每一新品种氧合器时，应详细阅读说明书，了解其结构、预充量，评价其性能等，再根据体重及预充稀释量等选择适宜的型号。

（3）对氧合器进行试水，检查是否有渗漏。

2. 动脉微栓滤器　详细阅读说明书，了解其最大流量等性能，根据术中最高流量选择相应型号。

3. 插管与管道的准备

（1）动、静脉插管：升主动脉是心脏手术最常用的动脉插管部位，它易于暴露和操作，并发症较少。但一些特殊情况下也选择股动脉或右锁骨下动脉及腋动脉插管。

1）如左、右心腔有血液分流的手术或需要进右心腔的手术等，则需要上、下腔静脉插管；

2）如只在左心腔进行的手术或心表手术及大血管手术等，可采用右房插管；

3）如为再次手术，上、下腔静脉游离困难，有出血危险，可用带囊阻断腔静脉引流管；

4）如为侧开胸、小切口，静脉引流管易影响术野时，可采用弯角静脉引流管；

5）患者的体重及发育情况不同，在插管口径选择上亦不同。

（2）心内吸引。

（3）心外吸引。

（4）循环管道的准备　为了心脏手术能安全进行，体外循环管道必须具备以下条件：

1）结构简单，安装及拆卸方便。

2）预充液的量少。

3）对血液的损伤及破坏小。

4）能够耐受长时间的高灌注压力。

5）市场价格便宜。

6）无菌、无毒透明的塑料管和（或）硅橡胶管。

4. 体外循环无菌物品准备

（1）无菌杂项包：应有为体外循环前循环管道的组装准备工作用的杂项包。也可利用手术室内其他无菌备用包，但应注意尽量不用或少用纱布类。一则可减少其纤维异物进入循环回路；二则可避免与手术台上敷料相混淆。其中有大包布 2~3 块，中单 1~2 块，治疗巾 2~4 块，手套 1~2 副。

（2）无菌器械包：金属类物品可高压消毒，过去的各类金属备用接头或零件等现在大多都被塑料制品所取代。管道钳 2~4 把/台、剪刀 1~2 把、硅橡胶类管（可作钳套）等。

（3）其他：对有 10%甲醛溶液浸泡或熏蒸的物品时，尚应备有：弯盘、注洗器、油布、无菌蒸馏水和生理盐水（至少 10000ml）等。

5. 其他物品

（1）回流室在大心脏患者或深低温停循环手术时应采用较大容量的回收室，以备心脏停跳或停循环后储存体内过多的血液。

（2）超滤器的准备 参阅第十四章相关内容。

【药品准备】

1. 液体准备 体外循环手术较一般手术用液量大，应备有以下几种：

（1）晶体液：乳酸林格液、0.9%生理盐水、5%葡萄糖溶液、平衡盐溶液等。

（2）胶体液：血液制品（血浆、白蛋白）、羟乙基淀粉（万汶）、明胶类（血定安、血代）等。

（3）库存血液或新鲜血液。

（4）其他：5%碳酸氢钠、20%甘露醇、5%~10%的葡萄糖等。

2. 停搏液的准备和配制　根据手术种类要求及各单位常规准备。

3. 药品准备　10%氯化钾、10%或25%硫酸镁、5%氯化钙或10%葡萄糖酸钙、呋塞米、甲基泼尼松龙或地塞米松、硝普钠、酚妥拉明或硝酸甘油、多巴胺、去氧肾上腺素、抑肽酶、肝素、鱼精蛋白、抗生素、654-2、20%利多卡因等。各医院预充及用药不尽相同，有关药理及用量等方面详见有关章节。

第二节　体外循环前准备工作

【参加术前讨论】

参加术前讨论，可对术前诊断、麻醉以及手术计划，术者对灌注方面的特殊要求以及灌注中应注意的问题有详细了解。对一些病情重、手术较复杂、诊断尚不十分明确的患者的准备及处理有较大帮助。

【管道的安装】

1. 氧合器、回流室、动脉微栓过滤器及管道等，在打开包装前应注意外包装是否完好，消毒是否过期。开包后应进一步地检查有无破损。

2. 在无菌技术操作下，铺设无菌工作台，按手术室常规，戴无菌手套，在无菌条件下安装体外循环消毒物品。

3. 对甲醛溶液和戊二醛浸泡或熏蒸的物

品用蒸馏水或生理盐水反复冲洗两遍以上直至无味方可使用，环氧己烷消毒的物品直接打到无菌台上即可应用。

4. 按要求连接和安装管道。在连接时注意检查泵管、管道等是否完好。

5. 连接管道时注意各接口务必牢靠，接头应光滑，呈流线型，减少涡流或湍流对血液的破坏，接头处用线绳或电缆扎带外固定。

6. 无菌安装台上物品诸如动静脉插管、心内、外吸引管、停搏液灌注针等物品，应保持无菌状态送到无菌器械台上，循环管道未与台上连接部位，应以无菌帽盖好，避免污染。

7. 氧合器、回流室以及整个循环回路安放于体外循环机的适当位置，注意勿扭曲。动脉泵管、动脉微栓滤器等出入口方向勿装反。

8. 预充排气前可适当给予 CO_2 预充，以利于排气。但 CO_2 不可预充过多，否则会导致 CO_2 析出，形成气泡。

循环回路的连接总的原则为安全简便，接头少及循环路径短。

【预充排气】

膜式氧合器的预充排气及注意事项：

1. 使用前仔细地阅读使用手册或操作说明，按其要求连接循环回路。并调整至适当的位置，一般膜式氧合器应低于回流室。

2. 安装前进行水循环试验，以防变温器漏水造成血液污染，但水循环试验的水压不宜过大，水温不应过高。

3. 连接采集标本或给药用的侧路三通。充入一定量的 CO_2，以利循环排气。

4. 入血口和出血口的连接正确、牢固，必要时用扎带加固，注意连接氧气管到气体入口，开放排气孔。

5. 排气过程中，大流量排净体外循环管道及心肌停跳液灌注管路内的气体，完全排净气体后停泵，钳闭动、静脉管路。

6. 调整泵的松紧度，排净多余液体，加入胶体或血液。在膜式氧合器排气后、灌注前应维持循环回路的自身循环，以防中空纤维内阻塞（内走血膜式氧合器）。

7. 预充液、血内注意加入适量肝素。

【制订灌注计划和选择灌注方法】

1. 制订预充和用药计划 根据所选择的氧合器、循环回路的容量、患者血红蛋白以及灌注要求决定预充液种类、数量以及所用药品和剂量、血液稀释度等，制订详尽的预充及用药计划。

2. 灌注方法的选择 根据手术难易程度、时间长短以及患者病情，选择不同的温度及灌注方式。如复杂手术或婴幼儿手术可选择深低温低流量或深低温停循环灌注方法；主动脉或某些大血管手术可选用左心转流、半身或局部灌注方法；简单手术可选用浅低温或常温灌注方法；对某些患者采用搏动或非搏动灌注方法等。

参考文献

1. Baikoussis NG，Papakonstantinou NA，Apostolakis E. The "benefits" of the mini- extracorporeal circulation in the minimal invasive cardiac surgery area. J Cardiol，2014，63（6）：391-396.

2. 龙村，李景文. 阜外心血管体外循环手册. 北京：人民卫生出版社，2013.

3. 龙村，于坤，李欣. 体外循环学. 第 2 版. 北京：人民卫生出版社，2017.

4. Braile DM. Extracorporeal circulation. Rev Bras Cir Cardiovasc，2010，25（4）：Ⅲ-Ⅴ.

5. Ogella DA. Advances in perfusion technology. J Indian Med Assoc，1999，97：436-437.

第六章　血液稀释与预充

第一节　血液稀释

【基本概念】

1. 预充和预充量　CPB 转流前，所有管道、氧合器、动脉滤器等都需要液体充盈以排除其内的气体，此过程即为预充，所需液体的量称为预充量。在转流前，储血室内液面静止于最低点时的预充量称为静态预充量；转流中不同流量时，储血室内液面维持动态平衡于最低点时的预充量称为动态预充量。

2. 血液稀释　指外源性液体输入血管内，或某种原因（如失血性休克）引起组织间液体经毛细血管进入血液循环内，使血液的黏稠度下降的状态。

【血液稀释】

1. 目的和作用：①减少血液破坏；②降低血液黏度，改善微循环灌注；③改善血流动力学；④改善血液携氧能力。

2. 分类

（1）外源性血液稀释：体外循环中大量液体预充，或在急性失血后，输入晶体液或胶体液而形成的血液稀释称作"人为性血液稀

53

释"或"控制性血液稀释"。

（2）内源性血液稀释：在失血后由于机体自身代偿作用，使组织间液体通过毛细血管进入血液循环（造成毛细血管再充盈）而形成的血液稀释称为"自发性血液稀释"。

3. 血液稀释程度分级　临床上常用血细胞比容（Hct）表示血液稀释度，在体外循环中可将血液稀释度分为5度：

（1）轻度血液稀释，Hct≥30%

（2）中度血液稀释，Hct 20%~29%

（3）中深度血液稀释，Hct 15%~19%

（4）深度血液稀释，Hct 10%~14%

（5）极度血液稀释，Hct<10%

除了Hct方法外，也有人用Hb来表示。

【血液稀释对机体的影响】

1. 对血浆蛋白的影响及代偿　适度血液稀释时，血浆蛋白虽有一定程度的降低，但与间质中蛋白含量的梯度仍可维持，所以跨毛细血管胶体渗透压梯度变化不大。重度血液稀释时，如不补充足够的胶体溶液，血浆蛋白浓度进一步降低，过多的液体进入组织间质，促进组织水肿的发生。血液稀释会造成组织间质水分聚集，这一现象在新生儿中表现尤为突出，特别是伴随深低温时。

2. 对凝血功能的影响　血液稀释的同时，也稀释了血液中的各种凝血因子。血液稀释时，由于纤维蛋白原及血液中凝血因子被稀释，血液凝固性降低。目前认为凝血因子活性水平只需达到正常状况的 20% 以上，即可维持凝血功能。

3. 对循环系统的影响　血液稀释往往造成体外循环初期动脉压显著下降，体外循环中保持流量恒定的情况下，灌注压的下降与血液黏度下降直线相关。血液稀释还会导致静脉回流增加，主要原因为小血管中血流速度加快，特别是在毛细血管后静脉。体外循环期间流量和灌注压的关系受到血液稀释程度的影响。

4. 对重要器官的影响

（1）脑：血液稀释可以选择性增加脑缺血区域的血流量，脑微循环得到更为均衡的灌注，对改善脑缺血和血管狭窄具有一定作用。

（2）心脏：适度血液稀释后，心内膜血流量稍高于心外膜，心内、外膜血流量比值与稀释前相似。深度血液稀释导致心内膜下血流减少，发生缺血改变。冠状动脉粥样硬化性心脏病（简称"冠心病"）或老年人不能在血液稀释时相应扩张冠脉、增加每搏量，则可能使心脏及其他器官发生缺血，常温血液稀释 Hct 不宜低于 30%。

（3）肺：血液稀释后，只要液体量不超负荷，血液胶体渗透压不过低，一般情况下，肺淋巴管可将过多的间质液运走，不会出现肺水肿。体外循环急性血液稀释会造成肺水肿的危险，当血浆胶体渗透压降至 15mmHg 时，肺毛细血管压上升到 13mmHg 就可能发生肺水肿。

（4）肾脏：随着血液稀释，Hct 下降，肾脏的利尿功能增强，但极度稀释时，肾小球可能发生缺血性损伤。

5. 对药物作用的影响　CPB血液稀释改变麻醉药物和血管活性药物的药代动力学和药效动力学，主要通过稀释和降低蛋白结合实现。血液稀释时药物分布容积扩大，消除半衰期延长，血浆清除率降低；血液稀释造成药物蛋白结合率降低，所以有效药物浓度变化不大。当然，CPB中药物作用还受到温度、pH值、渗透压、血液分布等的影响。

第二节　体外循环预充和血液稀释方法

【体外循环中预充和血液稀释的理论计算】

1. 理论计算的前提条件　不考虑微血管的通透性、胶体渗透压变化对血容量的影响，将人体内所有血管视为一个相通的封闭型容量系统；认为所有胶体溶液所提供的胶体渗透压都与血浆相等，10%和20%白蛋白应折合为5%浓度计算；忽略术野中的失血和失液。

2. 经验公式

（1）晶体总量=预充晶体量+碳酸氢钠量+甘露醇量+回收停搏液中的晶体量。

（2）预充胶体量=预充的人工和天然胶体总量+血浆量+库血量×（1-库血Hct）。

（3）胶体总量=预充胶体量+患者血容

量×（1−Hct）。

（4）预充总量＝晶体总量＋预充胶体量＋库血 Hct×库血量

（5）转中预计 Hct＝（转前 Hct×血容量＋库血 Hct×库血量）／（血容量＋预充总量）×100%

（6）转中晶胶比＝晶体总量／胶体总量。

（7）转中相对 COP（%）＝胶体总量／（胶体总量＋晶体总量）。

（8）预计库血量＝［预计 Hct×（血容量＋预充总量）−转前 HCT×血容量］／库血 Hct。

【血液稀释和预充方法】

1. 术前数日择期放血，手术结束时回输 在术前 2 周静脉或皮下注射促红细胞生成素，口服铁剂，同时有计划地放血并予以保留。但有严重主动脉瓣狭窄和重症冠状血管疾病的患者，不宜进行术前取血。

2. 在 CPB 之前采集新鲜全血或富血小板血浆，CPB 之后回输。对部分体重较大的患者、发绀型心脏病患者以及一些特殊患者估计体内血容量较大者，在常规预充量之后 Hct 仍高于 30% 以上，采用心肺转流前放血、保留自体血的方法。对有些贫血患者，可在放血后迅速分离出血浆，输回红细胞。保留含有丰富血小板和凝血因子的血浆，于术后重新输入患者体内以促进患者正常凝血机制的恢复。

3. 完全无血预充　在患者血红蛋白和 Hct 正常情况下，全部晶体或有一定胶体的电解质溶液预充，使患者在 CPB 中能保持中度稀释。

4. 部分库血预充　小儿新陈代谢旺盛，对缺血的耐受性差，预充量相对大，对液体紊乱的代偿机制不完善，过度的血液稀释是极其危险的，婴幼儿 CPB 多需预充血液维持转中 Hct 在 24% 以上。70 岁以上老年人和冠心病患者因重要器官功能减退，血容量减少，术中取血管失血较多，且心肌氧供受限，故不宜过度血液稀释，应维持转中 Hct 24% 以上。

【体外循环期间血液稀释的基本原则】

1. 根据手术病种　一般病种转中 Hct 控制于 20%~25%，术前有红细胞代偿性增多的发绀型病种应控制于 25%~30%，深低温低流量、停循环的手术 Hct 可低至 20%，缺血性心脏病或冠脉循环受限的患者，应维持较高的 Hct 25%~30%。

2. 根据患者年龄　青年和成年人 Hct 可稍低，而小儿代谢较旺盛，老年人红细胞携氧能力降低，转中 Hct 应稍高。

3. 根据转流进程　转流初期和低温期 Hct 可稍低，转流后期尤其是复温时 Hct 应提高至 24% 以上，发绀型先天性心脏病患者应在 27% 以上。

4. 根据手术时间　如外科术者操作熟练、转流时间较短，Hct 应稍高，转流时间较长者稀释度可酌情降低。

5. 温度　血液稀释程度应结合温度考虑，一般认为当降温至 30℃ 以下时，Hct 应低于

30%，降温低于25℃时，Hct应低于25%。实验证实Hct<20%时，脏器血流分布出现异常，但另外一些研究表明Hct小于18%或15%，机体可以很好地耐受，这可能有赖于低温和麻醉。

6. 维持适宜的晶胶比例和胶体渗透压
体外循环转流初期总体晶体/胶体比例应为（0.4~0.6）∶1，相对COP应不小于转流前的60%，后期要使COP提高。发绀型患者血液胶体渗透压较低，COP应维持稍高水平。一般认为体外循环COP维持在20mmHg较为适宜。

第三节　体外循环中的预充液

【理想的体外循环预充液标准】

1. 能够携带氧和二氧化碳，并能与之进行可逆性结合与分离。

2. 输注后可维持良好的血浆渗透压（尤其是COP）。循环半衰期适合CPB时间，能够在围CPB期维持有效循环血量，而在CPB后可适时排出。

3. 代谢和排出过程不损害组织，也不改变机体内原有的各项功能，能够被机体的酶系统分解并参与体内代谢，反复使用也不会引起任何器官功能的持久损害，在各脏器中无蓄积。

4. 不妨碍机体各项功能，不影响心、肝、肾功能；不损害机体防御功能；不影响造血功能和血浆蛋白合成。

5. 可合成均一成分，性质稳定，长期保存而不受环境影响。

6. 副作用少，无致突变、致癌和致畸作用，不传染血源性疾病、无抗原性、不导致溶血和血细胞聚集、不改变血沉和血液凝固性，对各种实验检查项目无干扰。

7. 易于灭菌，无致热原，价格低廉，能够大量使用。

【预充液的分类】

1. 无携带氧和二氧化碳功能

（1）晶体溶液：现在常用者为乳酸林格液、醋酸林格液等，不能提高胶体渗透压。

（2）胶体溶液：天然制品有血浆、人血浆蛋白和人血白蛋白；人工制品有羟乙基淀粉、明胶类血浆代用品等，一般是多分散体系，所含粒子的大小和分子量为不同的，具有一定离散度，以平均分子量（Mw）和平均分子数（Mn）之比表示其离散度。与天然胶体比，能有效扩容且无传染疾病的危险，溶液稳定。应用方便，价廉。

2. 具有携带氧和二氧化碳功能

（1）天然制品：库存自体、异体全血及单采红细胞等。

（2）人工血液：包括全氟化碳乳剂、无基质血红蛋白、基因重组血红蛋白及由此包裹上膜状结构的人工红细胞。

【晶体预充液】

晶体预充液简便易得，价格低廉，有一些成分接近细胞外液，能增加肾小球滤过率，能迅速降低血液黏度并改善全身及器官的灌注，晶体液进入组织间隙，术后多余的液体易于排出体外。但是，晶体液在血管内半衰期短，用量大，可使血浆的胶体渗透压降低，导致组织水肿。

下面为常用的晶体预充液：

1. 复方氯化钠　含 Na^+ 147mmol/L、K^+ 4mmol/L、Cl^- 156mmol/L、Ca^{2+} 3mmol/L，毫渗量 310mOsm/L，pH 呈中性，属等张溶液。其 Cl^- 含量高，输入过多有致高氯血症（稀释性酸中毒）的危险，其电解质含量与血浆基本相似。

2. 乳酸钠林格液　又称平衡盐溶液，含 Na^+ 131mmol/L、K^+ 5mmol/L、Cl^- 111mmol/L、Ca^{2+} 2mmol/L，HCO_3^- 28mmol/L，乳酸根阴离子 28mmol/L，毫渗量 277mOsm/L，pH 6.6，属低渗溶液，大量单独使用降低血浆渗透压。乳酸根主要在肝内转化为 HCO_3^-，为人体补充缓冲能力，使酸中毒得以部分纠正。但在 CPB 低温时，限速酶乳酸脱氢酶活性降低，且肝血流减少，其转化进程减慢。

3. 醋酸钠林格液　与乳酸钠林格液成分及作用相似，主要是以醋酸根（25mmol/L）替代乳酸根，可在肌肉内代谢，且 pKa 低，即使酸中毒情况下也能解离，提供 HCO_3^-。

4. 复方乳酸钠林格山梨醇液　是乳酸钠

林格液中含 5% 山梨醇，其他内含物及 pH 同前者，分子式 $C_6H_{14}O_6$，在体内很少代谢。作用主要是脱水，它不易通过毛细血管进入组织间隙，可迅速提高血浆渗透压，使组织间液体转移至血管内，可用于防治组织水肿和细胞水肿。可减轻肾间质水肿；容易从肾小球滤过，又不易被肾小管重吸收，使肾小囊和肾小管处产生高渗，水钠重吸收减少，终尿增加。

5. 高渗盐溶液　临床上应用的高渗溶液除高张乳酸林格液、3% 和 7.5% 的氯化钠等含钠晶体液外，尚有甘露醇、山梨醇、尿素、中分子右旋糖酐和羟乙基淀粉等，但其效果不如高渗含钠晶体液。主要作用是通过血管内高渗，使组织间液体迅速进入血液循环，增加血容量；CPB 作为预充液时，多与 6% 羟乙基淀粉联合配制为胶体高渗盐溶液（HS-HES），可明显减轻组织水肿，扩充血容量，改善血流动力学和微循环状态，但使用时应注意预防高钠血症，7.5% 氯化钠的安全剂量为 3~4ml/kg。

6. 甘露醇　甘露醇是不参与代谢的己六醇。可使液体从毛细血管进入血浆并很快弥散到间质液内，并从细胞内吸收液体到细胞外液，使细胞外液急剧增加，甘露醇可以自由从肾小球滤过，且肾小管重吸收有限，可迅速提高血浆渗透压，使组织过多的水分向血浆转移，因而产生很强的利尿作用。在 CPB 中，甘露醇可以一次性加入到预充液中，一般为 0.5g/kg，大剂量应用时可引起脑细胞脱水，重者可发生反跳性脑水肿。少数患者偶尔会出现类似过敏反应；主要的禁忌证为肾脏疾病出现严重的无尿、明显的肺瘀血和肺水肿、严重的脱水及颅内出血等。当患者肾功能不全、心力衰竭及肺充血有进一步恶化时，应立即停止使用甘露醇。

7. 5%葡萄糖　为临床常用的不含电解质的晶体液，是非等渗的等张溶液，实际渗透压是 277.8mmol/L。当采用 5%葡萄糖做基础液时，会发生红细胞聚积、脆性增加及溶血等问题。在体外循环过程中，由于大量晶体液预充，可造成血浆酸碱缓冲系统的稀释，进而导致低钠、低氯性代谢性酸中毒。麻醉和手术期间，创伤、失血、低温、血液与异物表面接触、非搏动性血流灌注等多种因素触发应激反应，血糖的利用和胰岛素分泌功能受损，即使无糖预充也会导致高血糖。体外循环过程中外源性糖的输入可使血糖水平过高，增加脑对缺血缺氧的敏感性，对于原来就患有糖尿病的患者可能会引起高渗、高糖、非酮症性昏迷。但是用外源性胰岛素的患者应注意适当补充糖溶液。

8. 碱性药物的使用　目前 CPB 通常采用乳酸林格液和醋酸林格液为基础液，间或使用枸橼酸盐抗凝的库血和血浆，乳酸根、醋酸根和枸橼酸的代谢产物为 HCO_3^-，使酸中毒得以纠正，一般不需补充过多的碱性药物。常用制剂是 5%碳酸氢钠。

【胶体预充液】

1. 胶体的定义　分散粒子的直径介于 1~

100nm 者称为胶体物质，CPB 所使用的是液溶胶体。

2. 作用特点 胶体溶液的理化性质决定扩容效应，胶体粒子的含量（浓度）越高则产生的胶体渗透压越高，扩容作用越强。胶体粒子平均分子量大的离开循环系统较慢，作用持久；胶体粒子分子量的离散度越小（如白蛋白是均质粒子）扩容作用越强。

3. 临床常用胶体溶液的分类 胶体按结构分为 3 类：①蛋白明胶类：人血白蛋白、琥珀酰明胶（血定安、佳乐施）、聚明胶肽（血代、海脉素）；②淀粉/多糖类：羟乙基淀粉（706 血浆代用品、贺斯）、羟甲基淀粉、右旋糖酐（70，40，10）；③其他类：聚乙烯吡咯烷酮（PVP）、氧聚明胶、缩合葡萄糖（晶花注射液）、脂质体包封血红蛋白。

目前，临床常用的血容量扩充药主要有右旋糖酐 40、贺斯、血定安、血代、人血白蛋白等。万汶作为新一代羟乙基淀粉在国内外已普遍应用于临床，最新用于临床的万衡，具有更加符合生理的电解质浓度。

4. 常用胶体预充液

（1）人体白蛋白：分子量为 66248，是一种分子量较小的可溶性血浆蛋白，带负电荷，性质稳定。不但可提高 COP，亦具有营养作用和载体功能，还能维持毛细血管通透性。CPB 中常用 10%、20% 两种制剂。人体白蛋白的血浆半衰期很长，为 16~18 小时，应注意用量不可过多，以防止循环负荷过重、尿量减少和术后血液浓缩功能降低。

（2）新鲜冰冻血浆：几乎有效地保存了新鲜血浆中的各种成分，保存时间长，是一种宝贵资源，除非凝血因子大量消耗有出血倾向的患者补充血浆凝血因子，否则不建议广泛应用。儿童患者预充体外循环机或补充容量可用白蛋白代替。成人患者可用人工胶体代替。

（3）羟乙基淀粉类：是支链淀粉的高度分支衍生物，取自玉米淀粉，平均分子量为20000。研究证明剂量达 20～36ml/kg 时，不但无副作用，还可堵塞渗漏的血管系统，减少血管活性物质的释放，降低血液黏度，维持血容量和改善循环，使患者的 CI、DO_2、VO_2 显著提高。（HES 不同的取代级对凝血和排出有重要差别，例如 HES130/0.4/11.2 与 HES70/0.5/3.2 或 HES200/0.5/4.6 相比，对凝血的影响很小，而且与明胶相似。）大剂量使用可以抑制血小板功能与内源性凝血过程，也可引起血液成分（如凝血因子、血浆蛋白）稀释及血细胞比容下降。

目前有多种商品用于临床：

1）中分子量羟乙基淀粉（HES200/0.5）：平均分子量 20 万，血浆半衰期 6 小时，对凝血影响较少，由于其蓄积作用及对肝肾功能和凝血系统的影响，临床应用逐渐减少。

2）中分子量羟乙基淀粉（HES130/0.4）：平均分子量 13 万，血浆半衰期 4～6 小时，体内代谢及药理作用和效果均较 HES200/0.5 有明显改善，目前广泛用于体外循环预充液。

3）小分子量羟乙基淀粉（HES40/0.5）：它不能满足胶体血浆代用品的要求，临床使用较少。主要作用是持久扩充血容量。副作用有：①过敏和类过敏反应，与提纯度有关；②出血倾向：一般认为影响血小板和凝血因子；③蓄积：尤易在网状内皮系统（肝、脾、骨髓）内蓄积，一般建议使用总量不超过20ml/kg；④血清淀粉酶浓度升高，还可能干扰血型，血糖等检验项目。

（4）明胶类：明胶是一种简单的小分子多肽，由动物的皮、骨、肌腱中的胶原水解后提取而成，内含大量羟脯氨酸，平均分子量为3.0万~3.5万，带负电荷。明胶是肽类物质，能被水解酶分解为氨基酸，参与蛋白质代谢，最终产物为尿素、二氧化碳和水，不会产生蓄积。主要作用通过血液稀释，降低全血黏度而改善血液流动性，因其代谢和排出较快，血浆半衰期2~4小时，且分子量较小，故扩容作用弱且不持久；但其血浆半衰期较适合体外循环时间，体内无蓄积，又可大量（40~50ml/kg）输注，可控性较好。除偶见过敏、类过敏反应及一过性升高外对机体尚未见其他影响。

1）聚氧化明胶：分子量30000，浓度为5.5%，血管内存留2~3小时，现国内尚无市售产品；

2）琥珀酰化明胶（亦称改良明胶）：分子量35000，浓度为4%，血管内存留2~3小时。半衰期为 4 小时，大部分在 24 小时内经肾脏排出，3 天内完全从血液中清除。不会产生内源性扩容效应，能增加血浆容量，使静脉回流量、心排血量、动脉血压和外周灌注增加，且因渗透性利尿作用有助于维持休克患者的肾功能。由于其相对黏稠度与血浆相似，所产生的血液稀释作用降低血液相对黏稠度、改善微循环、防止和减少组织水肿。研究认为，会使红细胞发生聚集，血管淤滞，影响微循环供血。

3）尿素桥交联的明胶：Polygeline，分子量 35000，浓度为 3.5%，血管内存留 2~3 小时，市售如血代（血脉素）；多聚明胶；尿联明胶；聚明胶肽；海脉素；Haemaccel；Polygelinum。

4）聚明胶肽注射液，英文名称为 Polygeline Injection，平均分子量应为 27500~39500，其渗透压与血浆相等，小儿用量按体重计，10~20ml/kg。

（5）低分子右旋糖酐 Dextran 40：低分子右旋糖酐为低分子量（4000），能提高血浆胶体渗透压，吸收血管外的水分以补充血容量，从而维持血压；能使已聚集的红细胞和血小板解聚，降低血液黏滞性，从而改善微循环和组织灌流，防止休克后期的血管内凝血；能抑制凝血因子Ⅱ的激活，使凝血因子Ⅰ和凝血因子Ⅷ的活性降低，这和其抗血小板作用均可防止血栓形成。低分子右旋糖酐尚具渗透性利尿作用。10%的右旋糖酐-40 溶液可产生略高于血浆蛋白的胶体渗透压，血浆扩容效果明显优于分子量更大的右旋糖酐（如右旋糖酐 70），但由于低分子右旋糖酐在肾脏排泄迅速，因而其血浆扩容作用持续时间又短于分子量更大的右旋糖酐。

低分子右旋糖酐在体内停留时间较短，半衰期约 3 小时，静脉滴注后，立即开始从血流中消除。用药后 1 小时经肾脏排出 50%，24 小时排出 70%。低分子右旋糖酐每天用量不应超过 1500ml，否则易引起出血倾向和低蛋白血症。

参考文献

1. 王建枝，殷莲华主编. 病理生理学. 第 8 版. 北京：人民卫生出版社，2013.

2. 龙村，李景文. 阜外心血管体外循环手册. 北京：人民卫生出版社，2013.

3. 龙村，于坤，李欣. 体外循环学. 第 2 版. 北京：人民卫生出版社，2017.

4. 刘燕. 体外循环技术. 第 4 版. 北京：北京医科大学出版社，2012.

第七章 围体外循环期监测

第一节 物理观察

【皮肤】

一、皮肤在体外循环时的特点

1. 体外循环开始患者皮肤颜色比体外循环前变浅。

2. 降温时，皮肤温度逐渐降低，复温时升高。

3. 患者皮肤颜色发绀，颜色变深，提示氧合不好。

4. 患者皮肤变红，用手指压皮肤变白，松手后转红，同时上腔静脉压高，提示上腔静脉有梗阻。

5. 体外循环后鱼精蛋白中和肝素时，如果发现患者面部皮肤充血，同时观察血压及气道压力，如果血压下降，气道压力增加，提示患者可能对鱼精蛋白反应。

6. 术后患者皮肤颜色可随畸形的矫正而改变，如法洛四联症，体外循环前，往往是发绀，体外循环畸形矫正后皮肤转红，发绀消失。

二、水肿

1. 部位　易发生在低位疏松组织，如腮腺、巩膜、眼睑。

2. 水肿原因　血液稀释，胶体渗透压下降，静脉回流不畅，血管内水外渗形成水肿。

3. 影响因素　体外循环时间长短，血液稀释程度，血管通透性改变。

【温度监测】

1. 监测目的　了解、调控围体外循环期间机体各部位温度变化。

2. 常用的温度监测仪　热敏电阻及热电偶温度计，液晶温度计及红外温度计。

3. 测量部位　常用部位是鼻咽、直肠、膀胱；其他部位还有肺动脉、血液、皮肤、食管、鼓膜、心肌。

4. 分类　中心温度（如肺动脉、食管、膀胱及直肠温度）和外周温度（如皮肤、鼻、鼓膜温度）。

5. 规律　在标准的主动脉和腔静脉插管体外循环变温时，鼻温比直肠温度、膀胱温度反应快，即降、复温时鼻温首先变化。中心温度与外周温度有一定温差，但两者变化趋势相同，变温速度越快，温差越大，使用扩血管药物可降低温差。机体氧耗及代谢率与温度呈正相关。

第二节　血流动力学监测

【动脉血压监测】

血压是提供组织血液灌注的驱动力，在正常情况下可自动调节，但在麻醉和体外循环下其自动调节可能受损。

一、无创监测

通过肢体上的袖带充气加压超过收缩压，阻断血流，逐渐放气、减压，通过柯氏音或触摸动脉波动恢复所测量得到的血压。

二、有创监测

1. 定义　有创监测是通过穿刺，将动脉套管针放置在动脉内，用压力换能器转换，连续显示血压数字和波形的方法。动脉穿刺测压常用途径有桡动脉，也可选用肱动脉、股动脉、足背动脉及腋动脉。

2. 临床意义

（1）提供准确、可靠和连续的动脉血压数据。

（2）正常动脉压波形可分为收缩相和舒张相。动脉压波形下降支出现的切迹为重搏切迹。身体各部位的动脉压波形有所不同，脉冲传向外周时发生明显变化，越向远端的动脉，压力脉冲到达越迟，上升支越陡，收缩压越高，舒张压越低，重搏切迹越不明显。

（3）异常动脉压波形

1）波峰钝圆，波幅降低，上升支及下降支减慢，重搏切迹消失，见于套管针堵塞，心肌收缩力降低，血容量不足。

2）波幅高低不等，形态不一，波形间距不等，见于心律失常，如心房纤颤。

3）波幅高，波形尖，上升支陡，重搏切迹不明显，脉压增大，见于高血压，主动脉瓣关闭不全。

4）低平波，波幅低，上升支、下降支斜率变大，见于严重的低血压，低心排综合征。

【中心静脉压监测】

1. 定义　中心静脉压（CVP）指右心房或上下腔静脉的压力。用以评估血容量、前负荷及右心功能。

2. 体外循环时监测中心静脉压的目的

（1）CVP 监测有助于评估血容量，静脉张力，右心功能。CVP 波形分析，有助于评价心律失常，三尖瓣反流引起右室功能不良。

（2）CVP 监测有助于了解体外循环时静脉回流情况。

（3）可提供安全可靠的给药通路，如血管活性药、肝素及麻醉药。

3. 中心静脉压的临床意义

（1）正常值：$6 \sim 12 cmH_2O$，CVP 可经中心静脉置管和肺动脉导管得到。

（2）正常 CVP 波形：由三个正相波 a、v、c 和两个负相波 x、y 波组成。a 为心房收缩波；c 为三尖瓣关闭并膨向右房；x 为心房舒张波；v 为心房充盈，右心收缩，三尖瓣关闭向心房；y 为三尖瓣开放，心房排空形成。

（3）严重的三尖瓣关闭不全，CVP 波形接近于右心室波形。

（4）出现"大炮波"波形时提示右心室功能不全。

【肺动脉压监测】

1. 监测指标　用肺动脉导管（Swan-Ganz管）可获得的直接指标包括右心房压力（RAP）、肺动脉压力（PAP）、肺毛细血管嵌压（PAWP）、心排血量（CO）。

2. 肺动脉导管在围体外循环期的作用

（1）根据肺动脉导管测压数据指导体外循环停转流。

（2）通过肺动脉舒张压，了解左室舒张末压。

（3）测量肺毛细血管嵌顿压，评价左房压。

（4）监测中心静脉压，评价右心充盈。

3. 有助于评价心功能，指导正性肌力药物的应用

（1）在心脏中度充盈（肺动脉舒张压 5～8mmHg）时，动脉收缩压能达到 90mmHg 以上，心脏工作良好，不需给予辅助药物。

（2）左室充盈压足够高（肺动脉舒张压 10～15mmHg）时，如果收缩压徘徊在 60～70mmHg，反映心室功能不良，需使用正性肌力药物。

4. 指导停机后血流动力学管理

（1）分析低血压原因有助于鉴别诊断。

（2）根据血流动力学参数变化指导血管活性药物应用。

5. 在心肌缺血监测及预防中的作用

（1）肺动脉导管监测心肌缺血的基本原理：心肌缺血时，心室壁顺应性降低，造成左（右）室舒张末压升高，是心肌缺血早期指征。肺动脉导管可以通过测量肺毛细血管嵌顿压来判断左室舒张末压。心肌缺血时引起的左室舒张末压增高可从肺毛细血管嵌顿压升高，肺动脉舒张压增高及 V 波峰增加上反映出来。

（2）临床意义

1）肺动脉导管对轻度局部心肌缺血监测不可靠。

2）肺动脉导管对全心缺血，如左主干狭窄、严重的三支病变和近期心肌梗死的患者是非常有用的监测方法。

3）对于严重心肌缺血，怀疑影响心室功能时，可用肺动脉导管测量心输出量以证实缺血性心功能损害。肺动脉导管监测可以避免同时出现肺毛细血管嵌顿压升高和主动脉血压下降，在预防心肌缺血上发挥重要作用。

第三节　心电图监测

【心律失常】

1. 识别、诊断各种心律失常，并进行适

当的处理。

2. 结合血流动力学监测判断心律失常性质（良性、恶性）及预后。

【判断停跳液灌注效果】

灌注心肌保护液后心脏电活动静止，心电图出现等电位线；如果灌注后有持续性电活动或室颤，在排除干扰引起的"伪波"后，应考虑：

1. 是否存在主动脉瓣关闭不全，灌注时心肌保护液未进入冠脉循环。

2. 主动脉阻断不全，来自主动脉插管的血液将心肌保护液冲掉。

3. 心脏肥大，心肌保护液灌注量相对不足，心内膜下得不到有效灌注。

4. 逆行灌注时，灌注管脱出，心肌保护液未灌入冠脉循环。

5. 心肌保护液钾离子浓度不够或温度不够低。

【心肌缺血】

1. 心肌缺血的敏感性随导联增加而增加，单导联（II，V_4 V_5）平均敏感度为 56.3%；双导联（II/V_4，II/V_5，V_4/V_5）平均为 84%；三导联（$V_3/V_4/V_5$，$II/V_3/V_4$）平均为 95%；四导联（$II/V_3 \sim V_5$）为 100%。

2. 心脏手术常用 II 导联和改良 V_5 导联，如果可能发生右室心肌缺血可联合监测 V_{4R} 或 V_{5R} 导联。

3. 一些监护仪安装了术中心肌缺血 S-T 段自动分析程序，增加了心肌缺血的准确性。

【心电图干扰】

体外循环开始转流时，常见到心电图干扰，形态与心室纤颤相似。原因为泵头—泵管摩擦产生静电，或泵管受压产生电压传导所致，消除方法为连接体外循环机地线。

第四节　经食管超声心动图

【经食管超声心动图（TEE）应用于瓣膜手术】

1. 术前核实诊断，判断病变性质、部位和病变程度，为手术提供重要信息。

2. 瓣膜修补或成形术患者在复跳后检查手术效果，避免再次手术。

3. 人工瓣膜置换术后即可观察人工瓣叶活动情况，检查有无卡瓣及瓣周漏。

4. 评价心功能。

【TEE 应用于冠状动脉搭桥术】

1. 识别心肌缺血　通过心室壁变薄及运动异常反应，其中室壁变薄比运动异常更灵敏。

2. 诊断是否合并瓣膜损害　评估缺血性二尖瓣反流的性质及严重程度，判断是否合并主动脉瓣病变。

3. 探查主动脉，特别是升主动脉有无粥

样硬化斑块及钙化。

4. 通过短轴可以间断地监测左室舒张末内径，了解左心室充盈情况，预防心室过胀。

5. 监测围术期心脏收缩、舒张功能变化。

【TEE 评价心功能】

1. 前负荷　通过左室舒张末面积显示左心室的充盈。

2. 低血压　通过评估左心室充盈，瓣膜功能和心脏收缩情况判断低血压原因。

3. 心排血量　用二维超声测量主动脉横断面面积，胃底心尖五腔心切面定量多普勒血流速度，通过公式计算出心排血量（CO）。

4. 左心室收缩功能　利用心肌运动探测分析软件，可测量心肌收缩、舒张时的运动速度，如二尖瓣环运动速度反映整体心脏收缩、舒张功能，不受前负荷的影响。

【TEE 指导术中排气】

1. 探测术后心腔内残留气体位置和数量。

2. 指导外科医师进行排气。

3. 避免和减少术后气栓并发症。

【TEE 应用于先天性心脏病手术】

1. 核实术前诊断。

2. 判断手术畸形矫正效果。

3. 辅助循环时协助心内排气。

4. 连续监测心功能变化。

第五节　体外循环系统监测

【动脉灌注流量监测】

一、灌注流量

1. 实际流量　在体外循环机上显示，以每分钟灌注容量（L/min）表示。

2. 灌注指数　灌注流量除以患者体表面积 [ml/(min·m^2)] 或体重 [ml/(min·kg)]。

二、影响灌注流量的因素

1. 侧支循环分流　见于发绀型先天性心脏病如法洛四联症、肺动脉闭锁等，侧支循环分流量可高达灌注量的 20%～30%，严重影响全身的血流量，因此 CPB 中应测量心内回血量，并据此调整总灌注流量。

2. 动脉导管未闭　合并动脉导管未闭患者术前漏诊或 CPB 前未予处理，使 CPB 中部分灌注量通过未闭导管分流至肺内，导致肺组织损伤，心内回血量异常增多和减少全身灌注。

3. 升主动脉阻断不完全　升主动脉钳夹不全时，一方面手术野不清楚，增加失血和血液的破坏，另一方面大量血分流到左心室，总灌注量下降。

4. 超滤　CPB 中超滤血液来自动脉泵，根据需要分流量 150～400ml/min 不等，而且这种分流量随动脉灌注流量，压力而改变，因此超滤时应根据具体情况增加总灌注量。

5. 灌注含血停跳液　含血停跳液需从动脉灌注中分流部分血液与晶体灌注液混合，分流血量随配制比例不同而异，有时需采用持续灌注，因此影响灌注流量。

三、灌注流量不足的临床表现

1. 平均动脉压偏低。

2. 中心静脉压偏低，但如合并引流不畅则可不低或升高。

3. 酸中毒，主要为代谢性酸中毒，pH 值下降，BE 负值增大。

4. 排尿量<1ml/（kg·h）。

5. 体温变化缓慢　CPB 中降温及升温均缓慢。

6. 混合静脉血氧分压低于 30mmHg，饱和度低于 60%。

【泵压力监测】

1. 方法　动脉泵排出血液，经过微栓滤器，由动脉管路注入体内，在微栓滤器处由三通连一管道接测压装置，显示的压力即为动脉泵压力。

2. 正常值　正常情况下泵压力 100～250mmHg 左右，最高不应超过 300mmHg。

3. 泵压增高的常见原因

（1）动脉插管或接头过细。

（2）动脉插管位置异常，如插入动脉夹

层,插入过深进入一侧颈动脉或左锁骨下动脉。

(3) 动脉管道或插管扭曲。

(4) 抗凝不足,ACT 时间缩短,发生凝血反应,使动脉微栓滤器内或动脉管道内以及动脉插管内发生凝血或部分阻塞使阻力增加。

(5) 机体周围血管收缩,阻力增加。

【氧合器性能监测】

1. 变温器有无渗漏 现在氧合器都是氧合、变温、贮血为一体结构,使用前应将氧合器入水口与水源相连,通入水后检查有无水外渗现象,如有则禁止使用。

2. 气体交换性能 动脉血氧分压应在 150~250mmHg,至少不低于 100mmHg,动脉血氧饱和度不低于 95%;动脉血 CO_2 分压应能维持在 35~45mmHg 之间。

3. 游离血红蛋白浓度 在无大量心内回血情况下,体外循环每延长 1 小时,游离血红蛋白增加不应超过 30mg/100ml。

4. 膜式氧合器血浆渗漏 转流 6 小时内,应保持良好氧合性能,无血浆渗出现象。

5. 变温效果 即热交换器热交换系数为 0.4/(2.5L·min) 以上。

6. 用环氧乙烷消毒法,消毒 2 周后其环氧乙烷残留量不应大于 10ppm。

【心停跳液方面监测】

1. 灌注部位 有升主动脉顺行灌注或冠

状静脉窦逆行灌注。

2. 灌注液种类 单纯晶体停跳液或含血停跳液，含血停跳液其血液与液体比例为 1：（1~4）。停跳液温度有常温及低温。

3. 灌注量 每次灌注量 15~20ml/kg 不等，一般每隔 20~30 分钟灌注一次，手术全程总共灌注量应记录。

4. 灌注压力 根据所用设备及灌注部位而不同，一般灌注压力控制在根部 70~90mmHg。

【外循环中气栓的监测】

1. 体外循环中气栓来源

（1）高的气/血比例；

（2）静脉进气；

（3）过度心内或手术野中血的吸引；

（4）回流室内血平面过低；

（5）变温器内水温与血温差过大（>10℃）；

（6）药物注射到 CPB 管路中；

（7）机械振动 CPB 管路；

（8）左心吸引管装反；

（9）灌注心停跳液时进气；

（10）外科操作引起；

（11）祛泡不全；

（12）膜肺中膜有破损；

（13）离心泵静脉端引流不畅；

（14）泵管积压过紧；

（15）气体压力过高通过微孔膜肺；

（16）冷库血加入 CPB 系统并急速加温；

（17）心腔内未排尽气体心跳恢复；

（18）动脉泵管破裂；

（19）未注意动脉泵持续转动使氧合器内血排空；

2. CPB 中气栓监测方法

（1）超声技术监测：CPB 系统管路气栓将超声监测仪固定于 CPB 循环管路上，如有气栓随血流经过即可发现。

（2）经颅多普勒仪监测：大脑中动脉内气栓 将多普勒探头放于患者左颈动脉处，亦可监测到血流中气栓以及气栓数目。

（3）经食管超声心动图：观察心腔内气泡位置及数量。

第六节 出凝血监测

【肝素浓度监测】

一、鱼精蛋白滴定法

鱼精蛋白可与肝素结合生成稳定的盐，中和肝素，恢复凝血机制。1mg 鱼精蛋白可中和 100 单位肝素；鱼精蛋白过量有抗凝作用，延长血栓形成时间。

二、荧光底物分析法

将样本加入含有 ATⅢ的正常血液中，再加入凝血酶原标准液，形成 ATⅢ-肝素-凝血酶原复合物及剩余的凝血酶原。剩余凝血酶原的量与样本中肝素含量成反比，当给测量室中加入纤维蛋白原样物质，剩余凝血酶原将纤维蛋白原样物质裂解，形成荧光样物质（AIE），这样可以分析测量室中的荧光强度获得肝素浓度。

三、体外循环中肝素浓度监测的意义

1. 体外循环肝素化前，了解患者体内肝素水平，特别对特殊患者，如术前给肝素抗凝治疗或肝素样抗凝药，可以根据患者体内的肝素水平给予肝素，为体外循环抗凝提供参考。

2. 低温体外循环时，了解患者体内及体外循环系统中准确的肝素水平。

3. 体外循环后根据肝素浓度决定鱼精蛋白中和肝素的剂量。

4. 术后出血较多时排除肝素反跳。

【肝素化效果监测】

一、ACT

1. 方法 手动法，现在很少使用；自动ACT监测仪已经普遍应用于临床。

2. 标准

（1）正常值：使用与ACT仪配套的试管，基础正常ACT值在80~120秒之间；

（2）体外循环：ACT是体外循环中肝素化效果监测的"金标准"，硅藻土激活法未用抑肽酶需>480秒。

3. ACT监测的主要优点：

（1）ACT与单位公斤体重肝素剂量的线

性关系始终保持一致。

（2）ACT 在低温和血液稀释时仍是抗凝效果监测的可靠方法。

4. ACT 监测的局限性

（1）对其他凝血机制障碍的诊断无甚意义。

（2）在监测残余肝素作用方面，激活的部分凝血活酶时间比 ACT 敏感。

（3）ACT 延长不能说明是否有凝血因子的缺乏或相对缺乏。

（4）ACT 不能反映血小板功能。

（5）ACT 仅能监测纤维素形成前的凝血过程。在纤维素形成以后的凝血过程，如血栓回缩等，对于纤维溶解过程，ACT 无意义。

二、部分凝血活酶时间（PTT）及凝血酶原时间（PT）

1. PTT　主要监测内源途径及共同通路的凝血过程，对肝素化早期效果也有一定意义。测定时样本需要用枸橼酸盐抗凝，正常为 73~84 秒，当凝血因子 Ⅷ、Ⅸ、Ⅺ 及 Ⅻ 缺乏时，PTT 延长，白陶土及硅藻土可以加速凝血，缩短 PTT。

2. PT　主要监测凝血过程外部通路的异常，监测时需要抗凝，正常值为 11~15 秒。

三、血液黏滞动力学监测

1. 血栓弹力图（TEG）

（1）适应证：手术室内主要用于体外循

环后凝血异常及肝移植术中的凝血功能监测。

（2）监测意义：主要监测凝血过程中血液黏滞度的变化，提供血栓形成信息；还可了解血栓形成速度、强度及远期稳定性；可间接反映凝血因子，血小板功能及纤维溶解等情况。

（3）临床应用：TEG 目前主要用于 CPB 后凝血异常的评估。

2. 声凝分析仪　通过记录凝固的血液对振荡电极发出的低频振荡波（次声波）的机械阻尼的变化反映凝血过程，是监测血栓形成黏滞动力学变化的一种新仪器。

第七节　中枢神经监测

【脑电图监测】

一、定义

脑电图（EEG）是通过头皮或表面电极记录的脑皮质表浅神经元自发电活动的一种监测方法。

二、脑电图在深低温停循环手术中的应用

1. 成人及小儿深低温停循环手术均可考虑脑电图监测，但由于深麻醉，深低温，使脑电图难以与脑缺血相鉴别，因此，这时脑电图监测的主要目的不是监测脑缺血，而是监测脑

代谢抑制程度。

2. 深低温和应用大剂量麻醉药（巴比妥类药物、异氟醚等）的主要目的之一是降低脑代谢率，在停循环前应最大限度地降低脑代谢率，使脑电图成为等电位线，对停循环期间脑保护极其重要。

【经颅多普勒（TCD）】

一、定义

利用超声多普勒效应来检测颅内脑底主要动脉的血流动力学及各种血流生理参数的一项无创的监测技术。

二、测量方法

将探头放置在颞部、枕部及眼部，探测颅内血管的血流速度。保持探头稳定和声束与血流平行是 TCD 监测的必要条件。

三、TCD 在体外循环中的作用

1. 监测栓子栓塞　应用鼓泡式氧合器时，TCD 探测到的气泡数量比膜肺高；动脉滤器明显减少栓子数量；开放升主动脉时，大脑中动脉及颈动脉测得的栓子数比其他操作多。

2. 监测脑血流速度　深低温（＜20℃）时，脑自主调节功能丧失，脑血流变化与动脉压变化呈正相关。

【颈内静脉血氧饱和度（SjO_2）监测】

一、监测意义

脑部血液从脑静脉窦流出后进入颈内静脉球部，因为不含颈外静脉的血液，因此，可以准确反映脑组织氧供/需的平衡关系。

二、监测方法

1. 同时抽取静脉血和动脉血做血气分析，计算颈内静脉血及动脉血氧含量可估计患者脑血液灌注情况和脑氧摄取率。

2. 光纤导管逆行插入颈内静脉可以连续监测 SjO_2 的变化。

三、颈内静脉血氧饱和度（SjO_2）变化意义

1. SjO_2 正常为 60%~70%，复温时 SjO_2 减低，降温时升高；体外循环复温时，SjO_2 减低与复温速度有关，复温速度越快，SjO_2 越低。

2. SjO_2 变异很大，提示降温时脑组织温度变化并不均匀，因此在停循环时大脑某些区域仍然保持较高的代谢，这对脑保护是极其不利的。

【脑血氧饱和度监测】

1. 脑血氧饱和度仪遵照光谱学原理，利用经颅近红外光谱（NIRS），可以无创监测局部脑组织血氧饱和度（rSO_2）。

2. 用脑血氧饱和度仪可以实时连续地监测 rSO_2。但经颅 NIRS 测量的是所有血红蛋白即混合血管床的动静脉混合血氧饱和度，rSO_2 主要代表静脉部分（占 80%），正常范围为 55%~75%，反映的是脑氧供/需平衡的指标，同时 rSO_2 不受低温、无搏动血流和停循环的明显影响，是深低温停循环时监测脑氧合的有效方法。体外循环期间有诸多因素影响脑血供及脑氧代谢，从而引起 rSO_2 变化。当其他监测（平均动脉压、SpO_2 和 SvO_2）不能反映脑的氧输送和（或）消耗的改变时，rSO_2 值可以较敏感地监测脑缺血。

第八节　组织灌注/氧合监测

【动脉血氧饱和度】

1. 监测意义　血红蛋白离解曲线中段反映了血红蛋白饱和度和氧张力之间的关系，在此范围内，SaO_2 能良好地反映低氧血症的程度和动脉氧合变化的状态。氧离曲线向右或向左移位，表明 Hb 对氧的亲和力发生了改变。当 $PO_2 > 75mmHg$ 时，SaO_2 则处于平台期而不能反映 PO_2 的变化。

2. 准确度　当氧饱和度在 70%~100%时为±（2%~3%），当氧饱和度在 50%~70%时为±3%。

3. 影响因素　异常血红蛋白、血管内染色（如黄疸）、涂指甲油、周围光线、发光二极管的易变性、运动干扰和背景噪声等；当电凝的射频影响传感器时，同样可以引起干扰。

【混合静脉血氧饱和度】

1. SvO_2 监测技术　在肺动脉漂浮导管内安装光导纤维即成为能够持续监测 SvO_2 的光纤肺动脉导管。体外循环是将特制的测量杯安装在静脉回流管道上。其均通过特制二极管发射不同波长的近红外光，利用氧合血红蛋白和去氧合血红蛋白对近红外光的吸收不同，测量不同波长近红外光吸光度，经计算后得到 SvO_2。

2. 影响因素　凡是影响组织氧供、氧耗的因素均可影响 SvO_2。包括血红蛋白量（Hb）、动脉血氧饱和度（SaO_2）、心排血量（CO）、机体氧代谢率。

3. 临床意义

（1）体外循环中 Hb 和 SaO_2 相对恒定，当流量不变时，降温期间，机体氧代谢率降低，SvO_2 增加，复温时，氧代谢率增加，SvO_2 下降。

（2）体外循环中不降温、复温时，机体氧代谢率、SaO_2 和 Hb 在短时间内相对恒定，因此短时间内 SvO_2 的变化一般直接反映流量或 CO 的变化。

（3）反映全身供氧和耗氧之间的平衡正常的 SvO_2 值（60%～80%）正好在血红蛋白氧离曲线的陡直段。因此，决定 SvO_2 四个因素中任一因素的微小变化能在 SvO_2 值上明显地反映出来，所以连续监测 SvO_2 有助于体外循环及麻醉医师有效地防治组织缺氧。

（4）确定输血指征：手术中和手术后，在 CO、体温和 SaO_2 相对稳定时，SvO_2 变化与 Hb 浓度变化呈正相关，当 $SvO_2 < 50\%$，Hb $< 70g/L$ 时，应考虑输血。

参考文献

1. 龙村，李景文. 阜外心血管体外循环手册. 北京：人民卫生出版社，2013.

2. 龙村，于坤，李欣. 体外循环学. 第 2 版. 北京：人民卫生出版社，2017.

3. 刘燕. 体外循环技术. 第 4 版. 北京：北京医科大学出版社，2012.

4. Hahn RT, Abraham T, Adams MS, et al. Guidelines for performing a comprehensive transesophageal echocardiographic examination：recommendations from the American Society of Echocardiography and the Society of Cardiovascular Anesthesiologists. AnesthAnalg, 2014, 118 (1)：21-68.

5. Sniecinski RM, Levy JH. Anticoagulation management associated with extracorporeal circulation. Clin Anaesthesiol, 2015, 29 (2)：189-202.

6. Kern LS, McRae ME, Funk M. ECG monitoring after cardiac surgery：postoperative atrial fibrillation and the atrial electrogram. AACN Adv Crit Care, 2007, 18 (3)：294-304.

第八章 血流动力学管理

第一节 全身血流动力学管理

【动脉压】

一、平均动脉压的监测及意义

1. 体外循环期间常用的测压途径是左侧桡动脉，也可选用肱动脉、股动脉、足背动脉。

2. 体外循环中理想的动脉压尚无统一标准，一般成人的桡动脉平均压（MAP）应维持在 50~80mmHg，过高或过低的血压均会造成组织的灌注不足。婴幼儿的动脉压可适当降低，MAP 维持在 30~70mmHg。

3. 高龄、高血压病、糖尿病等患者因基础血压较高、脑的血流自主调节功能差，应维持较高的动脉压。而且对于颈动脉狭窄的患者，也应该维持较高的动脉压，以满足脑部灌注。

4. 脑血流的自主调节阈在低温时下移，深低温时成人的阈值由 50mmHg 降至 30mmHg，小儿的阈值降至 20mmHg，故低温时动脉压可适当降低。

二、体外循环中动脉压过低的原因

1. 出入量不平衡，静脉引流量多于动脉灌注量。

2. 体外循环开始时，预充液使患者的血液骤然稀释，血液黏滞度下降，产生低血压。

3. 搏动血流消失，微循环血液淤滞，有效循环血量下降。

4. 血管活性物质快速稀释，血管张力下降，外周阻力下降。

5. 药物过敏，造成毛细血管通透性增加，有效循环血量减少，产生低血压。

6. 心脏停跳液灌注时，由于分流造成动脉灌注相对不足；或者提高灌注后，由于其他原因不明的机制，都会造成一过性的低血压。

7. 复温时，外周血管扩张，外周阻力下降，血压下降。

8. 动脉灌注流量不足造成的低血压。如：腔静脉引流不畅；或合并其他畸形，如动脉导管未闭、肺静脉异位引流等，造成血液分流。

9. 小儿血容量较少、缓冲能力差，当预充液温度过低或 pH 不当时，易造成心缩无力，使血压下降。

10. 体外循环前基础差，如血容量不足、酸碱失衡等。

11. 主动脉插管位置不当，包括错位、插入主动脉夹层、插入主动脉某一分支等，使全身灌注不足。

三、体外循环中动脉压过高的原因

1. 体外循环开始时，转机前吸入的麻醉药被吹走，血液稀释使血液麻醉药浓度降低，麻醉变浅，血压升高。

2. 体外循环降温时，外周血管收缩，阻力增加，血压可升高。

3. 体外循环中，麻醉深度不够，应激反应强烈，外周阻力升高。

4. 术前精神过度紧张，体内蓄积过多的儿茶酚胺等血管活性物质。

5. 出入不平衡，灌注流量过高。

6. 晶体液向细胞间质转移、利尿超滤等造成血液浓缩，加之温度下降，使血液黏滞度升高。

7. 应激造成儿茶酚胺等血管活性物质增多引起血管阻力持续升高。

8. 静脉麻醉剂被体外循环管道吸附，吸入麻醉剂排放至空气使麻醉变浅。

9. 深低温停循环时，由于流量减低过于迅速，体内应急反应产生大量的儿茶酚胺，在恢复流量时，血压会急剧增高。

四、技术原因造成的血压变化

1. 不同的测量部位存在压差，如仰卧时，从主动脉到周围动脉，收缩压递增，舒张压递减，脉压增大，足背动脉收缩压较桡动脉压高 $10\sim20mmHg$，舒张压低 $15\sim20mmHg$。

2. 零点漂移和传感器损坏，造成测量

误差。

3. 固定压力换能器于心脏水平，即相当于第 4 肋间腋中线水平，低或高均可造成误差。

4. 动脉穿刺针的方向逆向血流，所测值偏高。

5. 偶有桡动脉压比主动脉压低 30%～40% 的情况，原因可能是前臂和手存在大量动静脉短路，复温造成血管扩张不平衡，使桡动脉压偏低。

6. 胸骨牵开器过度扩张，特别对肥胖患者，可能压迫腋动脉，引起外周动脉波递减。

五、注意事项

由于技术原因造成的血压检测不准确，或者穿刺部位上端的动脉有狭窄或大量动静脉短路使血压检测偏低都会造成外科大夫判断失误，引起严重后果。这时可用以下方法鉴别：

1. 请外科医生触摸主动脉，根据主动脉壁张力估计动脉压。

2. 用小针头插到主动脉上连接传感器测压，或直接用体外循环机的泵压（需阻断管道测压部位的远心端）测量。

3. 选用对侧的桡动脉测压。

4. 选用股动脉置管测压。

【中心静脉压】

一、中心静脉压的监测及意义

1. 经皮穿刺中心静脉，主要经颈内静脉和锁骨下静脉，将导管插入到上腔静脉。也可经股静脉或肘静脉，用较长导管插入到上或下腔静脉。

2. 体外循环通常测的是右房压或上腔静脉压，主要用来评价静脉引流情况。

3. 体外循环中由于落差虹吸效应，静脉引流通畅时 CVP 应为零或负值，其最高值不能高于 10mmHg。

4. 体外循环后，对于心脏有器质性病变，右心有效排血量减少，肺动脉高压或左心功能不全的患者，静脉压要与动脉压、左房压相结合判断，防止动脉压降低，而静脉压增高导致的心脏过胀。一般是大于术前 1~2mmHg。

二、影响因素

1. 体外循环近结束时 CVP 过低，提示低血容量。

2. CVP 过高提示静脉引流不畅，原因可能是插管型号不当、大量气体栓阻、引流路径阻塞或落差不足等。CVP 过高的主要副作用是脏器有效灌注压下降，组织缺氧，而静水压升高，加剧水肿的发生。

3. 上腔引流管插入过深，可至一侧颈静

脉，影响对侧静脉引流。上腔静脉压升高易造成术后脑水肿。下腔静脉管插管过深可越过肝静脉，易造成腹腔脏器水肿。特别是肝脏的水肿，或插入肝静脉肾脏及下肢静脉回流受阻。

4. 右房插管过深，第二梯引流口被下腔静脉壁闭塞，使上腔静脉引流不佳。CVP增高。

5. 左上腔夹闭时间过长，脑部和上肢血液回流受阻，CVP增高。

6. 并行循环时，瓣膜疾病如三尖瓣、肺动脉瓣狭窄或关闭不全；心肌病所致的右心功能不全如右心室心肌缺血；左心功能不全所致的左心功能不全如二尖瓣狭窄都会直接或间接导致静脉压升高。

三、注意事项

1. 动脉灌注流量是否能够维持，储血室内血液是否充足。

2. 如上腔静脉引流不好，观察额面部浅表静脉是否怒张，黏膜颜色是否发绀，及是否有水肿现象，像口唇肿大，眼球突出，耳垂胀大。

3. 由于上腔静脉压升高，导致脑部灌注不足，观察瞳孔是否扩大，及对光反射情况等脑缺氧的表现。

4. 如下腔静脉引流不好，需观察踝部和腿部是否有水肿现象。

【左房压】

一、左房压的监测及意义

1. 通常在房间沟与右上肺静脉连接处置管测压，也可切开右房通过房间隔置管测压，Swan-Ganz 导管所测的肺毛嵌压（PCWP）可近似反映 LAP。

2. LAP 正常值为 5～15mmHg。体外循环中最高不宜大于 10mmHg。但重症瓣膜病或某些复杂先天性心脏病患者，常需维持较高的 LAP 才能保持动脉压的正常。

3. LAP 是反映左室前负荷的可靠指标之一，比静脉压更能准确、快速地反映左心的射血功能和心脏的充盈度。由于技术的原因，不是心外科手术中常规监测的指标。应用 LAP 可调节最适的左室充盈度，以期达到合适的心排血量，防止左室过度扩张，监测左心功能和血流动力学变化。心功能差，左室发育不良，完全性大动脉转位矫正术患者，监测 LAP 有特殊的意义。

二、影响因素

1. LAP 过低提示前负荷不足，可补充容量。

2. LAP 过高，无论 CVP 如何，均说明前负荷已达一定阈值，此时盲目扩容可能导致左心力衰竭，可适当应用正性肌力药和血管扩张药。

【肺动脉压力】

一、肺动脉压的监测及意义

1. 通常应用 Swan-Ganz 气囊漂浮导管，经肘静脉、股静脉、颈内静脉、锁骨下静脉穿刺置管，导管经上或下腔静脉进入右心房、右心室到肺动脉来测量。

2. 肺动脉压反映右心的后负荷和肺血管的压力变化，间接反映左心的射血功能。在左心力衰竭的患者中，左房压和肺动脉压力都增高，比静脉压对心脏充盈度的反应更快速与准确。

3. 正常肺动脉收缩压 20～30mmHg，等于右心室收缩压，肺动脉舒张压 8～12mmHg，等于左心室舒张末压。

二、影响因素

1. 肺动脉压力升高

（1）药物过敏　如鱼精蛋白；或应用缩血管药物等。

（2）肺血管阻力增加　如原发性肺动脉高压；或引起肺内血管器质性病变的先天性心脏病。

（3）使肺血流增加的疾病　如心内的左向右分流。

（4）左心室过胀时，心室内压力通过二尖瓣相对关闭不全传入左房及肺循环，导致肺动脉压力增高。

2. 肺动脉压力降低

（1）低血容量。

（2）肺动脉或肺动脉瓣狭窄。

（3）右心室功能不全。

三、注意事项

1. 心外科手术中，肺动脉压是评价左心功能的一项间接指标。另外它还可以间接地进行心肌保护作用——防止心脏过胀。心脏过胀会增加心肌张力，增加心肌氧耗。心室内压力增加，心内膜下灌注不足，结果导致心肌损伤及严重的心脏功能不良。心脏过胀也可能导致心室纤颤。

2. 肺动脉压力指导正性肌力药物应用，估计心脏功能情况。

第二节 重要脏器血流动力学的管理

【大脑血流动力学的管理】

一、调节机制

1. 颅外调节 包括平均动脉压、心血管反射和血液黏滞性，颅外调节主要是平均动脉压起作用。正常情况下，平均动脉压是维持脑灌注压的条件，也是脑血流自动调节的基本保证。当动脉压在 50～180mmHg 之间变化时，脑血流变化不大。

2. 颅内调节　包括脑脊液压力、脑组织代谢及脑血管阻力；颅内调节以脑组织代谢改变起作用为主。

二、脑血流检测方法

目前主要的研究方法有经颅多普勒超声技术、N_2O 法测量脑血流、动静脉氧差法、同位素清除法、正离子发射型断层摄影（PET）法、激光多普勒血流监测、近红外线光谱法、脑氧饱和度监测等。

三、脑血流动力学管理

由于目前无理想的临床脑血流监测方法，因此，脑部的血流动力学只能依靠全身血流动力学的管理。

1. 保持动脉压在脑血流自动调节阈内。

2. 对于高血压、颈动脉有狭窄及高龄患者，动脉压要维持在高值，一般 $60 \sim 90mmHg$，同时保证充足的灌注流量。

3. 保证脑部的静脉引流充分，防止静脉压过高。

【冠状动脉循环血流动力学的管理】

1. 冠状动脉循环血流　是灌注心脏的主要血流，血流量与冠状动脉循环阻力成反比，与冠状动脉循环灌注压成正比。

2. 冠状动脉循环阻力　冠状动脉循环阻力受三个因素的影响：收缩期血管张力、心肌局部代谢及神经系统调节和心室内压变化。其中，与体外循环有关的是心室内压力，因为心室内压过高时，可压迫冠状动脉，使冠状动脉循环阻力增加。

3. 冠状动脉灌注压 冠状动脉灌注压（CPP）定义为主动脉舒张压（DBP）与中心静脉压（CVP）之差，即 CPP = DBP - CVP，主动脉关闭不全时，还应减去左室舒张压。

4. 血流动力学管理 当左室舒张末压增加或主动脉舒张压下降时，冠状动脉灌注压下降。冠状动脉灌注压下降时则导致心肌血流量下降。其中，CVP 增加更严重，因为不但降低了冠状动脉灌注压，降低心肌血供，而且会增加心肌氧耗，多见于心肌过胀。心率过快时也会影响心肌灌注，发生心肌缺血，因为心率过快会缩短心脏舒张时间，使心肌舒张压-时间指数（DPTI）降低，同时增加了心肌氧耗。临床上，心内膜下缺血往往同时伴有 CVP 升高和心率过快。因此，在手术后期，保证适当的动脉舒张压、心腔内压力和心率对冠状动脉的血流有重要的意义。

【肾脏血流动力学的管理】

1. 循环生理 正常情况下，肾血流量占心排血量的 20%～25%，在静息状态下肾动脉的血管张力低，扩血管药物作用有限。肾血流在平均动脉压 80～180mmHg 范围内自主调节不变。在肾功能正常时，尿量可以反映肾脏的血流灌注，并由此估价肾脏的循环状态。

2. 肾脏血流监测 肾血流量是指单位时

间内流经双侧肾脏的血浆流量，目前主要测定方法有对氨基马尿酸清除率（C_{PAH}）测定和肾小球滤过分数（GFF）测定。术中肾脏血流动力学监测在临床上尚未常规开展，因此，尿量常常作为肾脏血流的间接观察指标。

3. 标准　体外循环期间，尿量应大于$1ml/(kg \cdot h)$。体外循环初期由于血压下降、肾血流量减少，尿量较少。转机一段时间后，由于血管活性物质增多，血压上升，肾血流恢复，加上稀释性利尿，尿量接近或超过正常。深低温低流量或停循环时，一般无尿或少尿。尿 pH 通常在 $6.8 \sim 7.0$。血尿一般为泌尿系统损伤引起，体外循环期间比较少见，颜色为洗肉水色，静置后有红细胞沉积，镜检有红细胞。血红蛋白尿是由于各种原因引起的红细胞破坏导致的，其颜色可从淡红色至棕褐色。体外循环中使用利尿剂、高渗溶液也可产生明显的利尿作用。因此，需将尿量与心率和血压结合判断则有助于减少误诊。

4. 影响因素

（1）尿路通畅而尿少首先应考虑体内容量不足、灌注流量不足和低心排血量造成的肾血流量不足，有效滤过压不够。

（2）下腔静脉引流不畅、静脉压过高也是造成少尿的原因之一。

（3）体外循环后期，麻醉减弱，血液中儿茶酚胺、肾素血管紧张素醛固酮和抗利尿激素等物质升高，均可造成尿量减少。

（4）尿管放置错误，尿管扭折，脱落可

造成假性少尿。

第三节　血管活性药物在
体外循环中的应用

【升压药物】

一、适应证

体外循环中因血液稀释、灌注指数偏低、血容量不足、非搏动灌注等原因，使血管张力下降，动脉压降低。长时间低灌注压可引起组织器官特别是心脑肾的缺血性损伤。给升压药可增加血管张力，维持一定的灌注压，保证组织的灌注。

二、体外循环中常用的升压药物

1. 去氧肾上腺素　因为去氧肾上腺素作用时间短，易于调整，同时很少表现 β 受体激动效应，故特别适用于成人体外循环手术。

2. 去甲肾上腺素　在外周阻力很低的情况下，或者使用去氧肾上腺素无效时，使用去甲肾上腺素。

3. 肾上腺素　在成人体外循环中很少应用肾上腺素，除非在心脏复跳困难或者有意增加心脏兴奋性的情况下使用。

4. 异丙肾上腺素　体外循环中在以下情况使用异丙肾上腺素，血流动力学变化明显而阿托品无效的心动过缓；房室传导阻滞；小儿心率慢致心排血量低需增加心率。在瓣膜心脏病体外循环手术中应该慎重使用异丙肾上腺素，以防止室性心律失常的发生，一般仅作为应用临时起搏前的短暂使用。

三、注意事项

（1）给升压药一定要在流量充分的前提下使用。

（2）体外循环前常规配制，需要时少量分次加入回流室中。

（3）积极纠正体外循环中的酸中毒可增加升压药的作用。

（4）外循环开始阶段不要急于纠正低血压，以增加流量为主，一般情况下血压可自动回升。

（5）根据不同患者要求的血压决定是否使用，合并有严重高血压、冠心病和老年患者灌注压可稍高。

【扩血管药物】

1. 适应证　随着体外循环时间的延续，麻醉变浅，交感神经、肾素血管紧张素系统兴奋，血管加压素增高，使全身小动脉收缩，动脉压增高。过高的动脉压使微循环灌注不足，心脏复跳后增加心肌收缩的后负荷，增加心肌氧耗。适当地降低血压，可改善组织灌注，减轻心脏负担，促进心脏功能的恢复。

2. 体外循环中常用的扩血管药物

（1）硝酸甘油：是有效的静脉扩张药物，

同时有扩张动脉的作用，是体外循环中最常用的扩血管药物，因为硝酸甘油的静脉容积效应强于小动脉扩张作用，能够增加冠状动脉血流和改善左心功能，降低心脏前负荷。

（2）酚妥拉明：作用时间短，主要扩张动脉。

（3）硝普钠：能够均衡的扩张动脉和静脉，其血流动力学效应是降低前负荷和后负荷，在体外循环中不主张使用，一般在停止体外循环时使用。

3. 注意事项　体外循环血压增高，一般与麻醉偏浅有关，应首先加深麻醉。给硝酸甘油或硝普钠时持续少量，可维持血流动力学的稳定，利于调节血压。心脏复跳后，降压时要注意补充血容量，并避免血压过度下降。

参考文献

1. 龙村，李景文. 阜外心血管体外循环手册. 北京：人民卫生出版社，2013.

2. 龙村，于坤，李欣. 体外循环学. 第 2 版. 北京：人民卫生出版社，2017.

3. Bevan PJ. Should cerebral Near-infrared Spectroscopy be standard of care in adult cardiac surgery? Heart Lung Circ，2015，24（6）：544-550.

4. Edmonds HL，Yu QJ，Ganzel BL，et al. Cost of cerebral macroembolization and oxygen desaturation during myocardial revascularization. Stroke，1998，29：S2238.

5. Fiddian-Green RG，Bams JL，Groeneveld AB，et al. Haemodynamic and/or tonometric monitoring in cardiac surgery. Br J Anaesth，2000，84（1）：128.

6. Bevan PJ. Should cerebral Near-infrared Spectroscopy be standard of care in adult cardiac surgery? Heart Lung Circ, 2015, 24 (6): 544-550.

7. Kumar A, Anel R, Bunnell E, et al. Pulmonary artery occlusion pressure and central venous pressure fail to predict ventricular filling volume, cardiac performance, or the response to volume infusion in normal subjects. Crit Care Med, 2004, 32 (3): 691-699.

第九章　体外循环管理要点

前并行和后并行是体外循环所必须经历的两个过渡阶段，通过这两个过渡阶段，使患者在短时间内逐渐适应从生理—非生理—生理的不同状态。

第一节　前并行的管理

【定义】

所谓前并行通常指从体外循环转流开始至升主动脉阻断前的这一阶段，此阶段的主要目的是要将患者的体循环和肺循环顺利过渡到体外循环，并进行适当的血流降温，为心脏的停搏做好准备。

【准备工作】

并行前，即体外循环正式转流前，应根据核对单逐项认真检查核对，这样可有效避免体外循环意外的发生。

1. 确认肝素的抗凝，检测 ACT>480 秒，方可进行体外循环。

2. 核对整个管道的方向。

3. 体外循环前对氧合器的性能应有很好了解。

4. 如果手术室温度偏高，体外循环管道

可有气体溢出，在前并行前应充分排气。

5. 转机前的各种检查，如变温水箱工作状况，压力零点校正，泵管的松紧度，紧急摇把，变温管道的连接等都要确保无误。气源是否通畅。监测仪器零点校正。准备好维持血压的药物。

6. 主动脉插管完毕后输注一定的液体，如果压力急剧增高，可能为动脉管道打折或插入位置不当，应及时调整。

【具体操作】

一、安全监测

体外循环开始，注意力应侧重于安全监测上，主要是主动脉泵压的测定和氧合情况。主动脉插好后，打开测压表，输入一定量的液体同时观察泵压，如果压力快速上升或在流量较小的情况下压力>200mmHg，应及时停泵，并通知外科医师予以调整。主动脉插管插入夹层临床征象除泵压升高外，包括：升主动脉扩张，体循环压力突然的下降，颜面颜色变浅、变白，瞳孔扩大等。插管过深在临床中也常见，会影响脑的灌注，主要表现泵压增高，外科医生要高度注意，及时调整插管位置。此外，还要注意动脉血的颜色和静脉血氧饱和度。

二、血流动力学

前并行是患者生命支持由自身循环呼吸转

向完全由体外循环替代的过渡阶段，我们所能明确感受的是血流动力学的变化，特别是动脉血压的降低，其主要原因在于：①心脏搏动灌注变为人工泵平流式灌注；②血液稀释所致的血液黏度下降；③体内儿茶酚胺减少使血管张力改变；④低温抑制血管运动中枢，血管扩张；⑤体外循环操作不当，常见于灌注低于引流；⑥过敏。

体外循环前期的并行阶段对于血压的要求，主要考虑血压对脑和心脏灌注的影响，防止脑低灌注性缺血及心脏室颤。不同的患者年龄、病种、是否合并高血压及颈动脉病变等对血压要求应有所不同，一般将灌注压力控制在成人 50～80mmHg，婴幼儿为 30～50mmHg。发绀患者在体外循环早期血压下降尤其显著，低血压如果是短时间的（低于 5 分钟）可能不会导致不良后果，但较长时间的低血压是不可接受的。在成年人特别是老年患者往往合并高血压或冠状动脉阻塞性病变，即使在体外循环的早期也应尽量避免动脉血压的过度降低。

对于偏低血压的处理，首先是在并行时缓慢过渡到全流量转流，适当控制静脉，使静脉引流量逐渐增加，避免因回流过多，使动脉血压急剧下降。与此同时，静脉引流又不能太少，以免发生心室过胀，特别是对左心室功能不全，如左心室扩大、CABG 患者、新生儿和婴幼儿患者。故在开始体外循环时，维持动静脉血流的出入平衡，保持心脏适当的前负荷尤为重要。在前并行期间，导致动脉压下降的另外一个特殊的重要原因就是过敏，比较典型的临床症状可表现为动脉压的快速下降，氧合器回流室液面降低，有效循环容量不足，其他可能还有皮疹、面部发红等。处理此类的低血压是在补充血容量，提高灌注流量的同时，适当地给予缩血管的药物，如去甲肾上腺素，也可适当使用抗过敏药物如苯海拉明、钙剂等。

临床上，前并行期间维持血压的方法：①通过静脉控制引流保持心脏适当的前负荷，做到静脉控制缓慢开放，动脉流量缓增；②引流充分的条件下，适当提高灌注流量；③适当应用 α-受体兴奋剂适当增加后负荷，常用去氧肾上腺素，剂量 $40 \sim 50 \mu g$，分次给予直到起效。

三、通气与氧合的管理

1. 开始体外循环时应先转流后开通气体，停机时相反，应先关闭气源后停机，始终保持转流过程中膜肺的血相压力大于气相压力。

2. 在逐渐增加腔静脉引流的同时，严密观察氧合器的工作情况，氧合情况应观察 S_vO_2 和动、静脉管道内血液的颜色。一旦确认是由于氧合器的原因所引起的氧合不良，应逐渐减流量终止体外循环，更换氧合器，方法见附录一。

3. 前并行阶段部分血液氧合依赖患者自身的肺脏，呼吸机应保持通气，当主动脉阻断后，心脏停止射血，至全流量转流后，才可停止呼吸机通气，关闭吸入麻醉药。

四、降温

除了遵循水温与血温的温差原则，一般体外循环开始后，不要急于降温，应根据手术的难易程度、预计阻断的时间长短以及是否是发绀伴有丰富的侧支循环来确定降温的程度。必要时还应将预充液加温到 35℃，如巨大左心室的患者、新生儿及婴幼儿患者，避免预充液温度过低刺激引起心室纤颤。

五、静脉和升主动脉阻断后的体外循环管理

上、下腔静脉阻断后要严密观察中心静脉压、氧合器内血平面、颜面部皮肤颜色的改变。如发现静脉压上升、血平面下降、面部发绀，应令台上立即调整阻断带松紧度或插管位置。

第二节　体外循环中的运行管理

【定义】

体外循环运行期通常是指冠脉循环的阻断到冠脉循环的恢复。此时的基本任务有两方面，即保障患者安全，为外科提供良好的手术条件。

【管理措施】

一、保障患者安全

（一）保证机体的氧代谢

1. 实际流量控制　灌注流量应能满足机体的基本需要，既要考虑到足够的灌注流量，也要防止过度灌注，以及血液破坏等方面因素，做到灌注合理。在体外循环情况下，主要根据静脉氧饱和度做出流量的判定，如果静脉氧饱和度<60%，在氧合器功能无误的前提下应积极提高流量，以满足机体氧代谢平衡。灌注流量不足可表现为：混合静脉血氧分压<30mmHg，静脉血氧饱和度<60%。长时间可出现 pH 值下降，BE 负值增大，血乳酸值升高。在平均动脉压降低时首先的处理是提高流量。

2. 氧代谢的监测　体外循环中测定混合肺静脉血氧饱和度或氧分压具有重要意义，能判定机体氧供/需的情况。如果混合静脉血氧饱和度<60%，提示循环灌注不足，但是静脉血氧饱和度在正常范围，不一定表明机体氧供需平衡，如微循环的短路。

3. 分流量的控制　在监测实际灌流量时应排除以下因素：

（1）侧支循环分流。

（2）存在动脉导管未闭。

（3）升主动脉阻断不全。

（4）使用血液超滤。

（5）使用含血停搏液。

4. 压力控制 体外循环过程中的灌注压力一直以来都是一个有争议的话题。总体来说体外循环的灌注流量较压力重要，尤其是在血液稀释的情况下。流量优先管理方式能够保证机体足够的灌注。正常情况下，脑和心脏的血液供给需要一定的压力。体外循环中为了外科直视手术心脏停跳。保证脑血流为体外循环术中主要关注点。

临床经验表明，体外循环中成人平均动脉压 50mmHg，小儿 30mmHg，只要保证充分的灌注流量，对患者是安全的。对于高龄、高血压、糖尿病的患者体外循环中的灌注压力应适当提高。

一些患者在体外循环中期可出现血压较高的情况，这主要和麻醉偏浅有关。体外循环中如果成人灌注压高于 80mmHg，小儿高于 60mmHg 应以积极纠正。首先加深麻醉，效果不明显时应用血管扩张剂。

（二）保证血液抗凝

体外循环中血液必须为抗凝状态。肝素抗凝的个体差异很大。激活全血凝固时间（activated coagulation time，ACT）是体外循环期间肝素抗凝效果监测的金标准。体外循环理想的 ACT 值为 480 秒。一般在心脏停跳后抽血检查血气和 ACT，小于 480 秒追加肝素，5 分钟再查，直至 ACT 达到目标值。低温每小时监测一次 ACT，复温每半小时监测一次 ACT。温度较高的体外循环肝素代谢快，尿量多肝素排除也多，此时补充肝素应稍微积极。

（三）防止气体进入体内

加强监测，提高责任心是防止动脉大量进气的主要因素。动脉滤器可有效排除气栓。尽量从静脉路径给药；复温时温差不要过大；体外循环灌注和心脏停搏液灌注时液平面要留有余地，以防打空。手术野二氧化碳吹入，对预防外科操作引起气栓有积极意义。一旦含有二氧化氮的残留气体进入体内，由于二氧化碳的可溶性，此气栓不会造成微血管的阻塞。

（四）其他安全措施

1. 温度控制　降温是体外循环常用的重要脏器（尤其是大脑）保护方法。某些复杂型先天性心脏病和成人主动脉弓部手术甚至要求深低温停循环，鼻咽温降到 $15\sim20$℃，以提供 $40\sim60$ 分钟停循环的时间。

降温过程中，氧合器动脉出口端和静脉回流端的温度梯度不应超过 10℃，将这一梯度限制在 4℃ 范围内会明显降低脑损伤的发生。

体外循环均匀的复温对各组织偿还氧债有积极意义。复温时，如氧合器动脉端血温 ≤30℃，应维持氧合器动脉出口端和静脉回流端的温度梯度不超过 10℃。0.5℃/min 的速度（鼻咽温与氧合器动脉端温度差约 2℃）可平衡复温速度与延长的 CPB 时间之间的危害，达到最佳的术后恢复效果。应避免氧合器动脉端血温高于 37℃ 造成的高温脑损伤。

2. 体外循环系统监测

（1）氧合器性能监测：注意变温器有无

渗漏；血气比例在降温过程中可降至1：（0.8~0.5），而在复温过程中最大可增加至1：1.5。动脉端血氧分压应在200~250mmHg，至少不低于100mmHg，动脉血氧饱和度不低于95%。

（2）动脉泵压力：泵压的持续监测是必不可少的监测项目。正常情况下泵压为200mmHg左右，最高应在250mmHg以下。常见使泵压增高的危险因素有以下方面：①动脉插管或接头选择不当；②动脉插管位置错误；③动脉插管或管道梗阻；④抗凝不足；⑤外周血管阻力升高。

3. 内环境的调节

（1）水平衡：体外循环中因各种因素使血液处于过度的稀释，如心力衰竭患者水潴留严重伴贫血，术中大量的液体进入体外循环（晶体停跳液、冲洗液）。此时可应用血液超滤技术。血液超滤器在滤出除血细胞和蛋白质的一切可溶性物质，包括水、钾、钠、氯、钙、镁、尿素氮、葡萄糖等。使用血液超滤器主要目的是提高血细胞比容或血红蛋白浓度，随时进行目标监测。

（2）血气管理：体外循环理想的氧分压为100~200mmHg，通过气体混合器的氧浓度进行调节。体外循环理想的二氧化碳分压为35~45mmHg，通过气体混合器的气流量进行调节。气流量和灌注流量的比例为0.5~1。根据血气结果随时纠正。目前Terumo公司生产的连续血气检测仪可在体外循环中实行实时检测，为体外循环的血气调节提供了方便。

（3）电解质：体外循环中根据化验结果进行调节。一般维持在正常的生理范围，特别是对钾离子掌控（具体方法见有关章节）。

二、为外科提供良好的手术条件

体外循环为心脏直视手术提供条件主要有两方面：静止的手术野，干净的手术野。前者和心脏停跳有关。后者和温控、流量、吸引有关。

第三节　后并行的管理

【定义】

后并行指从心脏复苏开始，至停止体外循环，也称为辅助循环期，包括辅助循环和停止体外循环两部分。

【后并行的主要任务】

1. 手术后的心脏逐渐恢复功能，从体外循环过渡到自身循环。

2. 调整电解质及血气。

3. 继续进行体表及血液复温。

4. 调整体内血容量，在心功能允许情况下尽量补充体内血容量。

5. 调整血红蛋白浓度，如血细胞比容过低，则使用利尿剂或滤水器使血细胞比容达到预期水平。

6. 治疗心律失常，包括必要时安装临时起搏器等。

7. 婴幼儿停体外循环后的改良超滤。

【准备工作】

一、心脏准备

1. 节律

（1）停机时，理想的节律为窦性心律，以维持正常的房室收缩顺序，利于心室的充盈。

（2）房扑或房颤，即使是体外循环前已存在，常能通过电复律转为正常窦性心律。

（3）对于室性心律失常，应查找原因对症治疗，如血清钾、镁的异常，必要时使用抗心律失常药如利多卡因。

（4）对于出现房室传导阻滞或心率偏慢者应安装临时起搏器。

2. 心率

（1）体外循环停机后早期，维持适度稍快的心率（成人 75～95bpm，婴幼儿 125～145bpm），婴幼儿心排血量对心率的依赖性强，对于每搏输出量受限的患者（如室壁瘤切除）尤为重要，对于心瓣膜置换者，可防止心率慢致心脏膨胀，甚至破裂。

（2）心率较慢可通过起搏器改善，但一般首先通过使用阿托品、654-2、异丙肾上腺素来提高心率。

（3）停机前的心动过速处理起来较难，

其原因可能包括高碳酸血症、麻醉深度不够和缺血，应针对不同原因区别对待。窦性心动过速，常随着停机过程中心脏的充盈而得到改善。室上性心动过速，可使用地高辛或钙通道阻滞剂来降低心室率，也可直接电复律。

3. 后负荷　全身血管阻力（SVR）是最容易控制的心脏后负荷，它是决定心脏做功和氧耗的最主要因素。体外循环停机前适当降低SVR有利于心功能的恢复，一般通过加深麻醉来实现。对于过低的SVR（体外循环中常表现为高流量灌注下而动脉压很低）应适当采用α-受体兴奋剂来纠正。但平均桡动脉压一般也不应高于100mmHg，过早地加大后负荷同样会增加心肌的能量消耗，不利于偿还心肌氧债。

4. 心肌收缩性　终止体外循环前，心肌收缩力应调整到最佳状态。术前心功能受损（低EF值）、高左室舒张末压（LVEDP）、高龄、长时间转流和阻断以及心肌保护不当者，心脏收缩力在术后进一步降低，应在尝试停机前使用正性肌力药支持，必要时考虑心室辅助或IABP。

5. 前负荷　体外循环前的充盈压常可作为停机后所需容量负荷的参考值。对于合并有肺动脉高压、严重左心功能不全，或没有放置肺动脉导管的患者，应考虑放置左房测压管，根据左房压来判断前负荷是否合理。停机困难的患者，食管超声监测具有非常大的意义，它可直观地观察心腔的容量状况。

二、肺的准备

1. 后并行循环期间，患者心脏开始搏动灌注式供血，肺脏也开始进行气体交换，输送氧和排除二氧化碳。

2. 使用上下腔静脉引流者在开放上下腔插管阻断带后呼吸机应开始通气，使用右心房插管引流者，应在开放升主动脉血流后给予通气。

3. 具体工作

（1）清洗并吸引气管。

（2）吸引胃管。

（3）直视下手控膨肺。

（4）100%氧气机械通气。

（5）查看是否有肺不张。

（6）查看肺的顺应性。

（7）开启呼吸监测与警报。

（8）检查胸膜是否破裂、有无胸腔积液。

4. 实验数据检查 后并行期间应检测血气和电解质，调节酸碱平衡，维持 S_vO_2 >60%。

5. 其他 停机前应准备好血管活性药物。心功能差和婴幼儿患者应在停机前用微量注射泵输注正性肌力药物，以便开放主动脉后达到有效的药物浓度。此外，常规备好除颤器、起搏器及起搏导线等。

第四节　停止体外循环

【停止体外循环的标准】

1. 减少体外循环灌注流量时能维持满意的动脉压。

2. 血容量基本补足，中心静脉压满意。

3. 鼻咽温 36~37℃，直肠温 35℃ 以上。

4. 血红蛋白浓度成人达 80g/L，婴幼儿达 90g/L 以上。

5. 血气、电解质基本正常。

6. 心律齐或经药物、起搏器已调整到满意程度。

7. 血管活性药准备就绪或已开始输入。

【停机困难常见的原因】

如上述标准已达到，仍停机困难，首先应继续保持体外循环的人工氧合，继续监测 ACT 值。其次，在每次试停机时，最好重新审视上述并行期间的几个准备。再次，继续分析不能停机信息的准确性。分析停机困难的原因，从以下几方面入手：

1. 心脏的舒缩情况如何。

2. 心率和心律是否合适。

3. 是否有血流梗阻。

4. 是否有瓣膜反流。

5. 是否畸形矫正不满意。

参考文献

1. 龙村，李景文. 阜外心血管体外循环手册. 北京：人民卫生出版社，2013.

2. 龙村，于坤，李欣. 体外循环学. 第 2 版. 北京：人民卫生出版社，2017.

3. 刘燕. 体外循环技术. 第 4 版. 北京：北京医科大学出版社，2012.

4. Mukherji J, Hood RR, Edelstein SB. Overcoming Challenges in the Management of Critical Events During Cardiopulmonary Bypass. Semin CardiothoracVascAnesth, 2014, 18（2）：190-207.

5. Murphy GS, Hessel EA, Groom RC. Optimal perfusion during cardiopulmonary bypass：an evidence-based approach. AnesthAnalg, 2009, 108（5）：1394-1417.

6. Oakes DA, Mangano CT. Cardiopulmonary bypass in 2009：achieving and circulating best practices. AnesthAnalg, 2009, 108（5）：1368-1370.

第十章 体外循环中水电解质代谢管理

第一节 体外循环中水代谢紊乱和纠正

【体外循环中水肿表现】

1. 分类

（1）凹陷性水肿：组织或细胞内水分增多所致。组织受压部位液体移动，可出现凹陷。

（2）非凹陷性水肿：组织间隙内蛋白分子增加所致。组织受压部位可出现轻度凹陷，但液体不移动。

（3）黏液性水肿：黏液蛋白分解，聚集于组织内。组织受压时不出现凹陷。

2. 体外循环中水肿特点

（1）凹陷性与非凹陷性水肿多见。

（2）常易出现脑水肿、肺水肿和腹水。

【体外循环中水肿的发病机制】

1. 毛细血管静水压力过高

（1）静脉引流管扭折、阻塞或人为控制回流。

（2）静脉插管管径过细。

（3）静脉插管过深：上腔静脉插管过深至一侧的颈静脉，下腔静脉插管过深至肝静脉。

（4）阻断未插管的较粗左上腔。

（5）心功能不全，左房压异常增高。

2. 血浆胶体渗透压降低

（1）血液稀释。

（2）体外循环机械性破坏和异物表面作用使蛋白变性。

（3）低温使血浆蛋白构型发生改变。

（4）炎性因子使血管通透性增加，蛋白漏出。

3. 毛细血管通透性增高

（1）体外循环中的炎性反应增强中性粒细胞的趋化作用，加强组胺和激肽的释放。白细胞活化释放弹性蛋白酶，破坏血管内皮完整性。

（2）补体活化可舒张小血管，增加其通透性，刺激肥大细胞和嗜碱性细胞释放组胺。

（3）前列腺素代谢失调，前列腺素 E 增高使血管通透性增加。

4. 肾脏排出减少

（1）体外循环初期，动脉压下降，肾小球毛细血管灌注压降低，肾小球滤过率减少。

（2）体外循环中后期，由于麻醉药效能减弱，加之非生理性灌注，血内儿茶酚胺水平逐渐增高，肾小球入球小动脉收缩，严重者可造成肾小球的缺血性坏死。

（3）体外循环中，心房压力下降，垂体后叶抗利尿激素反射性分泌，使水重吸收作用加强，排尿减少。

（4）肾血流减少刺激球旁细胞分泌肾素，形成血管紧张素Ⅱ和血管紧张素Ⅲ，醛固酮分泌，钠吸收增加，水钠潴留。

（5）尿管过浅、尿管误插至阴道、尿管扭折等。患者膀胱可有大量尿液潴留，肾小球球囊内压增高，进而使肾小球滤过率减少。

5. 缺氧、低钠血症引起细胞水肿

（1）降温期间血红蛋白氧离曲线左移，血液氧释放能力降低。冷刺激使毛细血管收缩，动静脉短路开放。组织氧利用率很低，无氧代谢增加。

（2）体外循环中血液异物接触，生成细胞毒性物质，破坏细胞结构与功能。

（3）预充不当，加重细胞外液的低渗状态，产生细胞水肿。

6. 畸形矫正不满意　右室流出道疏通不满意可表现为体循环的瘀血水肿；左室流出道梗阻则可出现肺水肿。术后心功能不全导致心源性水肿。

【体外循环中水代谢紊乱的防治】

一、积极预防体外循环中的水肿

1. 做好术前准备

（1）术前探视患者：小儿和老年患者水代谢调节能力差，应予以足够的重视。术前心功能较差的患者如患有瓣膜病、复杂先天性心脏病等，往往因右心功能不全造成体循环瘀血症。

（2）体外循环系统的选用：针对不同体重的患者合理选用不同的氧合器，以达到最佳氧合和最小预充。特别是小体重婴幼儿和新生儿的氧合器、管道、滤器等应慎重选用，以尽量减少预充量。另外，体外循环物品准备时应选用生物相容性好的膜肺、涂抹管道、动脉滤器可减轻血液的破坏，减少炎性介质的释放。这对减轻体外循环中的水肿有积极意义。

（3）制订合理预充计划：根据患者术前一般状况和检查结果，制订预充计划，合理补充胶体。如患者营养状况差血浆白蛋白低，应补充一定量胶体。

2. 正确管理静脉插管　　静脉引流障碍意味着毛细血管静水压增高，可构成水肿发生的独立因素，表现为体外循环早期的器官水肿甚至腹水。引流不良的鉴别方法可通过氧合器内液面下降、中心静脉压数值增高、患者头面部表现及排除过敏反应等综合判断。此外，静脉插管内有异物时也可发生上述现象，需要体外循环医师准确判断，快速采取措施排除异物。

3. 保证组织有效灌注

（1）体外循环中出现氧合器液面迅速下降而又不能及时找出原因时，为保证机体重要脏器的有效灌注，需快速加入液体以维持灌注流量。补充液体以血浆代用品为主，同时要考虑晶胶比例，适当补充晶体量。

（2）心功能不全造成静脉瘀血是形成体外循环后期和术后水肿的主要原因之一。心脏复苏后需要一段时间的辅助方能恢复原有功能。在辅助循环期间要逐渐控制体外循环静脉回流量，减少体外循环机辅助流量，逐步从体外循环机做功过渡到自身心脏做功。在此过程中要随时监测中心静脉压和心脏充盈情况，有条件者可监测肺毛细血管楔压以评估左心功能情况。

4. 维持酸碱平衡稳定　酸中毒可加重水肿。体外循环维持正常的酸碱平衡可减少水肿的产生。

5. 减轻血液和组织的破坏　血液破坏可引起炎性介质大量释放，增加血管通透性，造成组织损伤。

（1）体外循环中应用膜肺可避免气血直接接触所造成的损伤。

（2）在体外循环中减少血液吸引是减轻水肿的积极措施，因为血液吸引可造成血细胞的严重损伤。在心内回血量增大时应及时寻找原因并予以纠正。

（3）体外循环中应用皮质激素对保护组织细胞，减轻水肿有积极意义。

二、加强液体的排出

1. 增加肾脏排水

（1）肾功能健全对体外循环中和术后液体排出有重要作用。患者在体外循环早期多表现少尿或无尿。在复温时或复跳后尿液会渐渐增多，如果此时仍无尿，应首先考虑尿管是否通畅，位置是否准确，及时进行调整。排除上述因素后可采取相应措施。

（2）体外循环在尿少或无尿时常使用呋塞米。呋塞米作用快效果好。

（3）甘露醇静脉给药后能迅速提高血浆渗透压，使组织间隙水分向血管内移动。在肾小球不被吸收，通过其高渗作用阻止肾小管对原尿的再吸收，增加尿液的排出。

2. 血液超滤器的应用　血液超滤可从体内将小于 66KD 的离子、分子等物质滤除体内。在短时间内能够迅速滤除体内多余水分，增加血红蛋白浓度，提高胶体渗透压。

第二节　体外循环中钾代谢的紊乱与纠正

【低钾血症】

1. 定义　低钾血症是指血清钾浓度低于 3.5mmol/L。

2. 病因及发病机制

（1）血液稀释　合理的预充计划经血液稀释后并不引起低钾血症，但某些患者因术前服用利尿剂等因素影响已有低钾表现，经体外循环血液稀释后则会出现明显的低钾血症表现。

（2）尿丢失过多

1）心脏手术患者术前服用利尿剂，如双氢克尿噻，排钾增加。体外循环中使用呋塞米或甘露醇等加强水的排出，进而使钾的排泄增加。

2）机体对体外循环产生应激反应，肾素-血管紧张素-醛固酮系统的兴奋、皮质激素的增加将促进远曲小管对钠的重吸收，加强钾的排泄。

3）体外循环中心房肽明显增高，可使肾脏的排钠、排钾增加。

（3）异常转移　氧合器的过度通气，CO_2大量排除，使 pH 增高；血液中的 H^+ 浓度减少，使细胞内溢出以达到酸碱平衡，同时细胞外钾移至细胞内达到电中性状态。体外循环中低温可使钾移入细胞内，以红细胞最为明显。术中应用胰岛素可明显减低血钾。

3. 体外循环中低钾血症对机体的影响

（1）主要表现在心血管系统，具体表现为复苏困难和心律失常。心电图可表现 S-T 段降低，T 波低平，U 波出现。

（2）低钾时，细胞 K^+ 外移，H^+ 内移，肾小管 H^+ 排出增加，HCO_3^- 重吸收增加，促使代谢性碱中毒的发生。

（3）颈动脉压力反射迟钝，血管对儿茶酚胺的反应减弱，使体外循环中的血压偏低。

（4）低钾可抑制糖原和蛋白质的合成，机体葡萄糖耐量降低。

4. 体外循环中低钾血症的防治

（1）低钾血症的诊断应以电解质离子浓度检查为标准，并结合病史和心电图的表现。

（2）对术前长期因心力衰竭而服用排钾

利尿剂的患者，术中应密切注意血钾的变化。

（3）体外循环中经检测确定低钾时，可根据参考公式补钾：补钾量 = 0.3×患者体重（kg）×（预纠正钾浓度-实际钾浓度）。

（4）若补钾效果不明显应想到缺镁的可能，因为镁是 Na^+-K^+-ATP 酶的辅因子，机体缺镁会严重影响钾的转移。

（5）体外循环中补钾可在短时间内以15%氯化钾从回流室内分次给予。

【高钾血症】

1. 定义　高钾血症是指血清钾浓度高于5.5mmol/L。

2. 病因及发病机制

（1）假性高钾

1）用抽钾的注射器抽血标本，或刚在补钾后不久抽血标本。

2）恰好在心肌停跳液回收时抽血标本。

3）血标本处理不当，损伤了大量血细胞，引起细胞内的钾大量释放入血清。

（2）摄入过多：体外循环中因心脏停搏液回收过多而引起的血钾增高是高钾血症的最主要原因。

（3）肾排钾减少

1）体外循环非生理性灌注、早期低血压表现和后期血管活性物质增高使肾血管痉挛等，都将使肾血流减少，肾小球滤过率降低，尿生成和排钾障碍。

2）体外循环中产生的微栓使肾小管功能

发生障碍。肾小管对醛固酮和皮质激素的作用不敏感，排钾功能下降。

3）一些长期肝素化患者由于肝素对肾小球的作用，减少醛固酮的产生，使排钾受阻。

（4）内分泌异常：合并有糖尿病的心血管病患者，在体外循环中由于交感神经兴奋，加重了胰岛素分泌障碍，使钾离子从细胞外向细胞内移动障碍。

（5）酸中毒：使细胞内钾离子转移至细胞外，进而产生高钾。

（6）血液破坏：体外循环由于血液和异物表面接触，炎性介质的释放，鼓泡式氧合器的气血直接接触，大量的心内吸引等都会使血液发生破坏，使细胞内钾释放于细胞外。

3. 对机体的影响

（1）高钾血症对机体的主要危险是重症高钾血症能引起心室纤维颤动和心搏骤停。

（2）高钾血症时，由于细胞外液 K^+ 过多，K^+ 移入细胞内，细胞内 H^+ 移向细胞外；以及肾小管上皮细胞内 K^+ 浓度升高，促进了 K^+-Na^+ 交换，减少了 H^+-Na^+ 交换，而且减少肾小管上皮细胞产氨，从而使排 H^+ 减少，因此高钾血症常伴发代谢性酸中毒。

4. 防治

（1）假性高钾的预防：应提倡用一次性注射器抽血标本，检测时间应快，抽血标本应注意和补钾相隔一段时间，心脏停搏液灌注结束后也同样间隔一段时间后再抽取血标本。

（2）高钾血症的预防：婴幼儿如需预充

大量血液应尽量使用新鲜血液；体外循环中应保持酸碱平衡的稳定；减少心内吸引可减轻血液的破坏。

（3）胰岛素疗法：葡萄糖和胰岛素同时静脉注射可促进糖原的合成，使细胞外钾进入细胞内。具体方法是成人5%葡萄糖100ml加4~10U的胰岛素加入到氧合器中，这种方法是体外循环中最快速而有效的方法，需注意血糖的变化。

（4）利尿排水：可应用呋塞米加强肾脏的钾排泄，但速度较慢。血液超滤器可快速而有效滤出高钾成分，方法是先加入生理盐水后，再进行超滤。

（5）对抗钾对心肌的毒害作用：加入10%葡萄糖酸钙。血钙增高可使心肌细胞阈电位负值变小，恢复心肌细胞的正常兴奋性。细胞外液 Ca^{2+} 浓度增高还使动作电位2期 Ca^{2+} 内流加速，增强心肌的收缩性。

（6）钠盐治疗：静脉注射乳酸钠或碳酸氢钠溶液，通过提高血液 pH 值，或促进糖原合成，使 K^+ 进入细胞内，降低血钾浓度。

第三节　体外循环中钙代谢紊乱及纠正

【正常钙代谢及生理功能】

1. 正常值　正常成人血清总钙浓度为2.25~2.75mmol/L，儿童稍高，游离钙离子浓度为 1.12~1.23mmol/L。

2. 分布

（1）非扩散蛋白结合钙主要与白蛋白结合，约占血钙总量的一半，这部分钙与蛋白结合，不能通过毛细血管壁。

（2）可扩散结合钙与有机酸结合的钙，如枸橼酸钙、乳酸钙、磷酸钙等，它们可扩散通过毛细血管壁。

（3）扩散游离钙即钙离子（Ca^{2+}）能通过毛细血管壁，与上述两种钙处于动态平衡、不断交换之中，Ca^{2+} 含量与血 pH 有关，如在 pH = 6.8 时，约占血总钙量的 58.3%，在 pH = 7.8 时占 37.5%，其关系遵循下式：$[Ca^{2+}] = K \cdot [H^+]/[HCO_3^-] \cdot [HPO_4^{2-}]$。

上述三种血钙形式中，只有离子钙才起直接的生理作用，其受激素的严格调节。

【低钙血症】

1. 定义　血清蛋白浓度正常时，血清离子钙低于 1.12mmol/L 时称为低钙血症。低钙血症一般指离子钙低于正常值。酸中毒或低蛋白血症时仅有蛋白结合钙降低；反之，碱中毒或高蛋白血症时，离子钙虽降低，但蛋白结合钙增高，故血清钙仍可正常。

2. 病因及发病机制

（1）血液稀释：体外循环中血液稀释使机体总蛋白水平降低，成人体外循环中钙浓度降低和血浆蛋白降低有关，此时的钙离子水平可在正常或稍偏高，一般情况下不会对机体产生不利影响。

（2）碱中毒：体外循环中因过度通气或补碱性液体过量可导致碱中毒，pH 上升将会使血液中的钙离子减少，蛋白结合钙比例增多。

（3）枸橼酸过多：预充库血将使体内枸橼酸明显增高，有时可达正常的 20 倍，枸橼酸可与钙紧密结合。体外循环枸橼酸增加的另一因素是降解减慢，婴幼儿体外循环中易发生钙离子的降低，原因在于体外循环中肝脏分解枸橼酸的能力明显下降，使体内枸橼酸淤积。

3. 对机体的不利影响　血钙降低在体外循环中主要表现为心血管系统的抑制，如血离子钙浓度<0.66mmol/L，体循环阻力下降，心肌收缩减弱，进而出现低血压。低血钙引起的心电图变化为 Q-T 间期、S-T 段延长。

4. 防治　不同年龄患者在体外循环中低钙的原因和处理方法即有所不同。

（1）成人患者体外循环中的低钙为低蛋白所致，此时血浆总钙下降，钙离子正常或偏高，对这类患者不宜过分强调将钙维持在正常水平。因为体内钙含量丰富，加上完善的调节机制，这些患者在体外循环中或术后很少发生低钙血症。

（2）对于预充库血的患者，临床多以婴幼儿患者为主，因枸橼酸和钙离子结合，血浆钙离子明显减少，另外婴幼儿钙代谢调节机制不健全，易产生低钙所致的低血压，对这些患儿应积极补钙，具体为每 200ml 枸橼酸库血补钙 0.5g。

（3）稀释量很大的患者应注意蛋白的补充，一方面可增加血浆胶体渗透压，另一方面可增加蛋白结合钙对钙离子的缓冲。体外循环中还应注意过度通气或大量碱性液体的输入所致的碱中毒。

第四节　体外循环中镁代谢紊乱及纠正

【正常镁代谢和生理功能】

1. 代谢　正常血清镁浓度为 0.75 ~ 1.25mmol/L。70% ~ 75% 的血浆镁是可超滤的，主要以离子状态存在，不可超滤的部分则与血浆蛋白结合。通常每日镁的摄入量为 150 ~ 350mg，其中 30% ~ 50% 被吸收。肾通过滤过和重吸收来保持镁的平衡，是调节镁平衡的主要器官。

2. 生理功能　镁是数百种酶系统的辅因子，镁为底物形成（如 MgATP）所必需，是一种酶的变构激活剂，可保持膜的稳定性。腺苷酸环化酶、Na^+-K^+-ATP 酶依赖镁的存在。镁对其他重要生物过程如糖酵解、氧化磷酸化、核苷酸代谢、蛋白质生物合成和磷酸肌醇代谢均起作用。

【低镁血症】

1. 定义　血清镁含量低于 0.75mmol/L，

称为低镁血症。

2. 病因及发病机制

（1）镁摄入不足：心血管手术患者尤其是婴幼儿，由于术前禁食或营养不良等因素，常表现血镁降低。

（2）血液稀释：体外循环预充液对机体血液的稀释也不可避免地引起血镁降低。

（3）肾排出增多：近曲小管重吸收镁与小管液内流和钠离子重吸收相关。利尿药，如呋塞米、布美他尼、依他尼酸和渗透性利尿剂甘露醇、葡萄糖、尿素均可引起肾排镁增多，因此体外循环中出现尿量增多时会影响体内血镁水平。

（4）库血输入：枸橼酸抗凝血输入体内后可能因血清镁被结合而出现血镁降低。

3. 对机体的影响

（1）低钾血症：低镁时可使细胞内缺钾，同时肾脏保钾功能下降。因为钾代谢与依赖镁的 Na^+-K^+-ATP 酶有关，镁在调节心肌细胞的钾通道和钾的内转运有重要作用，这也是低镁引起心电图异常和心律失常的原因。

（2）低钙血症：由于低镁反馈性抑制甲状旁腺激素的分泌，低镁常伴有低钙。

（3）心律失常：低镁常易被忽视却很重要的一个表现是心律失常。低镁可导致心电图及传导速度和自律性的改变。低镁血症引起的心电图表现包括 P-R 间期和 Q-T 间期延长。

（4）心肌梗死：低镁可引起血管痉挛，包括冠脉痉挛，可加重心绞痛，并引起急性心肌梗死。因此，围体外循环期应重视血镁水平的变化。

4. 防治　术前应针对低血镁患者经静脉或口服补镁。体外循环中常规补充镁，具体方法是 10% 硫酸镁 0.6ml/kg，分降温和复温两个阶段加入循环中，但由于镁可使外周小动脉扩张，使体循环阻力降低，引起一过性低血压，因此在补镁时要密切注意患者血压水平。

第五节　体外循环中高钠血症

【定义】

血钠水平高于 145mmol/L 称之为高钠血症。高钠血症时总是伴有高渗，并导致细胞内液的水向细胞外液转移，使得细胞萎缩。

【病因及发病机制】

体外循环中引起高钠血症主要是医源性原因，往往在抢救心跳、呼吸骤停的患者时，为了对抗酸中毒而滴注过多的碳酸氢钠造成细胞外液增多的高钠血症。其次，体外循环中出现血糖水平过度增高时，也可引起高钠血症的发生。

【对机体的影响】

高钠血症的严重影响是脑细胞脱水、萎缩引起脑出血，甚至术后高渗性昏迷。也可因细胞严重脱水造成外周血管容量负荷增加，心脏前负荷增大，引发严重心功能不全。

【防治】

最重要的是防患于未然，切忌在抢救患者时盲目加入碳酸氢钠，待患者机体得到充分灌注后再决定补碱量。目前还尚无有效处理体外循环中高钠血症的方法。

参考文献

1. 王建枝，殷莲华. 病理生理学. 第 8 版. 北京：人民卫生出版社，2013.

2. 龙村，于坤，李欣. 体外循环学. 第 2 版. 北京：人民卫生出版社，2017.

3. Giebisch G，Wang W. Potassium transport from clearance to channels and pumps. Kindey Int，1996，49（6）：1642-1641.

4. Kameyama T，Ando F，Okamoto F，et al. The effect of modified ultrafiltration in pediatric open heart surgery. Ann ThoracCardiovascSurg，2000，6（1）：19-26.

5. Kirklin JK，Westaby S，Blackstone EH，et al. Complement and the damaging effects of cardiopulmonary bypass. J ThoracCardiovascSurg，1983，86（6）：845-857.

6. Seghaye MC，Grabitz RG，Duchateau J，et al. Inflammatory reaction and capillary leak syndrome related to cardiopulmonary bypass in neonates undergoing cardiac operations. J ThoracCardiovascSurg，1996，112（3）：687-697.

第十一章 酸碱平衡和血气管理

第一节 酸碱平衡

【酸与碱的定义】

1. 酸 凡能释放质子（H^+）的物质都称为酸，如 HCl、HSO_4^-、NH_4^+ 和 H_2O 等。

2. 碱 能接受质子（H^+）的物质都称为碱，如 OH^-、SO_4^{2-}、NH_3 和 H_2O 等。

3. 强弱程度 酸的强弱取决于 H^+ 释放的多少，碱的强弱则取决于与 H^+ 结合的牢固程度。

【酸碱物质的来源】

1. 酸及其来源

（1）挥发酸：糖、脂肪和蛋白质在其分解过程中均可生成 CO_2，CO_2 与水结合后生成 H_2CO_3，其可变成气体的 CO_2 从肺排出，称为挥发酸。

（2）固定酸：蛋白质在分解代谢中产生一些酸性物质，必须经肾从尿中排出，如硫酸、磷酸及尿酸等，称为固定酸。

2. 碱及其来源有机酸盐在体内代谢，有

机酸经三羧酸循环后变成 CO_2 和 H_2O，而 Na^+、K^+ 则与 HCO_3^- 结合成碱性盐。

【酸碱平衡的生理调解机制】

1. 缓冲

（1）定义：缓冲作用是一种溶液在加入强酸或强碱后，比等体积的水在加入强酸或强碱后更能有效地阻止 pH 改变的倾向。

（2）特点：缓冲作用是一快速化学反应，作用发生快，但其能力有限。HCO_3^-/H_2CO_3 在血液中浓度最高，占血液缓冲总量的 53%，而且是开放性缓冲系，HCO_3^- 与 H^+ 结合后形成 CO_2 可从肺排出，HCO_3^- 浓度可通过肾调节，使其缓冲能力大大增加，对维持正常血液 pH 的作用也最为重要。

（3）分布

1）细胞外液缓冲：血浆中含 $\dfrac{HCO_3^-}{H_2CO_3}$、$\dfrac{HPO_4^{2-}}{H_2PO_4^-}$、$\dfrac{Pr^-}{HPr}$，当血液中 $[H^+]$ 增加时，立即使下列反应向右移动：

$$H^+ + HCO_3^- \rightarrow H_2CO_2 \rightarrow CO_2 + H_2O$$

生成的 CO_2 从肺排出，对抗 H^+ 浓度增加。其他缓冲对起协同作用。当血液中的 H^+ 浓度降低时，$[OH^-]$ 将增加，OH^- 可被缓冲系统中的弱酸中和。

$$OH^- + H_2CO_3 \rightarrow HCO_3^- + H_2O$$

2）细胞内缓冲：红细胞内的主要缓冲对是 Hb/HHb 和 $HbO_2/HhbO_2$。CO_2 进入细胞内后，即发生下列反应：

$$CO_2 + H_2O \longrightarrow H_2CO_3 \rightarrow H^+ + HCO_3^-$$

$$H^+ + Hb^- \ (Pr^-) \rightarrow HHb \ (HPr)$$

通过 Hb^- 与 H^+ 结合，对抗 CO_2 增加引起的酸负荷增加。而反应生成的 HCO_3^- 可转移至血浆，血浆中的 Cl^- 同时移入细胞内。

2. 代偿作用

（1）定义：代偿就是指 $[HCO_3^-]/PCO_2$ 中一个分量发生改变时，由另一个分量继发变化进行调节。

（2）代偿特点

1）代偿牵涉到肺及肾功能的重新调整，需一定时间，不如缓冲作用快。

2）肺快肾慢，肺代偿一般在 $[HCO_3^-]$ 改变后的 30~60 分钟起作用，至 12~24 小时达高峰；而肾代偿则始于 $PaCO_2$ 变化后 8~24 小时，在 5~7 日才能达到最大代偿。

3）代偿有一定限度，超过这一限度，将引起 pH 的变化。

4）代偿与时间密切相关，在酸碱紊乱的急性期，仅缓冲起作用，称为未代偿；CPB 中大多数碱紊乱属于未代偿，而在代偿已起作用，但尚未达到最大代偿程度时称为部分代偿；完全代偿是指肺和肾已发挥了最大的代偿作用。

3. 纠正作用

（1）定义：纠正效应指代谢性酸碱改变（$[HCO_3^-]$ 改变）通过肾脏调节，而呼吸性酸碱改变（$PaCO_2$ 改变）由肺调节。

（2）特点：CPB 中通过改变通气量改变 $PaCO_2$，可以较快的调节 pH，而肾脏排 H^+ 需要一定的时间。

第二节　血气分析

血气分析是医学上常用于判断机体是否存在酸碱平衡失调以及缺氧和缺氧程度等的检验手段。临床中，一般采集动脉血进行血气分析，可真实地反映体内的氧化代谢和酸碱平衡状态。

【血气分析中各指标的意义】

1. pH　反映体液 H^+ 活性的指标，体现血液的酸碱度，是 $[HCO_3^-]$ 和 $PaCO_2$ 两者综合的结果。37℃ 动脉血正常参考值为 7.35 ~ 7.45。静脉血 pH 低于动脉血约 0.02，小儿低于成人约 0.02。在 CPB 中，应维持 pH 值在正常范围。低温时，H^+ 解离减少，故 pH 升高。

2. 二氧化碳分压（PCO_2）　指物理溶解在血浆中的 CO_2 分子所产生的张力。动脉血 PCO_2 参考值 4.65 ~ 5.98kPa（35 ~ 45mmHg），混合静脉血 PCO_2（$PvCO_2$）较 $PaCO_2$ 高约 0.8kPa（6mmHg），当 $PaCO_2 > 50mmHg$ 时，有抑制呼吸中枢的危险。PCO_2 是反映呼吸性酸碱平衡紊乱的重要指标。低温降低 PCO_2。

3. 二氧化碳总量（TCO_2）　指血液中一切形式的 CO_2 总和，包括物理溶解 CO_2，碳酸和碳酸氢盐，主要代表血中 CO_2 和 H_2CO_3 之和，正常值为 $24 \sim 32mmol/L$。受呼吸因素和代谢两方面因素的影响。代谢性酸中毒时明显下降，碱中毒时明显上升。

4. 血氧分压（PO_2）　指物理溶解在血浆中的 O_2 分子所产生的张力。37℃时，动脉 PO_2（PaO_2）参考值 $10.64 \sim 13.3kPa$（$80 \sim 100mmHg$）。新生儿为 $40 \sim 70mmHg$，60 岁以上老人 $70 \sim 90mmHg$。由于 CPB 过程中一般保持 PO_2 在 $150 \sim 250mmHg$ 的范围。PO_2 也随温度降低而下降。

5. 血氧饱和度（$SatO_2$）　指氧合血红蛋白占血红蛋白总量的百分比。与血红蛋白与氧的亲和力有关，除与氧分压直接有关外，还受到温度、PCO_2、pH、红细胞中有机磷酸盐、代谢产物形成的脂含量多少以及血红蛋白的功能状态影响。动脉血氧饱和度（$SatO_2$）正常值 >95mmHg。CPB 中应当通过测定静脉血氧饱和度，来了解机体氧供和氧耗情况，通常应保持在 65% 以上。

6. 标准碳酸氢盐（SB）和实际碳酸氢盐（AB）

（1）SB：是指血液标本在 37℃，血红蛋白氧饱和度 100%，$PaCO_2$ 为 40mmHg 条件下测得的血浆 HCO_3^- 浓度。SB 是判断代谢性酸碱紊乱的指标。参考值 $22 \sim 27mmol/L$。

（2）AB：是指隔绝空气的血液标本，在实际 $PaCO_2$ 和血氧饱和度条件下测得的血浆 HCO_3^- 浓度，AB 受呼吸和代谢两方面因素的影响，AB 与 SB 的差值反映呼吸因素对酸碱平衡的影响程度。对于急性呼吸性酸碱紊乱，PCO_2 每上升 1.3kPa（10mmHg），AB 增加 1mmol/L，而 PCO_2 每下降 1.3kPa（10mmHg），AB 减少 2mmol/L。参考值 22~26mmol/L。

（3）两者关系：AB 是体内代谢性酸碱失衡重要指标，在特定条件下计算出 SB 也反映代谢因素。两者正常为酸碱内环境正常。两者皆低为代谢性酸中毒（未代偿），两者皆高为代谢性碱中毒（未代偿），AB>SB 表明有 CO_2 滞留，可见于呼吸性酸中毒或代偿后的代碱，AB<SB 表明 CO_2 排出过多，见于呼吸性碱中毒或代偿后的代酸。

7. 缓冲碱　指血液中一切具有缓冲作用碱性物质的总和，包括 HCO_3^-、Hb^- 和 Pr^- 等。缓冲碱包括全血缓冲碱（BBb）和血浆缓冲碱（BBp），一般 BB 指 BBb。BBb 不受 PCO_2 和 PO_2 影响，是反映代谢因素的指标，代谢性酸中毒时，BB 值减少；代谢性碱中毒时，BB 值增加。正常值为（50±5）mmol/L。

8. 剩余碱（BE）　在标准条件下，即 37℃，$PaCO_2$40mmHg，血红蛋白 150g/L 且血液完全氧合情况下，将 1L 全血或血浆滴定至 pH 为 7.40 时所用的酸或碱的量。BE 是反映代谢性因素的指标。正常值在 ±3mmol/L 之间。在 CPB 过程中，BE 是重要的判断代谢性酸碱平衡的指标，如出现 BE 低于-3mmol/L，应添加碳酸氢钠纠正机体存在的酸中毒。

9. 阴离子间隙（AG）　指血浆中未测阴

离子（UA）与未测阳离子（UC）的差值（公式为：AG=UA−UC），由于细胞内外阴阳离子平衡以及各离子浓度相对稳定，Na^+ 和 HCO_3^- 及 Cl^- 浓度的差值为 142−（27+103）= 12mmol/L，正常值（12±2）mmol/L。参考值 8~16mmol/L，是早期发现混合性酸碱中毒重要指标。

AG 增大，见于未测阳离子减少或未测阴离子增加，前者主要由于 K^+、Mg^{2+}、Ca^{2+} 含量下降引起，后者较常见，以无机酸阴离子在体内蓄积最多见，CPB 中多见于乳酸和酮症酸中毒以及肾功能不全，血浆蛋白浓度增高也会导致 AG 增大。未测阴离子减少或未测阳离子增加会导致 AG 减小，低蛋白血症是 AG 减小的常见原因。

10. 乳酸　是机体酸碱平衡的重要检测指标。正常值是 0.5~1.7mmol/L。在 CPB 过程中，乳酸的来源大致有预充基础液，血制品（少浆血）以及体内产生三种。采用醋酸林格液替代乳酸林格液作为预充基础液，避免了医源性输入；CPB 过程中保证充足的流量和充分的氧供，机体也不会因为无氧代谢产生乳酸。

11. 混合静脉血 PO_2（PvO_2）　指肺动脉内的 PO_2，能间接反映全身组织氧供求情况。CPB 期间把上下腔静脉引流的完全混合后的血液看作混合静脉血。PvO_2 正常值为 35~40mmHg，体外循环中 PvO_2 不应低于 30mmHg。

12. 血氧含量（O_2CT）　该指标指每100ml全血中的含氧量，包括物理溶解氧（$PO_2×0.0035$）和血红蛋白结合氧。动脉血氧含量正常值为 17~20ml。动静脉 O_2CT 差值表示机体氧耗量，这个指标直接准确地反映机体氧利用情况。CPB 中动脉 O_2CT 一般应保持在 10ml 以上。

【酸碱失衡类型的辨别】

酸碱平衡失调可引起酸中毒和碱中毒，判断酸碱失衡应先了解临床情况。血气检查结果有助于判断酸碱平衡状态。pH、$PaCO_2$ 和 HCO_3^- 是决定体液酸碱平衡状态的三个基本参数。

酸碱平衡失调的判断首先要看 pH 值的改变，pH 正常仍可能有酸碱失衡。pH < 7.35，称为酸血症（acidemia）；pH > 7.45，称为碱血症（alklemia）。引起酸血症和碱血症的病理过程分别称为酸中毒（acidosis）和碱中毒（alklosis）。pH 超出正常范围，提示存在酸碱失衡。$PaCO_2$ 超出正常提示呼吸性酸碱失衡，BE 超出正常提示有代谢性酸碱失衡。但血气和酸碱分析有时还要结合其他检查，结合临床动态观察，才能得到正确判断。酸中毒和碱中毒存在并不一定有酸血症或碱血症存在，混合性酸碱平衡失调或单纯性酸碱失调完全代偿后，pH 可在正常范围内。

判断引起 pH 改变的原发因素，是诊断和处理酸碱平衡紊乱的关键。如 pH 改变是由呼

吸参数 PCO_2 原发增减引起，称为呼吸性酸碱紊乱。若 $PaCO_2 > 5.985kPa$（45mmHg）称为呼吸性酸中毒；若 $PaCO_2 < 4.655kPa$（35mmHg），称为呼吸性碱中毒。如 pH 改变由 BE 原发增减引起，称为代谢性酸紊乱，BE <-3 时，称为代谢性酸中毒；SBE>3 时称为代谢性碱中毒。如 $PaCO_2$ 和 BE 同时为原发改变，则不论 pH 有无改变，都应诊断为混合性酸碱紊乱。因此，通过 pH、PCO_2 和 BE 可大致判断酸碱紊乱的类型。完整的酸碱平衡紊乱的诊断，还要依据病史、病程、临床表现及病理生理过程综合判断，因为这些因素是决定一个血气参数的改变是原发还是继发改变的基础。

第三节 体外循环中的酸碱失调

【体外循环时酸碱失调特点】

（一）患者方面

1. 由于患者处于全麻状态，无主观症状。

2. 术前存在慢性酸碱失调患者 这类患者 CPB 中应予以考虑。如术前长期心力衰竭使用利尿剂的患者多存在代偿性碱中毒，右向左分流先天性心脏病术前存在呼吸性酸中毒。

（二）体外循环方面

1. 体外循环中的酸碱失调多为急性，其调节作用主要依赖于血液本身的缓冲作用，纠正较容易、迅速。

2. 肺的代偿作用消失，而肾的代偿发生较晚。

3. 酸性物质增加。

（1）外源性酸性物质增加：如库血、药物、葡萄糖、生理盐水等 pH 偏低的物质增加。

（2）内源性酸性物质增加：肝脏对乳酸和枸橼酸的降解能力下降及大量乳酸产生。

（3）酸性物质清除障碍：低温体外循环造成体内乳酸脱氢酶活性下降、胰岛素抵抗等现象，对酸性代谢产物清除障碍。

4. 体外循环中可及时纠正酸碱代谢紊乱，如呼吸性酸中毒时可增加氧合器的通气量，代谢性酸中毒时给碳酸氢钠，呼吸性碱中毒则减少通气量。

5. 体外循环中酸碱代谢状况应以血气结果为准，一旦失调，应首先处理病因，如外源性代谢性酸中毒可直接加碳酸氢钠，内源性代谢性酸中毒以改善组织灌注为主。

6. 体外循环多在低温下进行，而温度将影响血气结果，这是 CPB 中酸碱平衡管理的特殊方面。

【代谢性酸中毒】

代谢性酸中毒的病理生理基础是血浆 $[HCO_3^-]$ 原发性减少，使 SB、AB、BB 降低，BE 负值增大，pH 下降。

（一）原因

1. 酸性物质产生过多

（1）乳酸酸中毒：如 CPB 中流量偏低，血液氧合不良，麻醉偏浅使代谢率增加等。CPB 前患者心肺功能不良，或麻醉管理不善也可产生 CPB 中乳酸酸中毒。乳酸酸中毒是 CPB 中最常见的酸中毒形式。

（2）酮症酸中毒：多见于糖尿病及长时饥饿患者。

2. 肾性酸中毒 肾衰竭或 CPB 中长时间无尿时，肾脏排出 H^+ 或重吸收 HCO_3^- 减少。

3. 稀释性酸中毒 血液过度稀释，缓冲能力下降，产生酸中毒。输入过多的 Cl^-，产生高氯性酸中毒。

4. 酸性物质输入过多 有些预充液，储存时间较长的库血，药物也呈酸性，输入过多可能引起酸中毒。

5. 胃肠道丢失过多的 HCO_3^- 可产生"失碱性酸中毒"，CPB 期间较少见到。

（二）临床表现

1. 血气结果 $pH < 7.35$，PCO_2 正常，SBE<-3。

2. 心脏 H^+ 可竞争性地抑制 Ca^{2+} 与肌钙蛋白结合，从而减弱心肌收缩力。而酸中毒时细胞内 K^+ 外流引起高钾血症，可引起心脏复苏困难和心律失常。

3. 外周血管对儿茶酚胺类物质的反应性降低，产生组织水肿及药物难以奏效的低血压。

4. 中枢神经系统 其主要表现为抑制。

5. SvO_2 SvO_2 连续监测常降低。

（三）代偿调节

1. 缓冲系统 即刻进行缓冲，随着 HCO_3^- 等消耗，AB、SB 均降低，BE 负值增大。

2. H^+ 浓度增高 2~4 小时内 50% 的 H^+ 通过离子交换的方式进入细胞内，被细胞内缓冲系缓冲。K^+ 从细胞内溢出。

3. 肾脏发挥代偿功能排 H^+，重吸收 HCO_3^-。

（四）防治

1. 维持充足流量、适宜的血压、适当的血红蛋白水平和血液氧合，还需避免血液快速变温，使 $SvO_2 > 60\%$。

2. 减少酸性物质输入，合理预充。选择配方与血浆离子成分近似的预充液是预防转流中酸中毒的关键。乳酸林格液、血代、血定安的 pH 接近生理，血浆和全血预充可增加机体的缓冲能力。

3. 对肾功能不全或无尿患者，应用髓袢利尿剂，如呋塞米、依他尼酸等，必要时用超滤技术。

4. 转流中应维持适当的麻醉深度，防止麻醉过浅。

5. 酸中毒多用 $NaHCO_3$ 纠正，常用公式为：$NaHCO_3$（mmol）= $1/4 \times BE$（负值）×体重（kg）。

在 CPB 中，由于存在体外回路，增加了血液的分布空间，所以 $NaHCO_3$ 实际用量可能大于上公式计算值。首次计量可按上述值的 1/2~2/3 给入，之后根据血气情况逐步纠正。

【代谢性碱中毒】

代谢性碱中毒的病理生理基础是，血浆 HCO_3^- 浓度原发性增高，致使血浆中 SB、AB、BB 均增高，BE 正值增大，pH 值升高。

（一）原因

1. H^+ 丢失　体外循环中发生的代偿性碱中毒主要经肾丢失，术前可经胃肠道丢失。

2. H^+ 移入细胞内　低钾血症时，H^+ 可移入细胞内，从而导致代偿性碱中毒。

3. HCO_3^- 过量负荷

（1）碳酸氢盐摄入过多。

（2）预充或补充大量库血：库血中枸橼酸盐在体内代谢为 HCO_3^-、CO_2 和 H_2O，血浆 HCO_3^- 增高，人血浆蛋白同样如此。

（3）血液浓缩：如大量利尿时。

（二）代偿调节

1. 细胞外液缓冲。

2. 细胞内外离子交换　H^+ 和 K^+ 交换。

3. 肾的代偿　pH 升高使肾小管上皮细胞的碳酸酐酶和谷氨酰胺酶活性受到抑制，泌 H^+ 和 NH_4^+ 减少，HCO_3^- 重吸收减少。但低钾时，肾泌 H^+ 增多。

（三）临床表现

1. 血气结果　pH > 7.45，PCO_2 正常，BE>3。

2. 血红蛋白氧离曲线左移　SvO_2 很高，

但组织仍存在缺氧。

3. 神经系统功能改变　主要表现中枢神经系统兴奋，神经肌肉应激性增高。

4. 碱中毒常同时伴有低钾血症，可引起心律失常。

（四）防治

1. 纠正措施　首先应防治原发因素，存在低血容量者补充容量，存在低血钾和低血氯时，可用 KCl、$NaCl$ 或 NH_4Cl 纠正。肝功能不全者不用 NH_4Cl。

2. 药物应用　碳酸酐酶抑制剂，如乙酰乙胺能抑制肾小管上皮细胞内 H_2CO_3 的合成，使细胞内 H^+ 减低，减少肾小管 H^+ 排泄及 HCO_3^- 重吸收。另外尽量少用髓袢类、噻嗪类利尿剂。

3. 超滤技术　严重代谢性碱中毒，可在药物治疗的同时使用超滤技术。

【呼吸性酸中毒】

呼吸性酸中毒的病理生理基础是血浆 H_2CO_3 浓度原发性升高。其原因不外乎 CO_2 排出障碍或吸入过多。

（一）原因

1. 呼吸性酸中毒多是由于通气量偏低或向氧合器中不恰当地吹入 CO_2 所致。体外循环中未打开氧合器的排气口或氧合器本身的排气功能不佳也能引起呼吸性酸中毒。

2. CPB 开始在并行循环阶段以及停 CPB 前，此时体外循环仅部分替代心肺功能，此时如果不给予机械辅助呼吸，也可能导致呼吸性酸中毒。

（二）代偿调节

1. 细胞内外离子交换和细胞内缓冲　这是急性呼吸性酸中毒的主要代偿机制，体液的缓冲系统缺乏有效地处理 $PaCO_2$ 急剧增高的能力。

2. 代偿调节作用　是慢性呼吸性酸中毒的主要代偿方式。

（三）临床表现

1. 血气结果　pH<7.35，$PaCO_2$>45mmHg，BE 正常。

2. 心血管　与代谢性酸中毒表现相似，如外周血管扩张，血压降低，液面下降等。并行循环时，可致心律失常，心缩无力，或开放升主动脉后复苏困难。

3. SO_2　如呼吸性酸中毒伴随缺氧，连续 SaO_2 和 SvO_2 监测降低。如并行循环自体肺循环建立后如未打开呼吸机，SaO_2 仍可正常，但 SvO_2 可降低。

4. 中枢神经系统功能　呼吸对中枢神经系统的影响最为重要。中枢神经系统功能紊乱与脑脊液 pH 降低有关，与动脉血 pH 下降无直接关系。因为 CO_2 系脂溶性，可自由通过血脑屏障，使脑组织内 $[H^+]$ 升高，引起脑血管扩张，破坏脑血管的自主调节机制，增加颅内压等危害。

（四）防治

1. 使用氧合器前了解气血比。操作时打

开氧合器排气口。在肺循环建立后，应打开呼吸机。

2. 一旦发现了呼吸性酸中毒，增大通气量即可。无效时要考虑更换氧合器。

3. 术前存在慢性呼酸的患者，CPB 中保持一定程度的呼吸性酸中毒是合理的。

【呼吸性碱中毒】

呼吸性碱中毒的病理生理基础是血浆 H_2CO_3 浓度原发性减少，$PaCO_2$ 降低，pH 升高。

（一）原因

由于通气量偏高引起。并行循环时，麻醉通气过度也能引起呼碱。

（二）临床表现

1. 血气结果 pH>7.45，$PaCO_2<35mmHg$，BE 正常。

2. 对机体的影响

（1）$PaCO_2$ 减低，呼吸性碱中毒比代谢性碱中毒更易出现神经功能障碍。

（2）多数严重呼吸性碱中毒患者血浆磷酸盐浓度明显降低。

（3）可产生碱血症，血红蛋白氧离曲线左移使组织供氧不足，有时可发生低钾血症。

（三）防治

CPB 中给予合适的氧流量或通气量是避免呼吸性碱中毒产生的关键。在纠正呼吸性碱中毒的同时要密切观察 PaO_2 的变化。对膜肺，仅减低通气量即可，氧浓度根据 PaO_2 调节。如果 $PaCO_2$ 和 PaO_2 都低，多提示氧合器功能不良。

【混合性酸碱紊乱】

CPB 中的混合性酸碱紊乱有四种类型，即呼吸性酸中毒代偿性酸中毒、呼吸性碱中毒代偿性碱中毒、呼吸性酸中毒代偿性碱中毒和呼吸性碱中毒代偿性酸中毒。前两种类型 pH 向同一方向移动，pH 明显偏离正常；后两者 pH 向相反方向移动，血浆 pH 值可正常，也可异常。CPB 期间的混合性酸碱紊乱，不论 pH 正常与否，都需进行处理。呼吸性紊乱通过调节氧流量或通气量纠正；而代谢性紊乱要按代谢性紊乱的防治原则处理。

第四节 低温体外循环和血气校正

【低温应用的理论依据】

1. 体外循环采用低温主要目的是脏器保护作用，主要机制是降低代谢和氧耗。

2. 有助于细胞高能磷酸盐储存以及减少兴奋性神经递质释放，对神经系统保护很重要。

3. 有助于减低泵流量，从而减轻血液破坏，并且提供清晰术野。

【低温对血液 PaO_2 的影响】

1. 温度对氧的溶解度的影响 同样氧含量的血样在37℃测定时达到满意氧合的 PaO_2 值，当校正到低温实际温度时，不一定能提供满意的 PaO_2 值。

2. 组织气体交换方式 组织气体交换的原动力取决于实际温度下血液和组织细胞之间的气体分压之差，深低温下 PaO_2 与组织的 PO_2 之差缩小，组织气体交换必然受到影响。因此，如果以实际温度校正后的 PaO_2 为标准，则理论上减小了缺氧的可能性。

3. 实际低温 CPB 中其他一些引起氧利用障碍的因素

（1）氧离曲线左移，Hb 向组织释放氧的能力减弱；

（2）低温时，氧向组织弥散的能力也较常温低；

（3）低温时往往伴随低流量，许多毛细血管关闭，增加了氧向组织弥散的距离。

4. 临床应用 保持温度校正后的 PaO_2 大于 $80\sim100mmHg$ 在避免组织缺氧方面更有理论依据。高氧同样对机体不利，增加了机体氧自由基的产生，导致氧中毒及复温时氧气栓的形成。

【低温对酸碱平衡的影响】

1. α 稳态 在这种状态下，当温度改变时，蛋白质的净电荷（解离）恒定。在 CPB

中，不论温度如何变化，只要在 37℃ 测定时保持 pH = 7.40，PCO_2 = 5.3kPa（40mmHg）。α 稳态不需温度校正，温度改变时，维持 CO_2 含量稳定，［OH^-］与［H^+］比值恒定在 16：1，允许 pH 和 PCO_2 变化。常温下（37℃），血液和组织液较水略偏碱性。

2. pH 稳态 不论温度如何变化，保持在相应温度下 pH 为 7.40。低温使 pH 升高，通过吹入 CO_2 增加血中 CO_2 含量，保持 pH 恒定。细胞内外的［OH^-］与［H^+］的比值将变化。

【两种状态对机体的影响】

1. 对代谢的影响

（1）α 稳态能保持咪唑基在温度变化时的恒定解离，维持温度对其 pKa 的影响与水 pH 变化的一致性。

（2）α 稳态可使细胞外保持恒定的偏碱性环境，促使细胞内酸性代谢产物的排出。多数代谢反应的关键酶的最佳 pH 随温度改变规律与中性水一致。

（3）α 稳态维持细胞内中性状态也有利于维持细胞内外的 Donnan 分布系数，有利于维持细胞内外离子浓度及含水量，有利于细胞形态和功能的维持。

（4）pH 稳态有利 HbO_2 向组织供氧，低温下酶的活性降低，故机体利用氧的能力可能减弱；α 稳态不利于 HbO_2 向组织内供氧，但低温下酶活性相对稳定，机体利用氧的能力较强。

2. 对脑血流（CBF）的影响

（1）生理状态下 CBF 具有自身调节机制，CPB 中，由于低温和麻醉降低了脑氧耗（CM-RO$_2$），故 CBF 也相应减少，CBF 自身调节范围下移。

（2）pH 稳态破坏脑血流自动调节机制，易产生脑组织"奢灌"，对本身合并脑血管疾病的患者，产生盗血现象；CO$_2$ 诱导脑血管扩张还可显著减少 Willis 环的血流。

（3）当深低温时（低于 20℃），脑血管各种自主调节丧失，脑血流呈压力依赖性，两者结合使用可达最佳脑保护效果，如在最初 CPB 降温阶段应用 pH 稳态，有利于脑部降温的均匀，降温结束时组织氧利用及氧储备优于 α 稳态，取得脑代谢最大限度的抑制，随后应用 α 稳态，避免严重的酸中毒。

3. 对心功能的影响　与 pH 稳态相比，α 稳态能提高心脏自动复跳率，稳定室颤阈值，增加心排血量、心率及血压。这些作用可能与 α 稳态能为心肌细胞提供一个较为理想的生化环境有关。

4. 对红细胞的影响　α 稳态不改变 Donnan 比率，保护了红细胞体积在温度变化时的稳定性。

在 CPB 早期，人们盲目地应用 pH 稳态；目前，临床上广泛应用 α 稳态，因其在理论上的说服力和管理上的方便。但从现有的实验研究来看，仍存在争议。低温及变温过程中的

酸碱平衡远不是在 α 稳态和 pH 稳态之间做出选择那么简单，尚需进一步研究。

参考文献

1. 龙村，于坤，李欣. 体外循环学. 第 2 版. 北京：人民卫生出版社，2017.

2. 王建枝，殷莲华. 病理生理学. 第 8 版. 北京：人民卫生出版社，2013.

3. 朱大年，王庭槐. 生理学. 第 8 版. 北京：人民卫生出版社，2013.

4. Roscoe A. Cardiopulmonary bypass. Anaesthesia, 2011, 66 (5)：416.

5. 杨九光，龙村，黄宇光，等. 改良 pH 稳态血气管理+单/双侧选择性脑灌注在全主动脉弓替换术中的应用. 中国体外循环杂志，2005，3 (2)：66-69.

6. Sakamoto T, Kurosawa H, Shin′Oka T, et al. The influence of pH strategy on cerebral and collateral circulation during hypothermic cardiopulmonary bypass in cyanotic patients with heart disease：results of a randomized trial and real-time monitoring. J Thorac Cardiovasc Surg, 2004, 127 (1)：12-19.

7. Kurth CD, O′Rourke MM, O′Hara IB. Comparison of pH-stat and alpha-stat cardiopulmonary bypass on cerebral oxygenation and blood flow in relation to hypothermic circulatory arrest in piglets. Anesthesiology, 1998, 89 (1)：110-118.

第十二章　抗凝与拮抗

第一节　正常控制凝血的机制

正常机体在凝血系统被激活时，为限制凝血范围，防止全身血液凝固，并且在凝血过程后，将愈合后的血管内的血纤维溶解，需要激活另一种系统来控制凝血。主要包括抗凝血酶的作用和纤维蛋白溶解。

【抗凝血酶的作用】

一、抗凝血酶Ⅲ

1. 是一种 α_2 球蛋白，绝大部分由肝脏产生，小部分由血管内皮细胞产生。

2. 与有活性的因子Ⅱa、Ⅶ、Ⅸa、Ⅹa和Ⅻa结合，抑制其活性。

二、肝素

1. 肝素是一种葡萄糖胺糖醛类黏多糖，存在于体内大多数的组织中，在体内和体外都有抗凝作用。

2. 肝素的作用

（1）与抗凝血酶Ⅲ结合，使抗凝血酶Ⅲ与凝血酶的亲和力增强 100 倍，从而导致凝血酶立即失活。

（2）与肝素辅助因子Ⅱ结合，激活后者。使其特异性的与凝血酶结合，使凝血酶失去活性。

（3）作用于血管内皮细胞，使之释放凝血抑制物和纤溶酶原激活物，从而增强对凝血的抑制和对纤维蛋白的溶解。

（4）不同分子量的肝素生物作用也不完全相同。分子量 7000 以下的称为低分子量，只与抗凝血酶Ⅲ结合，而大分子量的肝素则还与血小板结合，抑制血小板表面凝血酶的形成和血小板的聚集与释放，易引起出血倾向。

三、蛋白质 C

1. 由肝脏合成，有赖于 Vit-K 的存在。蛋白质 C 以酶原形式存在与血浆中，被凝血酶激活。

2. 激活后的蛋白质 C 具有多方面的抗凝血、抗血栓功能

（1）灭活凝血因子 Ⅴ、Ⅷ，这种反应需要 Ca^{2+} 的存在，速度快；

（2）限制因子 Ⅹa 与血小板结合，使因子Ⅹa 激活凝血酶原的作用大为减弱；

（3）增强纤维蛋白的溶解，只有在内皮细胞存在的情况下才能实现。

【纤维蛋白溶解】

一、定义

生理止血后，创伤愈合后的血管内的血纤

维溶解的过程称为纤维蛋白溶解。机体在凝血过程中也同时激活纤溶系统，使纤溶酶原转化为纤溶酶，溶解纤维蛋白凝块，减少和限制血栓增大。

二、纤溶系统的组成

主要由纤溶酶原、纤溶酶、纤溶酶原激活物和抑制物等组成。

三、纤维蛋白溶解的基本过程

1. 纤溶酶原激活　纤溶酶原在纤溶酶原激活物作用下，发生有限水解，脱下一段肽链转化为纤溶酶。

2. 纤维蛋白的降解　纤溶酶水解纤维蛋白（原）的肽链，将其变为许多可溶性小肽，总称纤维蛋白降解产物（FDP）。其作用主要局限在血栓部位。

第二节　体外循环中的抗凝和拮抗

【肝素】

一、肝素的药理

1. 肝素是由氨基葡萄糖、葡糖醛酸和硫酸聚合而成的酸性黏多糖，在生理 pH 值下带有较强的负电荷。肝素不是单一物质而是许多成分的组合。

2. 市售肝素多从猪小肠黏膜或牛肺中提取，前者主要为肝素钠，后者多为肝素钙。

3. 肝素在体内和体外都有抗凝作用，几乎对凝血过程的每一环节均有抑制作用，尤其是其通过 AT Ⅲ 而使凝血酶灭活的作用更为强大，因此被广泛用作体外循环抗凝药物。

二、肝素剂量

手术时常用的起始剂量为 $200\sim400IU/kg$。体外循环前经静脉或右心房一次给予。

三、肝素监测

因为肝素的全部作用都发生在内源性和共同通路上，故其临床效果最好用 APTT、ACT 及 TT 监测。体外循环抗凝最常用的诊断方法是 ACT。

1. ACT 的生理值　ACT 的生理值一般在 $60\sim120$ 秒，它反映全血中各凝血因子及血小板凝血状态的综合程度。

2. ACT 的维持与肝素剂量的追加

（1）肝素化一般指体外循环期间硅藻土-ACT 需维持 480 秒以上。如使用抑肽酶则 ACT 需大于 750 秒。白陶土-ACT 只要大于 400 秒即可。目前，CPB 期间最佳 ACT 值仍无定论，大部分单位倾向于维持在 $480\sim1000$ 秒之间。

（2）当 ACT<480 秒时，则须追加肝素，追加剂量视具体情况而定，一般建议每相差 50 秒追加 $50\sim60IU/kg$。

3. 影响 ACT 测定结果的因素

（1）肝素的效价：不同厂家不同批号不

同剂型的肝素，其提纯度、平均分子量及分子粒子的离散度各不相同，导致其效价差异很大。

（2）患者对肝素反应的个体差异：血液中 ATⅢ-凝血酶的比例的差别是导致个体差异主要原因。

（3）温度：低温可使 ACT 明显延长，各种凝血因子的活性下降。ACT 测定之前，玻璃试管应在 37℃ 检测槽中预热保温 3 分钟以上。

（4）血液稀释：转流中的血液稀释可使凝血因子大量稀释，难溶性纤维蛋白的形成及血小板的黏附聚集均受到影响，导致 ACT 延长。

（5）药物：抑肽酶是广谱丝氨酸蛋白酶抑制剂，可抑制凝血酶、纤溶酶、激肽释放酶活性及血小板激活，尤其可使 ACT 测定中的凝血激活剂硅藻土的效价降低，ACT 延长，形成肝素抗凝充分的假象。

【体外循环的抗凝不足及对策】

一、体外循环中的抗凝不足的临床表现

1. 体外循环开始前，当全量肝素化后，ACT<480 秒，在反复追加肝素后 ACT 仍无法达标。ACT 玻璃试管内有明显的纤维蛋白单体存在。

2. 体外循环期间，发现 ACT 缩短，在反

复追加肝素后仍难以达标。表现为：体外氧合器及管道系统内有血栓形成。

二、导致抗凝不足的影响因素

肝素耐药是其最主要的因素，与 AT Ⅲ 水平的低下或活性不足有关。导致抗凝不足的因素主要有以下几个方面：

1. 手术病种

（1）黏液瘤：黏液瘤细胞可向血液中分泌多种结构类似肝素的黏多糖样物质，竞争性地与 AT Ⅲ 结合，却不能促使 AT Ⅲ 与凝血酶结合，导致部分凝血酶未被灭活，肝素的抗凝作用减弱。

（2）血栓形成：既往曾有过血栓形成史的患者，常发现血液中纤维蛋白原和因子Ⅷ浓度升高，纤溶活性下降；二尖瓣损害合并左房血栓形成的患者，在术中常可造成血栓组织破碎，释放大量组织因子，迅速启动外源性凝血系统。

（3）冠心病发病机制之一即是血小板激活，内皮细胞受损，血小板第三因子参与纤维蛋白形成，同时纤溶酶原激活物减少，纤溶活性降低；尤其在伴有全身性血管硬化时，常发现 AT Ⅲ 降低，并有纤维蛋白原和因子Ⅷ浓度升高。

（4）发绀型先天性心脏病血液中红细胞增多，变形性降低、聚集性增高，全血黏度增高，血流缓慢，血小板易于黏附在血管内皮使之受损；且内皮细胞长期处于缺氧状态下，由其释放的一氧化氮（NO）、前列环素（PGI2）等舒血管及抗血栓物质减少，内皮下胶原易于暴露。

（5）既往肝素使用史：初次使用后血液内可能产生抗肝素抗体，再次使用时可与肝素发生抗原抗体反应，使其活性下降。

2. 患者一般状况

（1）高龄：随着年龄增加，肝脏代谢能力下降，高龄患者较年轻人易发生血管内皮损害，血小板黏附性及聚集性增高，血液流变性较差，易形成血栓。

（2）感染：炎性反应使白细胞激活，可直接损伤毛细血管内皮，并释放大量细胞因子如白介素，介导免疫反应；同时网状内皮系统激活，对肝素的摄取增加，使血液中肝素浓度下降。

（3）发热：体温升高时，各种凝血因子的活性增高，凝血因子 I、V、VIII的血浆水平增高；常温体外循环和体外循环复温期间，类似发热反应，随着凝血因子活性和数量的增加，肝素酶活性增加，肝素代谢加快。

（4）红细胞和血小板计数增多：红细胞增多可导致全血黏度增高，影响血液流变性；血小板数量增多，产生肝素拮抗剂血小板因子4（PF_4），并且释放多种促凝因子，促使血小板自身激活，血管收缩，并可提供接触表面，易引起内源性凝血系统的激活。

（5）妇女口服避孕药血浆中维生素 K 依赖性凝血因子（II、VII、IX、X）、纤维蛋白原及纤溶酶原均增高，ATⅢ降低，凝血机制紊乱。

3. 术前的合并症

（1）糖尿病：患者血小板黏附性和聚集性增高，颗粒物质的释放反应增强，促凝活性增加；红细胞变形能力降低，聚集性增加，全血黏度增高，血流缓慢；血浆凝血因子Ⅰ、Ⅶ、Ⅹ水平增高，纤溶活性降低，易形成血栓。

（2）高脂血症：高脂血症与动脉粥样硬化的形成关系密切，并可导致血小板功能亢进，凝血因子Ⅰ、Ⅶ、Ⅷ、Ⅹ水平增高，纤溶系统活性降低，使血液处于高凝状态。

（3）系统性红斑狼疮：是原因不明的以结缔组织炎性损害为特征的自身免疫性疾患，可通过内皮细胞损伤、血小板活化、狼疮抑制因子促凝及纤溶活性的改变使血液处于高凝状态。

（4）肝功能障碍：凝血因子Ⅰ、Ⅱ、Ⅴ、Ⅶ、Ⅸ、Ⅹ、Ⅺ、Ⅻ等均由肝脏合成，而抗凝物质ATⅢ和纤溶酶、调节物质蛋白C亦由肝脏合成，故慢性肝功能障碍的患者出现凝血机制的异常，当综合抗凝活性低于凝血活性时，易发生凝血。

（5）肾功能障碍：肾炎患者的血小板黏附性和聚集性升高，血浆纤维蛋白原水平升高，因子Ⅷ含量增高，部分患者ATⅢ活性降低，且均存在补体系统的激活，可导致血液的高凝状态。

（6）妊娠：血浆中凝血因子Ⅰ、Ⅱ、Ⅶ、

Ⅸ、Ⅹ、Ⅻ及激肽释放酶原都有不同程度的增高，胎盘组织亦含有大量组织凝血活酶，ATⅢ活性降低，血小板黏附性增高，使血液凝固性增高。

三、抗凝不足的预防

1. 术前准备　详细了解患者的各项凝血功能检查及既往病史，对存在高凝因素的患者作好抗凝不足的应急准备。

2. 体外循环前

（1）动静脉穿刺成功后，常规测定 ACT 基础值，以作自身对照，基础值低于正常范围者应视为高凝状态。

（2）全身肝素化后，若 ACT<480 秒（使用抑肽酶者 ACT<750 秒）或术野中短期内出现血液凝固，不能转机。

（3）给肝素后若长时间（>25 分钟）未转机，应重复测 ACT，因此时体温较高，肝素的灭活及代谢均较低温和血液稀释时快。

（4）含钙液体（如乳酸林格液、血代等）与枸橼酸抗凝（如 ACD）的血制品同时预充时，应在预充液中补加肝素 500IU/100ml 血制品，加强抗凝。

（5）体外循环前从手术野吸回回流室的血液一定要抗凝，如组织损伤严重，凝血块较多，应加大抗凝程度。

3. 体外循环中

（1）转流开始初期，应肉眼观察心内血液回收器和静脉储血室内有无凝血块或凝血膜；动脉微栓滤器前后压差，应小于10mmHg，若大于30mmHg并进行性增高则需考虑动脉管内存在微小栓子。

（2）转流平稳后，应每隔30～40分钟测ACT，对高凝患者应频繁监测，随时间延长，肝素代谢增多，发现ACT不足时应及时追加，剂量建议按每相差50秒给50～60IU/kg；外科术者应尽量减少组织破坏（包括过强的负压吸引），减少外源性凝血系统的激活；转流中若短时间内发现顽固性MAP升高、各种降压药物无效时，应及时考虑体内发生DIC。

（3）长时间转流和转流复温期，白细胞和血小板大量激活，红细胞大量破坏，血管内皮细胞损伤加重，补体系统和激肽系统进一步激活，体内各种凝血因子活性在复温过程中上升，外源及内源性凝血系统亦进一步激活，同时网状内皮系统功能亢进，肝素酶活性增强，肝素的灭活及代谢加快，此时尤其不可忽视ACT的监测。

四、抗凝不足时的处理

1. **体外循环前肝素耐药**

（1）追加大剂量肝素：一般建议按每相差50秒追加100～200IU/kg甚至更多，以使血浆中肝素达到相对过饱和性的封闭浓度。

（2）改换肝素剂型：因市售肝素的提纯度及平均分子量不尽相同，其效价差异很大，常发现抗凝不足时改换肝素的剂型可延长ACT。

（3）补充 AT Ⅲ 制剂：新鲜血浆中含大量 AT Ⅲ，可加强肝素的抗凝作用。

（4）合用低分子量肝素：低分子量肝素平均分子量约 5000，主要是通过抑制凝血因子 X（内外源性凝血的共同途径）的激活起到抗凝作用，不需要 AT Ⅲ 的参与，抗原性也较普通肝素弱；但因其分子量较小，半衰期短，抗凝不稳定，且鱼精蛋白对其拮抗亦不十分完全，故主张只在普通肝素抗凝不足时作为增强剂使用。

（5）使用血小板抑制剂：前列环素对血小板激活有强烈的抑制作用，但应注意其扩血管作用，使用时预防血压大幅度下降；抑肽酶亦可抑制血小板激活，延长 ACT；常规药物阿司匹林、双嘧达莫等均可抑制血小板活性，与肝素合用时可增强其抗凝作用。

2. 体外循环中的抗凝不足

（1）首先追加大剂量肝素，转流中若 ACT 尚大于 300 秒，可按常规剂量追加（建议每相差 50 秒追加 50~60IU/kg）；若 ACT 已小于 300 秒，或在转流中发现已有肉眼可见的凝血物质形成，应按大剂量追加（建议每相差 50 秒追加 80~100IU/kg，或直接给予一首次全剂量 400IU/kg）。肝素虽不能使已形成的微小血栓解体或溶解，却可确切地抑制新血栓继续形成。同时给予纤溶药物尿激酶，链激酶和 t-PA。

（2）若凝血现象严重（如肉眼发现储血室内形成大量凝血膜，储血室出口被凝血块堵塞，泵后膜肺或动脉微栓滤器被血栓全部堵塞等)，必须立即停机，更换氧合器、全套动静脉管路及心内吸引系统。

（3）尽早施行脑保护：快速降温，降低脑部氧耗；脱水利尿，防止脑水肿；应用肾上腺皮质激素，稳定生物膜，清除自由基，减轻神经细胞和血管内皮细胞的损伤等，预防脑缺血后并发症。

（4）术后处理：及时请内科会诊，应用溶栓疗法；试用脑血管扩张剂亦有一定效果；高压氧治疗虽作用不持久，却可明显减轻神经功能障碍，促进侧支循环的建立；在神经系统症状有所改善后，应用钙拮抗剂和自由基清除剂可减轻脑组织的再灌注损伤；同时鼓励患者早期功能锻炼以减少后遗症。

五、肝素拮抗

1. 鱼精蛋白的应用　鱼精蛋白呈强碱性，是鲑鱼精子的衍生物，它能与酸性的肝素以离子键按 1：1 的比例紧密结合，即每 1mg 鱼精蛋白可中和 100IU 肝素，使肝素与 ATⅢ分离，结合成为肝素-鱼精蛋白复合物。鱼精蛋白中和应以 ACT 恢复或接近转流前生理值为标准。

2. 鱼精蛋白反应　鱼精蛋白具有抗原性，少数患者会发生过敏和类过敏反应。临床上将鱼精蛋白反应分成四种类型。

（1）低血压：鱼精蛋白可使血管扩张或心肌收缩力减弱，导致轻度或中度血压下降。

（2）过敏反应/类过敏反应：某些患者首

次应用鱼精蛋白后产生 IgE 抗体，IgE 抗体附着于肥大细胞，当第二次接受鱼精蛋白时使 IgE 与抗原结合，从而触发肥大细胞脱颗粒，释放组胺和其他血管活性物质，产生鱼精蛋白 I 型过敏反应（快速型），发生严重低血压甚至心搏骤停。

（3）急性重度肺动脉高压：除血压下降外，可导致肺血管收缩和肺血管阻力上升，右心室排血受阻，肺动脉明显膨出和呼吸道阻力上升，甚至支气管痉挛等。

（4）暴发性/延迟性非心源性肺水肿：可见大量血性泡沫痰从气管内涌出。

3. 鱼精蛋白反应的对策

（1）有鱼精蛋白过敏史者，术前应做皮肤过敏试验，以测定 IgE 抗体情况。对有可能过敏的"高危"患者，有人主张先用激素和组胺抑制剂处理：术前口服泼尼松 50mg/次，4 次/日；使用鱼精蛋白前 1 小时静注苯海拉明 40mg。

（2）首次应用鱼精蛋白的患者，注意先静注鱼精蛋白 5～10mg，观察患者血压和心率反应；常规加用钙剂（10mg/kg）稀释，注射时间应大于 5 分钟。

（3）治疗严重鱼精蛋白反应仍应以体外循环支持疗法为好，必要时需静注肾上腺素 0.5～1.0mg，吸入一氧化氮（NO）20～40ppm，以解除支气管和肺血管的痉挛性收缩。

4. 肝素反跳

（1）定义：鱼精蛋白完全中和肝素之后

1~8 小时，可能有高达 50% 的患者血中肝素测定阳性，ACT 或 APTT 延长，但胸部切口的出血不一定多。如果追加鱼精蛋白能减少出血和渗血情况，便可诊断为肝素反跳。

（2）病因：这是由于循环中肝素—鱼精蛋白复合体的解离，或肝素从网状内皮系统再返回循环之故。外源性肝素如冲洗桡动脉置管测压的肝素冲洗液，或回输机器余血也会产生类似情况。

参考文献

1. Gravlee GP, Davis RF, Stammers AH, et al. Cardiopulmonary bypass: principles and practice. Lippincott Williams & Wilkins, 2007.

2. Horkay F, Martin P, Rajah M, et al. Response to heparinazation in adult and children undergoing cardiac operations. Ann Thorac Surg, 1992, 53 (5): 822-826.

3. 龙村. 体外循环学. 北京：人民军医出版社，2004.

4. Augoustides JG, Lin J, Gambone AJ, et al. Fatal thrombosis in an adult after thoracoabdominal aneurysm repair with aprotinin and deep hypothermic circulatory arrest. Anesthesiology, 2005, 103 (1): 215-216.

5. Mets B. The pharmacokinetics of anesthetic drugs and adjuvants during cardiopulmonary bypass. Acta Anaesthesiol Scand, 2000, 44 (3): 261-273.

第十三章　血液超滤技术

【基本原理】

1. 工作原理　通过一个半透膜的滤器，将血液中的水分和可溶性小分子物质与血管内细胞成分和血浆蛋白分开并滤出。

2. 驱动力　主要靠膜两侧的跨膜压差，跨膜压差＝（滤器入口血压－滤器出口端血压）/2＋出水侧施加的负压。一般滤器膜两侧所允许的压差范围在 100～500mmHg。

3. 滤过系数　是指某溶质在超滤液中浓度和血浆中浓度之比，其值为 0～1.0。滤过系数为 1 代表超滤液中的溶质与血浆中的浓度相等，该溶质可以在膜内外自由转移。滤过系数为 0 代表没有溶质跨膜转移。

【影响滤过的因素】

1. 跨膜压（TMP）　TMP 越大，滤出的液体越多，如果超过 TMP 高限，就有可导致红细胞破裂以至溶血。

2. 血流量　如果血流量较慢，就会导致大量红细胞堆积在中空纤维中，而增加溶血的可能性，血流过快，不能使液体在短时间内滤出，所以要将流量控制在 100～300ml/min。

3. 膜的厚度。

4. 膜上孔径的数目及孔径的大小。

5. 血液的血细胞比容（Hct）。

6. 温度。

【滤出液成分】

滤出液的成分与滤膜孔径及血液中溶质的分子量大小有关，国产一般膜孔径大小在 $1.0 \sim 3.5$nm，允许分子量在 20000 道尔顿以下的物质通过，部分国外的滤器如 Gambro、Mintech、Maquet，其孔径的大小可允许分子量在 65000 道尔顿以下的物质通过。

（一）小分子物质

K^+、Na^+、Cl^-、尿酸、肌酸和葡萄糖均可滤出，其筛过系数为 1。这些物质滤液里的浓度和血浆中的浓度相等。

（二）大分子物质

如白蛋白（分子量为 69000 道尔顿）、血红蛋白（分子量为 68000 道尔顿）、纤维蛋白原（分子量为 341000 道尔顿）以及细胞成分（红细胞、白细胞、血小板）都不能透过滤过膜，因此这些物质的血浆浓度将随超滤的进行而升高。

【适应证】

（一）体外循环中应用

1. 长时间体外循环，液体易积聚于组织间隙，造成组织脏器水肿，影响术后脏器功能。

2. 术前患者有慢性心力衰竭，或肺、肾功能不全，体循环瘀血或肺间质水肿等体内水分过多者。

3. 转流中血液稀释较大，如深低温停循环手术，血细胞比容较低。

4. 婴幼儿的改良性超滤。

（二）其他应用

1. 血液透析与超滤同时进行，适应于急、慢性肾衰竭的尿毒症患者。

2. 用于充血性心力衰竭或肾病综合征、肺水肿，应用利尿剂无效者。

3. 血浆置换用于免疫疾病、重症脓毒血症等。

【应用时注意事项】

1. 用生理盐水 500ml 冲洗。

2. 丢失的各种电解质及葡萄糖，应在补充容量的同时加以补充，对婴幼儿尤其重要。

3. 分流入滤器的血流量应计算在总流量中，尤其发绀型心脏病心内回血多更应注意，否则可引起灌注量不足而致全身缺氧。

4. 外加负压不宜过大，否则管道被吸瘪反而影响滤出效果。

【常规超滤（CUF）】（图 13-1）

1. 连接　超滤器与体外循环通路并联，其入口端与动脉管路相连接，一般与动脉微栓滤器顶端出口或采动脉血标本的旁路相连，出口端与静脉回流室相连接。

2. 超滤的时机　一般在开始复温后，鼻咽温达到 28℃ 开始至停机。也可在体外循环一开始就超滤，直到达到预期。

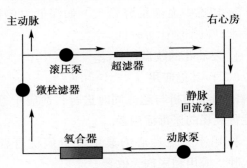

图 13-1　CPB 期间常规超滤（CUF）、

零平衡超滤（ZBUF）示意图

3. 特点　只能在体外循环过程中进行，对于体重小的婴幼儿，血容量少，灌注流量小，在复温过程中进行超滤时的分流量相对主动脉泵的流量也比成人大，有灌注不足的问题存在。而且随着水分的不断滤出，氧合器液面不断下降，往往使正常的转流难以维持，因此 CUF 在滤除水分、浓缩血液方面的功能是有限的。

【改良超滤（MUF）】（图 13-2）

一、连接

一般可将超滤器置于任何方便建立侧路的地方，但是一定要确认在超滤过程中不会产生气栓。安装体外循环管路时可一同安装并预充排气。其入口端可接在动脉或静脉上，但由于静脉有进气的可能，大多数将其进口与动脉端相连，出口端与静脉回流管路连接，血液回输到右心房。

二、超滤时机

MUF 进行超滤的时机在患儿脱离体外循环后 10~15 分钟内进行。必要时也可以如常规超滤在复温时进行。

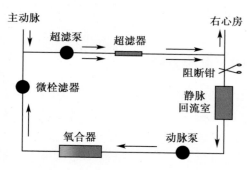

图 13-2　CPB 期间 MUF 示意图

三、特点

1. CPB 结束后短时间内直接滤出体内多余水分，浓缩血液，提高血细胞比容的同时使胶体渗透压和凝血因子浓度增加。

2. 该技术在体外循环结束后即刻进行，一般持续 10~15 分钟，从动脉到静脉，超滤过程中如有容量不足时，可直接从主动脉泵将氧合器内余血回输给患者。

3. 转流过程中，只要能保证满足相应温度下患者氧供的血细胞比容（Hct）即可，这样，一定程度的血液稀释的优点也能体现出来，特别是对于发绀型血液黏滞度高的患者有益。而一旦停机之后，改良超滤能及时地纠正。

4. 对于稀释度大，容量多的患者，可在转流中随时实施超滤。

5. 实施 MUF 时，由于整个体外循环管道处于预充状态，可在发生意外时，迅速恢复常规 CPB，必要时在转流过程中也可进行超滤。

6. 超滤时继续保持肝素化，ACT 大于480 秒。

四、血流方向

1. 动脉—静脉

（1）Groom 方式：主动脉→泵→滤器→停跳液管道/变温器→右心房。

（2）Elliot 方式：主动脉→泵→滤器→静脉管→右心房，前者利用了停跳液装置的变温器有利于保温。

2. 静脉—静脉　下腔静脉→泵→滤器→颈内静脉。

五、临床作用

1. 可最大限度地排除体内的水分，并将血细胞比容提高到较为理想的程度。

2. 在婴幼儿心血管手术中减少了出血和输血。

3. MUF 改善左室的收缩功能，血压也有明显的提高，心脏的顺应性也有明显的改善，术后各种血管活性药的使用也明显减少。

4. 部分滤出炎性因子，但不能降低血浆炎性介质的浓度。

5. 超滤在滤出炎性因子和浓缩血液的同时，也可能改变一些药物浓度。肝素的分子量较小，可以通过半透膜，应注意 ACT 的监测。

6. 对于高危因素（复杂畸形、肺高压、低体重）的患儿，长时间 CPB 的患儿是 MUF 的最佳适应证，甚至有人定义体重小于 10kg 的患儿最能从 MUF 中获益，而对于体重>10kg 患者，MUF 不具备优越性。

7. 终止超滤的标准

（1）一般 Hct 达到 40% 左右，尽量输完 CPB 管道内血液为止。

（2）时间标准：超滤 15~20 分钟，流量 100~150ml/kg。

（3）滤出有效液体量＝［转前预充总量＋转中增加量（主要为回收晶体停跳液）－尿量］×50% 或 60%，前者使用于体重<10kg 的患儿。后者使用于体重在 10~15kg 的患儿。

【零平衡超滤（ZBUF）】（图 13-1）

零平衡超滤是指滤出液体同时就加入等容量的平衡液，实际上相当于洗脱作用，其目的不在于滤出的液体，而是通过不断的循环滤出炎性介质，目前一般采用的是大容量零平衡超滤，为确保液体进出的平衡和转流中相对稳定的胶体渗透压，液体的加入和滤出同时进行。

1. 意义 由于 CUF 在婴幼儿患儿的局限性和 MUF 在炎性介质滤出上的缺陷，有人采用零平衡超滤（ZBUF）+MUF 联合应用，其结果是既可降低血浆炎性因子浓度，又可在

CPB 结束尽快地滤出体内水分，浓缩血液。

2. 连接及超滤时机　与 MUF 相比，ZBUF实际上是常规超滤改良后的一种超滤方式，其滤器的安装方式和超滤时机与 CUF 一样，一般在 CPB 复温期间进行。

3. 临床应用　对药物和血中离子浓度的影响较大，应及时监测，保证 ACT 在安全的抗凝范围，而置换液的离子浓度应为生理浓度。

参考文献

1. 楼松，龙村，刘晋萍，等. 零平衡超滤对婴幼儿心脏手术患者术中血糖的影响. 中国体外循环杂志，2010，8（3）：155-159.

2. El-Tahan MR，Hamad RA，Ghoneimy YF，A prospective，randomized study of the effects of continuous ultrafiltration in hepatic patients after cardiac valve surgery. J Cardiothorac Vasc Anesth，2010，24（1）：63-68.

3. 龙村，李景文. 阜外心血管体外循环手册. 北京：人民卫生出版社，2013.

4. 龙村，于坤，李欣. 体外循环学. 第 2 版. 北京：人民卫生出版社，2017.

第十四章 心血管手术的血液保护

第一节 体外循环中的血液保护

【体外循环对血液系统的影响】

心脏直视手术除了一般外科手术导致的出血因素之外，还有其特殊性。由于术中应用体外循环、低温、肝素化等因素，对患者凝血功能、血小板等造成损害，使得患者术中及术后大量血液丢失，具体对血液系统损害如下：

1. 对红细胞影响　体外循环管道为非生物材料，患者血液流经管道，红细胞膜与非生物材料表面接触及血流剪切力作用，红细胞膜被破坏。

2. 对白细胞影响　体外循环非生物材料表面激活大量白细胞，从而诱发全身炎症反应。

3. 对血小板影响　非生物材料表面激活白细胞同时也激活血小板，血小板发生黏附、聚集、收缩等反应，使得血小板数量及功能均下降。

4. 对凝血因子影响　体外循环过程中，由于激活内源性和外源性凝血途径，大量凝血因子被消耗，导致患者凝血功能障碍，患者大量血液丢失。

5. 肝素诱导的血小板损害　心脏直视手术体外循环为防止血液在管道中凝固需要应用大剂量肝素抗凝，称为肝素化。其最为严重的并发症是肝素诱导的血小板减少症（heparin induced thrombocytopenia，HIT）。

【体外循环后出血增多的原因】

1. 循环血与大面积异物表面接触。
2. 血液肝素化。
3. 血小板功能异常。
4. 血液稀释。
5. 低温。
6. 血细胞在反复体外循环中受到机械性损伤。
7. 炎性反应。

【血液保护措施】

（一）术前准备

对患者进行输血风险评估，识别高危人群，加强与外科医师、麻醉医师的沟通和合作，积极改变那些"可改变"的危险因素，制订详细的血液保护计划，可明显减少术中的输血。

（二）仔细的外科操作

外科性出血关键在预防。术后患者一旦确定是外科出血，应立即进行开胸止血。

（三）合理的麻醉方法

（四）体外循环用品和方法的完善

1. 改善体外循环用品的生物相容性　如

应用膜肺、离心泵及生物涂抹表面等。

2. 体外循环技术的改进 通过合理改良现有的体外循环技术可以显著减少血液制品的应用

（1）合理的预充液：改进预充液的成分，避免使用对凝血功能影响大的液体和药物。预充少量白蛋白可达到保护血小板作用。

（2）体外循环管路优化：体外循环管路的进一步迷你化可以减少预充量，减轻血液稀释，减少人工表面接触，从而减少血液破坏和血液过度稀释造成的失血。

（3）血液超滤：浓缩红细胞可以提高CPB 时的 Hb 水平最低值，有效降低 CPB 期间用血量。

（4）体外循环余血回收：现在临床上如果体外循环时间小于 6 小时并无过度负压吸引，体外循环后可将氧合器、管道中的血液尽量回输给患者。方法有直接回输和洗血球机处理。直接回输是将剩余血液注入一容器内，经静脉缓慢输给患者，同时经另一静脉注入鱼精蛋白（3~5mg/100ml 自体血）。

（5）自体血液回收洗涤（cell saver）：在手术全程将术中失血全部回收，经肝素化后再用生理盐水洗涤和浓缩。此法在失血多时可回收大量高 Hct 的血液，该血的游离 Hb 很少，更合乎生理。回收血液经处理后，几乎丧失了全部血浆和电解质，需额外输注新鲜血浆和血小板。血液在 24~30℃ 下保存不得超过 6 小时。经过处理的血液中仍有微栓和微小骨片等异物，因此回输时需常规使用滤器。术中血液回收自体输血现已成为"血液保护"的重要措施之一。

（五）血液稀释

血液稀释是体外循环基本技术，可减少库血应用，利于组织灌注。

1. 血液稀释的原理 通过人为的方式移出部分红细胞，同时补充血浆代用品或血液代用品，降低单位体积血液中的红细胞数量，因此，在同等量外科出血的情况下红细胞的丢失明显减少。待外科止血彻底后，再将移出的红细胞回输，使机体的 Hct 值达到规定的临界值之上，以达到避免或减少异体血液输注的目的。

2. 血液稀释的形式 急性有限度的血液稀释：Hct 值在 28% 左右；急性极度血液稀释：Hct 值在 20% 左右；扩大性急性血液稀释：用具有携氧能力的红细胞代用品作为稀释液以获得更大程度的血液稀释。

3. 血液稀释后的生理改变 红细胞和纤维蛋白原浓度降低、红细胞聚集倾向减弱、血液黏度下降。心排血量（CO）增加。单位时间内组织氧摄取量增加。有助于周围组织的均一灌注和减少组织细胞的无氧代谢。

4. 常见的血液稀释方法

（1）急性等容血液稀释（ANH）：麻醉后或在手术的初始阶段，经由动脉或深静脉采血，同时经由通畅的静脉通路，快速输注等效量的晶体或人工胶体液。整个采血稀释过程中机体的血容量几乎保持不变。输注的晶体液和采血量之比为 4：1，胶体液为 1：1。稀释液亦可采用晶胶混合液体，用量参照上述比例配比。比如采血 1000ml，需同时补充人工胶体液 500ml 和晶体液 2000ml。

$$采血量（L）=基础血容量×2×$$
$$（Hct_{基础}-Hct_{目标}）/（Hct_{基础}+Hct_{目标}）$$
$$基础血容量（L）=体重（kg）×0.07$$
$$基础血容量（ml）=身高（cm）×28.5+$$
$$体重（kg）×31.6-2820（男）$$
$$基础血容量（ml）=身高（cm）×16.25+$$
$$体重（kg）×38.46-1369（女）$$

（2）急性高容量血液稀释（AHH）：利用血管的弹性储备，在麻醉后快速输注一定量的晶、胶体液，通常为血容量的 20%～30%，使血管内容量高于基础血容量，从而达到血液稀释的目的。

（3）急性非等容血液稀释（ANIH）：在麻醉前或麻醉后，经由动脉或深静脉采血，采血量为基础血容量的 15%～20%，采血时不快速补充失血量，仅补充累计丢失量，采血后再快速补充等同于采血量 2～2.5 倍的晶、胶体液。由于该方法的操作过程类似于等容血液稀释，而稀释后的容量高于基础血容量，故称为非等容血液稀释（ANIH）。

稀释过程的血容量按以下公式计算：

$$血容量_{基础}×Hct_{基础}=血容量_{采血后}×Hct_{采血后}+$$
$$采血量×（Hct_{采血后}+Hct_{基础}）/2$$
$$血容量_{稀释前}×Hct_{稀释前}=血容量_{稀释后}×Hct_{稀释后}$$

$$血浆容量 = 血容量 \times （1 - Hct）$$

（六）自体输血

1. 手术前自体输血 目前临床已较少采用。

2. 心脏手术中采血

（1）麻醉后采血法：经桡动脉或股动脉将血引入含枸橼酸钠防凝剂的储血袋中，体外转流后回输。此法易引起血流动力学紊乱，危重患者不宜采用。

（2）体外转流前放血法：在体外循环开始时，引流 500~1000ml 肝素血储备于血袋中，同时经主动脉输入等量无血预充液。在主动脉拔管及肝素中和后再将放出的血液回输。

（七）血小板分离技术（platelet pheresis）

为了避免血小板遭受体外循环的打击，在体外循环前利用血小板分离技术将部分血小板从患者全血中分离出来制成单采血小板或富血小板血浆（platelet-rich plasma，PRP），在术后回输。

【围术期血红蛋白浓度及输血指征】

1. 血红蛋白浓度 在心血管手术中根据不同体温可不同，手术后根据不同病情而各异。体外循环中温度 30~37℃，红细胞比积维持25%~30%；23~30℃红细胞比积可达 20%~25%；15~22℃，红细胞比积可低达 15%~20%。

2. 手术后血红蛋白浓度主要根据患者状态、病情、手术而异。

（1）对病情轻至中等、手术顺利的多数

患者，血红蛋白 70~80g/L，完全能顺利恢复。

（2）但以下情况应维持 100g/L 或更高的血红蛋白水平：

1）心功能不全，无力用增加心排血量或局部血流来代偿血液稀释的影响。

2）术后有并发症，机体耗氧量增加。

3）年龄>65 岁者。

4）需持续机械通气者。

第二节　体外循环的血液麻醉

在体外循环心脏手术中，适当的麻醉降低应激反应，减少凝血因子消耗，同时使用肝素、蛋白酶抑制剂等使血液促凝系统处于抑制状态，达到血液麻醉和血液保护作用。

【定义】

体外循环的管道系统是非内皮异物表面，为了减少 CPB 介导的出血、血栓形成和血管活性物质的产生，减少并发症，有两种基本对策：第一是生产不激活血液成分的生物学材料；第二是通过"血液麻醉"抑制 CPB 中的血液成分，使之不被激活或处于"冬眠"状态，待 CPB 结束后再恢复或"苏醒"，因其类似全麻过程故称血液麻醉。

【常用血液麻醉药物】

1. 促进凝血药物

（1）重组活化凝血因子Ⅶ（rFⅦa）：是

一种人工合成的功能等同于凝血因子Ⅶ的生化制剂，能够在血管损伤局部与组织因子结合，启动凝血过程。rFⅦa在活化血小板表面直接激活FX，进而引起凝血酶暴发，这种"凝血酶暴发"导致血管损伤部位形成牢固的止血血栓。独特的作用机制使其在血管损伤局部促进凝血，而不引起全身高凝状态，很少发生血栓事件。此外，不引起感染性疾病传播，快速注射不会引起容量超负荷。在严重出血和其他治疗手段失败时，使用rFⅦa能有效地止血。

（2）去氨加压素（DDAVP）：提高血小板效力，对特殊血小板功能不全者（如尿毒症），可应用它减少大出血和输血。但不建议在心脏手术后常规预防应用。

2. 凝血酶抑制剂

（1）肝素：标准肝素能抑制凝血酶反应约1000倍，是CPB中必不可少的抗凝剂或"血液麻醉剂"。它主要抑制凝血酶，缺点是它也激活血小板和中性粒细胞，且不能防止CPB中凝血酶的形成和活动。

（2）重组水蛭素：是一种结合牢固的凝血酶抑制剂，因其只抑制形成后的凝血酶，所以在减少CPB中凝血酶形成和活动方面，不如标准肝素有效。

（3）重组抗凝肽和Antistasin（从水蛭衍生的重组蛋白酶抑制剂）：均抑制Xa，但两者均不抑制凝血酶。

（4）小分子量肝素：可同时抑制凝血酶和Xa，且抑制Xa比抑制凝血酶强3~5倍，但小分子量肝素在阻止凝血酶形成和活性方面均不如标准肝素，且不易用鱼精蛋白拮抗，故不宜用于CPB。

3. 纤溶酶抑制剂

（1）乌司他丁：一种蛋白酶抑制剂，对于体外循环导致的各种炎性介质的释放以及蛋白酶的释放有着明显的抑制作用。在体外循环过程中由于低流量灌注和炎性介质的释放导致重要脏器的损伤，乌司他丁在一定程度上起到保护重要脏器的作用，乌司他丁抑制纤溶酶、透明质酸酶、心肌抑制因子，对溶酶体膜有稳定作用。

（2）氨甲苯酸：结构类似赖氨酸，可以和纤溶酶（原）上的赖氨酸位点结合，从而阻止纤溶酶（原）与纤维蛋白（原）的结合，防止纤溶酶原激活和纤溶酶的破坏作用，减少纤维蛋白降解产物FDP和D-二聚体的产生，可间接保护血小板功能，起到止血作用。

（3）氨基己酸：是一种短效纤溶抑制剂，其作用机制主要是竞争性占据纤维酶（原）上的赖氨酸结合位点，阻断纤溶酶原与纤维蛋白的结合，使纤溶酶不能形成。即使形成纤溶酶，因不能与纤维蛋白结合，其水解作用也受到抑制，大剂量可直接抑制纤溶酶。它亦可抑制CPB中纤溶酶的形成和活性，间接保护血小板。

4. 血小板抑制剂 如磷酸二酯酶抑制剂（潘生丁）、cAMP催化剂（前列腺烷酸）和血小板受体$GP_{IIb/IIIa}$抑制剂（噻氯匹定，三禾胺衍生物）等。

5. 接触性蛋白酶抑制剂

（1）因子Ⅻa、Ⅻ和激肽释放酶均是血浆蛋白接触系统的活性酶，而且与内源性通路、补体及中性粒细胞的活化有关。

（2）萘莫司他能抑制因子Ⅻa 和激肽释放酶活性及中性粒细胞蛋白酶的释放，但不能防止补体激活。

（3）硼精氨酸抑制激肽释放酶的活性很强，且能抑制补体激活和中性粒细胞弹性蛋白酶的释放。

参考文献

1. Ronald D. Miller, Lars I. Eriksson, Lee Fleisher. Miller's anesthesia 7th ed Churchill Livingstone, 2009.

2. Roques F, Michel P, Goldstone AR, et al. The logistic Euro SCORE. Eur Heart J, 2003, 24 (9): 882-883.

3. 张朝宾, 张浩, 晏馥霞. 先天性心脏病手术风险评估系统. 国际麻醉学与复苏杂志, 2014, 35 (1): 31-43.

4. 庄心良, 曾因明, 陈伯銮. 现代麻醉学. 第 3 版. 北京: 人民卫生出版社, 2014.

第十五章 体外循环中的心肌保护

体外循环中的心肌保护主要是保证心脏手术心肌功能代谢的恢复。在阻断升主动脉前、中、后，通过降温、停跳、引流等各种方法减少心肌细胞氧耗、保证充分氧供，在体外循环全程中维持心肌细胞氧代谢的供需平衡。

第一节 心脏停搏前的心肌保护

【体外循环前的心肌保护】

体外循环前的心肌保护是心血管手术围术期心肌保护的重要组成部分，主要有以下几方面：

1. 增加心肌能量储备 体外循环前提高心肌中三腺苷、磷酸肌酸、糖原等的储存，对于增强心肌抗缺血能力具有重要意义。极化液（GIK）在术前应用，有较好的心肌保护效果。使术后心功能恢复顺利。

2. 改善内环境 充血性心功能不全的患者应用利尿剂并限制水钠的摄入，术前纠治低钾也十分重要。

3. 保持心脏氧供与氧耗平衡 要求做到良好的麻醉前镇静，顺利的麻醉诱导，麻醉应力求平稳，并且保持适当深度的麻醉，维持平稳的动脉压力和保证充分的供氧。手术操作应做到最大限度地降低对心肌的创伤。

【前并行阶段的心肌保护】

前并行阶段心肌保护的重点是，维持患者血流动力学稳定，避免室颤发生。

1. 保证心肌的血流灌注 此阶段心脏易发生室颤，因此维持心脏跳动和充分的冠状动脉血流对心肌保护极为重要。总的原则是"心脏不宜引空，温度不宜过低"。

2. 防治心腔过胀 心腔过度膨胀可增加心肌氧耗，严重者可破坏心肌亚结构，使心肌纤维的横桥功能障碍，造成心肌收缩无力。心脏手术中保证心脏的空虚状态是心肌保护的重要手段之一。具体方法为心腔引流。心腔主动引流主要途径有：①经房间沟进左心房，再经二尖瓣至左心室；②经右肺上静脉，经二尖瓣至左心室；③经主动脉根部；④经心尖直接入右心室。直接心室引流在心脏跳动时不宜将心腔吸得过瘪防止气体进入心腔注入体内。在心脏停跳时，还要避免过度负压造成心内膜下组织水肿。也可在左心耳、肺动脉根部、主动脉根部切口依靠压力差做被动引流。目前大多数采用主动引流法。心腔引流的好处在于减少心脏做功；降低氧耗；防止心脏过胀；心肌牵拉；避免心肌活动性损伤；心脏跳动时增加冠状动脉有效灌注压；增加心肌血流灌注；心脏停跳时为外科提供良好的手术野。

第二节　心脏停跳阶段的
心肌保护

从升主动脉阻断开始，重点是持续保持心肌的低温低代谢状态，为心脏提供能量底物和缓冲系统，保持适合的渗透压，避免心肌细胞的水肿和能量失衡，为心功能的顺利恢复提供保证。此时停搏液种类、灌注方式、心肌温度的选择是心肌保护的关键。高钾停跳和低温降代谢是根本。

【停搏液的基本原理和配方】

（一）高钾和心脏停跳

K^+是化学停搏液中的重要成分。心肌细胞的静息电位取决于跨膜 K^+ 浓度梯度，当细胞外 K^+ 浓度升高后，跨膜 K^+ 梯度下降使膜电位的负值下降，Na^+ 流入细胞内的速度减慢，结果使动作电位的上升速度、幅度及传导速度均减少，即膜反应性降低。当膜电位降至-50mV 时则 Na^+ 通道停止工作，Na^+ 被阻止在细胞外，不能产生及传播动作电位。维持电位在此水平可使心脏停搏于舒张期。晶体停搏液中 K^+ 最佳浓度为 15~20mmol/L，血液停搏液中 K^+ 为 20~30mmol/L。

（二）低温

心室减压可降低心脏耗氧的 40%，心脏停跳可降低心脏的 50% 氧耗，低温可降低 8%~10% 的氧耗。低温使心肌的酶促反应降低，减少细胞对能量的消耗，增加心肌的缺氧耐受性。低温使心肌舒张期去极化增加，动作电位时程延长，低温可促进电机械活动终止，维持心肌有效停搏。另外低温还可降低自由基的反应；延缓缺血性损害的发生。当然，低温对机体也有不利的一面，温度 22℃ 和 4℃ 的氧耗差别不明显。在这一范围内心肌保护效果并不随温度的降低而增强（表 15-1）。

表 15-1　低温的优缺点

优点	缺点
降低代谢率	ATP、磷酸肌酸产生减少
减少氧需	氧离曲线左移，氧释放障碍
增加停跳时间	增加钠内流，细胞水肿
抑制炎性介质反应	诱导心室纤颤
增加缺血耐受时间	冠状动脉血流紊乱
减少 Ca^{2+}	细胞膜流动性降低
	抑制内质网对 Ca^{2+} 的吸收

（三）水肿预防

水肿分细胞性水肿和间质性水肿。心肌细胞性水肿可由缺氧引起，也可由停搏液渗透压不当所引起。目前认为停搏液渗透压在 300～380mOsm/kgH$_2$O 较为为适宜，如超过 400mOsm/kgH$_2$O 会引起细胞脱水，影响心肌功能恢复。含血停搏液通过晶体血液 1∶4 的混合，使停搏液的胶体渗透压接近于血浆，这可明显减少心肌水肿。

（四）其他因素

1. 镁离子　镁离子是细胞内许多酶的激活剂，是许多酶的辅助因子。细胞外高镁时，镁离子可通过竞争心肌细胞膜上的钙离子通道上的受体,阻止钙离子进入细胞内而产生停搏作用。晶体停搏液中 Mg^{2+} 的最佳浓度为 $15\sim20mmol/L$。

2. 钙离子　Ca^{2+} 是肌动蛋白和肌凝蛋白相互作用时必须参加的因子。此外细胞膜完整及细胞内许多其他功能也都需要 Ca^{2+} 参与。要适当控制钙离子在停搏液中的浓度,婴幼儿在此方面显得尤为重要。晶体停搏液中适宜的钙离子浓度为 $0.5\sim0.6mmol/L$ 左右。

3. 钠离子　细胞外 Na^+ 浓度过高则内流增多会引起水肿。如细胞外 Na^+ 过低则会影响 Na^+-Ca^{2+} 的交换机制,造成细胞内 Ca^{2+} 的积聚。Na^+ 的浓度以 $100\sim120mmol/L$ 为宜。

4. pH　停搏液的 pH 维持在 $7.6\sim7.8$ 时心脏功能恢复较好。

5. 膜稳定剂　普鲁卡因能阻滞细胞膜的 Na^+ 通道而引起停搏,同时它又能阻止 Ca^{2+} 内流,在再灌注期还可防止室性心律不齐。皮质激素能稳定细胞溶酶体膜,防止溶酶释放,降低细胞膜的通透性而保持细胞结构完整,防止细胞水肿。它还能扩张冠状血管,增加冠状血流量。

【晶体停搏液和含血停搏液】

(一) 晶体停搏液

1. 冷晶体停搏液机制以高浓度含钾心脏停搏液灌注心肌,使跨膜电位降低,动作电位不能形成和传播,心脏处于舒张期停搏,心肌电机械活动静止。晶体停搏液的低温使心肌基本代谢进一步降低,能耗进一步减少,心肌缺血耐受能力增加。冷晶体停搏液优点表现为：心肌保护效果确实，操作简单、实用。不足表现为：①不能为心肌提供氧和其他丰富营养物质；②缺乏酸碱平衡和胶体的缓冲；③大量灌注时如晶体停搏液回收可造成血液过度稀释；④如果丢弃可导致血液丧失，不能满足严重心肌损伤的心肌保护的需要。

2. 各种晶体停搏液

（1）细胞外液停搏液：其钠、钙离子接近于细胞外水平。主要通过高钾去极化作用，使心脏停搏。其代表配方为 St. Thomas 医院停搏液（表 15-2）。

表 15-2　St. Thomas 停搏液

成分（mmol/L）	No. 1	No. 2
氯化钠（mmol/L）	144	110
氯化钾（mmol/L）	20	16
氯化镁（mmol/L）	16	16
氯化钙（mmol/L）	2.4	1.2
碳酸氢钠（mmol/L）	10	
盐酸普鲁卡因（mmol/L）	1	
pH	5.5~7.0	
渗透压（mOsm/L）	300~320	285~300

具体灌注量：首次量 20ml/kg，每 30 分钟补灌，10ml/kg，或有心电机械活动立即补灌直至心电机械活动停止。

（2）仿细胞内停搏液：为低钠、无钙溶液。其钠离子接近于细胞内水平。主要是减少

196

钙离子内流，使心肌不能收缩而停搏。其代表配方为 Bretschneider 停搏液（表 15-3）。

表 15-3　Bretschneider 停搏液

成分	mmol/L
氯化钠	15
氯化钾	9
氯化镁	4
盐酸组氨酸	18
甘露醇	30
α-酮戊二酸	1.0
色氨酸	2.0
pH	7.1
渗透压（mOsm/L）	327

具体灌注量：小儿剂量 40ml/kg，5~6 分钟灌完。有心电机械活动立即补灌直至心电机械活动停止。成人剂量 30ml/kg，最大量 2000ml，有心电机械活动立即补灌直至心电机械活动停止。

（3）Kirsh 停搏液：既非仿细胞内液，亦非仿细胞外液。其以高镁为特点，通过镁离子抑制钙内流竞争性抑制心肌细胞膜上的通道受体而产生心脏停搏作用（表 15-4）。

表 15-4　Kirsch 停搏液

成分	mmol/L
左旋天门冬氨酸镁盐	160.9
盐酸普鲁卡因	11

续表

成分	mmol/L
山梨糖醇	247
pH	5.7~7.0
渗透压（mOsm/L）	463

（二）含血停搏液

1. 含血停搏液使心脏停搏于有氧环境，避免心脏停跳前短时间内电机械活动对 ATP 的消耗。心脏停跳期间有氧氧化过程得以进行，无氧酵解降到较低程度，有利于 ATP 保存。较容易偿还停搏液灌注期间的氧债。

氧合血停搏液的优点在于有比较好的缓冲能力，比较高的胶体渗透压及带有更为生理的底物和微量元素，但又有许多不利因素。采用血液停搏液必须注意两点，一是血液降温不能过低，以15℃左右为宜；二是单次血液停搏液灌注是无效的，必须每 20~30 分钟一次，多次灌注才能见效。它与晶体停搏液的比较见表 15-5。

表 15-5　氧合血和晶体心脏停搏液的比较

名称	氧合血	晶体
氧含量	丰富	极少
胶体渗透压	较合理	零
缓冲液	丰富	少量
多种灌注方法	适应性强	适应性差
灌注压力和容量	可控性好	可控性差
对转中血容量	影响小	影响大

续表

名称	氧合血	晶体
常规操作	简单	复杂
专用器械	必需	不需

2. 含血心脏停搏液成分 大多数医院采用温血（32℃左右）和晶体停搏液按 4∶1 比例混合，其离子成分主要和患者的内环境有关（表 15-6）。为了降低血液的稀释度，临床上也采用 5∶1、6∶1 或 7∶1 的比例混合。首次灌注采用高钾（K^+ 浓度 20～25mmol/L）诱导停跳，灌注速度为 300ml/min，心电机械活动停止后；可用低钾（K^+ 浓度 9～11mmol/L）维持，灌注速度为 75～125ml/min。根据术中心电有无活动可持续或间断灌注。注意间断灌注的时间不宜超过 30 分钟。

表 15-6 含血心脏停搏液成分

名称	高钾（mmol/L）	低钾（mmol/L）
Na^+	105	105
K^+	20～25（高 K^+）	9～12（低 K^+）
Cl^-	100	100
HCO_3^-	18	18
血细胞比容	20%	20%

3. del Nidol 含血停跳液 基本配方见表 15-7。其中 Plasma-Lyte A 为 Baxter 公司生产生理平衡液。其晶体液 4 份和血液 1 份混合后即为 del Nidol 含血停跳液，总灌注量为 20ml/kg，

最大工作量为 1000ml，其最终的钾浓度为
24mEq/L 左右。其优点缺血耐受性强，一般
情况（90~180 分钟以内）只需要一次灌注。
现广泛应用于儿童心肌保护。成人应用 del
Nidol 含血停跳液也可有良好的心肌保护效果。
具体应用为通过特制的管道将8~12℃的 del
Nidol 含血停跳液注入冠脉。灌注量：小儿
20ml/kg，体重>50kg 患者最大量为 1000ml。
阻断时间小于 30 分钟手术，此量可以减半。
根据实际情况 90~180 分钟后再次灌注半量。
灌注速度，小儿 120ml/min，成人 300ml/min。

表 15-7　del Nido 停跳液的配方

1L Plasma-Lyte 基础液中加入以下成分：	
20%甘露醇	16.3ml
50%硫酸镁	4ml
8.4%碳酸氢钠	13ml
氯化钾（2mEq/mL）	13ml
1%利多卡因	13ml

1 L Plasma-Lyte A base solution to which the following are added：

Mannitol 20%，16.3ml

Magnesium sulfate 50%，4ml

Sodium bicarbonate 8.4%，13ml

Potassium chloride（2mEq/ml），13ml

Lidocaine 1%，13ml

【停搏液灌注的管理】

停搏液灌注的方法要根据病情决定。其主要

目的仍是为心肌提供足量、均匀的心肌灌注液。

（一）灌注途径

1. 顺行灌注 最常用，停搏液从主动脉根部经冠状动脉窦顺行灌注，简称顺灌（ACP）。顺行灌注要求升主动脉钳阻断血流要确实，主动脉瓣闭合良好，冠状动脉基本通畅。除此之外，顺行插管还可以用于心内减压和心内排气。

2. 冠状静脉窦逆行灌注 停搏液从右房经冠状静脉窦逆行灌注，简称逆灌（RCSP）。RCSP优越性体现在冠状动脉严重狭窄或完全阻塞时和主动脉瓣关闭不全的某些问题，ACP的最大缺点是心脏停搏液分布不均匀，对右室及部分室间隔不能提供良好保护。逆行灌注可以用来为冠脉血管和主动脉根部排气。

3. 冠状动脉窦直视灌注 对于不能从主动脉根部得到有效灌注的病例，如主动脉关闭不全、主动脉切开的手术、主动脉窦瘤破裂等，可采用此法。在灌注流量的分配上，左冠一般为总量的2/3，右冠为总量的1/3。但法洛四联症、成人巨大房缺右室心肌肥厚，注意右冠停搏液的充分灌注。

4. 血管桥灌注（桥灌） 通过移植桥进行灌注，可以作为顺行性和逆行性灌注的补充。可以灌注狭窄冠脉远端区域。它还可以检查血管桥吻合口是否漏血。桥灌时应注意流量要小，压力要低（<20mmHg），否则易造成血管损伤。

5. 复合灌注 根据病情和各种灌注方法的特点为患者提供安全可靠的心肌保护。

(二) 停搏液灌注的压力、时间和剂量

1. 时间　不同种类的停跳液间隔灌注时间不同，应该强调的是只要心肌电机械活动恢复，不论时间多短暂均应立即灌注停搏液使心脏停跳。

2. 压力　在顺行灌注时冠脉端压力超过110mmHg，流量超过1500ml/min，将可造成血管内皮损伤。但灌注压低于30mmHg，流量小于125ml/min，则心脏组织难以得到充分灌注。冠状静脉窦逆行灌注压力应控制在40mmHg以下。对于小儿的停搏液的灌注压力可适当调低。

3. 剂量　临床上一般首次停搏液的灌注剂量为15~20ml/kg，以后每20~30分钟以首次量的1/3或1/2进行灌注。剂量的充足是以心跳停止为准。

(三) 停搏液的灌注方法

1. 重力驱动法　将装有停搏液的瓶 (或袋) 挂于1m左右的高处，利用重力进行灌注。此法操作简单，但流量不易控制，温度易受环境影响。

2. 加压驱动法　将停搏液装入密闭容器内加压灌注，同时，通过压力表监测灌注压。此法可维持停搏液低温，应用方便。但有造成冠状动脉气栓的危险。

3. 滚压泵驱动法　采用滚压泵进行灌注，同时在泵后灌注管道上连接压力表，监测灌注压。此法的灌注流量和压力恒定，易于掌握。

(四) 温血停搏液灌注

表15-8是温血和冷血停搏液效果的比较。

表 15-8　温血和冷血停搏液效果的比较

名称	温血	冷血
氧代谢	合理	抑制
停搏液分布	均匀	不均匀
心肌保护	好	待完善
灌注方法	连续性	间断
手术视野	不清晰	清晰
高钾血症	易产生	少见
炎性介质	反应活跃	抑制明显

　　为了克服各自方法的不足，可采取温诱导，冷维持，温复苏（简称温–冷–温）的灌注方法。具体方法是用 33℃ 左右的温血全钾（20mmol/L）灌注，直至心脏电机械活动停止。这样利于停搏液的均匀分布，然后用 10℃ 左右的冷血停搏液继续灌注，总量达 15ml/kg 左右即停止停搏液灌注。以后每 30 分钟或心电机械活动出现，可用半钾（10mmol/L）含血停搏液灌注 10ml/kg，可增加心肌缺血耐受能力，延长停跳时间，减少心肌 ATP 的消耗。在开放前 5 分钟灌注 33℃ 温血半钾停搏液（5～10ml/kg），这样使心肌在常温下有大量 ATP 生成。此时由于心脏电机械活动停止，心肌能供大于能耗，同时将大量酸性代谢产物冲洗出心肌，为心脏在恢复血流供应后的电机械活动恢复打下良好基础。这是防止再灌注损伤的有效方法之一。

【停搏液效果不佳的原因及处理】

停搏液效果不佳是指心肌电机械活动在灌注后不能停止或在短时间恢复。冠状动脉循环阻断后，心肌保护非常重要。当灌注停跳无效，要根据具体情况分别处理（表 15-9）。

表 15-9　停搏液效果不佳的原因和处理

原因	判断	处理
温度高（温血灌注除外，特指停跳间断灌注）	鼻温 > 30℃，心肌>20℃	局部或全身降温
灌注间歇长	间断灌注>30 分钟	每 30 分钟灌注一次，如在时限内出现电机械活动应及时灌注
机械干扰	肉眼心肌静止，显示器活动频繁，无规律	请工程师处理
灌注液钾浓度低	生化检查	加大钾浓度
左心室回血增多	吸引管流量增多	按心内回流增多处理
静脉回流不佳（用右房插管时）	心腔饱满，静脉压高	调整引流管位置和引流落差
严重冠状动脉阻塞	顺行灌注困难	顺行、逆行灌注相结合
灌注量不足	灌注量<10ml/kg	保证 10～15ml/kg，直至电机械活动停止

第三节　后并行阶段的心肌保护

调整好内环境，促进心功能恢复，顺利停机是这一阶段体外循环管理的重点。

【开放升主动脉后的心脏复苏】

开放升主动脉后，冠状动脉血流恢复，此时灌注压不宜过高，适度的压力 60mmHg 左右，当心脏跳动接近正常后可提高灌注压力。

冠状动脉血流恢复后的管理：冠状动脉血流恢复后，有很多因素对心律的恢复产生影响，如此时心脏尚未自动复跳，应避免反复电击除颤。反复电除颤使心肌挛缩，消耗大量的 ATP，更不利于心肌功能的恢复。除心室肥厚严重的患者外，除颤功率不宜高于 30 瓦秒，否则易发生心肌灼伤。在心脏不跳时应分析具体原因，具体解决（表 15-10）。

表 15-10　恢复冠状动脉循环后
心脏不跳的原因、诊断及处理

原因	诊断	处理
高钾	化验：K⁺> 5.5mEq/L	利尿、给钙、NaHCO₃、胰岛素、超滤
冠状动脉问题	冠状动脉触摸有结节感、病史、心电图	搭桥，修复冠状动脉
温度	<30~32℃	复温
动脉压低	流量小，血管张力低	增加流量，给缩血管药

续表

原因	诊断	处理
房室传导阻滞	心电图：房跳室不跳	安装起搏器
氧合不佳	血液呈黑色	改善氧合状态
冠状动脉进气	冠状动脉有明显气栓	重阻断，停搏液灌注冲洗气体
药物作用	大量普萘洛尔、维拉帕米	辅助循环

【心肌顿抑】

心肌顿抑是指心肌在缺血再灌注后所致的可逆性损伤，但灌注恢复正常或接近正常后仍有持续存在的心肌机械功能低下的总称（表 15-11）。引起心肌顿抑损伤有两个主要原因：即心肌缺血和再灌注损伤。

表 15-11　缺血后心肌的分类和特性

心肌状态	超微结构	冠状动脉血流	机械功能	葡萄糖摄取	ATP和PC	恢复程度
正常	正常	正常	正常	正常	正常	正常
缺血	正常	下降	下降	正常	轻度下降	很好
顿抑	正常	最近恢复	下降	降低	下降	很好
冬眠	正常？	显著下降	缺乏	增高	显著下降	尚好
死亡	异常	缺乏	缺乏	缺乏	缺乏	缺乏

心肌顿抑的临床表现主要为心功能不全。

左心室功能不全的标志是：心脏指数（CI）<1.8L/（min·m^2），平均动脉压（MAP）<60mmHg，左房压（LAP）>20mmHg，右房压（RAP）正常或低于正常。右心功能不全的标志是：CI<1.8L/（min·m^2），MAP<60mmHg，RAP>25mmHg，LAP正常或低于正常。双心室功能不全中LAP及RAP可能都升高，临床上要慎重排除心脏压塞。

术后左心室功能不全在试用大量血管活性药［如多巴胺15μg/（kg·min）或多巴酚丁胺15μg/（kg·min）］或IABP无效后应立即开胸建立左心室辅助（LVAD）。术后右心功能不全在试用扩大容量及扩张肺动脉药物及强心药物失败后应立即考虑右心室辅助（RVAD）或肺动脉内气囊反搏。一旦出现双心功能不全，应采用双心室辅助或体外膜肺氧合支持（ECMO）疗法。

第四节　新生儿的心肌保护

新生儿心肌保护又称为未成熟心肌保护。未成熟心肌的结构、代谢和功能与成人有很大差异，心肌保护方法有其特殊性。

【未成熟心肌的结构、代谢和功能特点】

1. 结构特点　在结构上，新生心肌细胞缺少横管。横管可使心脏停搏液与更多的心肌细胞接触，使心肌均匀降温。未成熟心肌的肌原纤维少，排列无序，肌节不完整；细胞含水量高，无收缩功能的物质（质膜、胞浆、核）所占的比重大；肌浆网稀疏，线粒体数量少，线粒体嵴发育不完全。

2. 代谢特点　未成熟心肌细胞缺乏氧化磷酸化酶，更多地依赖糖酵解供给能量。在应激情况下，未成熟心肌细胞无氧酵解的能力强，产生能量较多。另外，未成熟心肌收缩所消耗的能量较少，耐受酸中毒的能力较强，故缺血缺氧后更易恢复收缩力和顺应性。

3. 功能特点　新生心肌的收缩力较弱，室壁张力高，顺应性差，产生的动力较小。一旦有心室的容量增多或排出阻力增高，心室不能相应提高其后备的泵功能，易导致心功能不全。

【未成熟心肌保护的特点】

1. 重视停跳前的应激状态　先天性心脏病术前的应激状态显著地影响心脏在体外循环后的恢复，这些应激状态包括缺氧、缺血、压力超负荷和容量超负荷。对于高危先天性心脏病患儿术前应尽量纠正缺氧、代谢性酸中毒和心功能不全，降低肺血管的阻力。术中避免麻醉剂引起的心肌抑制，防止左心后负荷的增加。手术者应尽快地建立体外循环，避免过多的操作引起的低血压和心律失常。

体外循环转流开始后，防止容量的过多或过少，降温时血温不宜下降过快，停跳液灌注不能过快、过快、过冷。

2. 未成熟心肌停搏液灌注特点 停搏液能明显增加低温对成熟心肌的保护作用，而对未成熟心肌来说还存在争议。临床上应用温的高钾含血停搏液诱导心脏停跳，再用冷的高钾液灌注，开放升主动脉前再用温血灌注一次，并加用利多卡因 2mg/kg，取得了良好的效果。单纯低温对未成熟心肌的保护作用明显优于成熟心脏。临床上为了使缺血的心脏快速停跳，仍应灌注停搏液。

第五节 心脏移植的心肌保护

【受体移植前的维持治疗】

在术前数日要进行免疫抑制治疗，术前 3 天给予环孢素口服。

对心功能不全及心律失常等进行积极的治疗，具体措施包括：降低心脏负荷；增强心肌收缩力，使用多巴胺 [2~10μg/(kg·min)]、多巴酚丁胺 [2.5~10μg/(kg·min)] 以及磷酸二酯酶抑制药（如米力农或氨力农等）；机械辅助循环，对用利尿药、洋地黄类药物、β 受体激动药或磷酸二酯酶抑制药以及血管扩张药等措施不能控制的重度心功能不全患者，应当进行主动脉内球囊反搏。效果不佳时，可考虑应用 ECMO 辅助循环过渡，直至维持到获得供体心脏。

【供体心脏的保护】

主要是减少心肌的进一步损害，所有的保护措施均应针对器官功能保护（能量状态保护、能量资源保护以及结构保护），为受体提供一个具有活力和最大潜在功能的心脏。其心肌保护包括三个时期：

1. 温缺血期　从阻断主动脉、切下供体心脏到将其浸浴冷藏的时间。这个时期的基本目标在于降低心肌对能量的需求，减少能量的消耗，而同时供给新的高能磷酸化合物，使心脏迅速地在舒张期停搏并均匀一致地降温，降低其对能量的需要，并防止心肌水肿。

2. 冷缺血期　供体心脏冷藏后，运送到受心者所在医院，准备进行移植的时间。此时的保护重点是减少心肌缺血、水肿和酸中毒。

3. 移植期　供体心脏从冷藏容器内取出，经过吻合再植，到供体心脏再灌注和复跳并在受心者体内恢复血液循环的时间。此时期保护重点为减轻心肌的缺血和再灌注损伤。

【器官保存液】

常用的器官保存液包括 St. Thomas 液、UW 液和 HTK 液，其组成特点如下：

1. St. Thomas 液离子成分主要和细胞外液相似，Na^+ 浓度约 140mmol/L，K^+ 浓度约 20mmol/L，含一定量的膜稳定剂，如 procaine

等。St. Thomas 液对长时间缺血的心肌难以阻止细胞的水肿和酸中毒，可能和液体的胶体渗透压低有关。

2. UW 溶液不再利用代谢活跃的葡萄糖来维持溶液的渗透压，而是通过乳糖醛酸和蜜三糖这两个非渗透性物质，在细胞外抑制低温状态下的细胞肿胀。羟乙基淀粉为其主要的胶体成分，可减少毛细血管与细胞外间隙之间过多的旁路，从而保证保存液成分的运输。加入了谷胱甘肽、腺苷和别嘌呤醇等氧自由基清除剂。但 UW 液同时存在黏性高、钾离子浓度高（120mmol/L）、价格贵及需散装不易携带等缺陷。

3. HTK 溶液（组氨酸-色氨酸-α-酮戊二酸）的保护作用可能在于保持器官毛细血管和细胞外间隙的完全平衡。它的组成中含有组氨酸，组氨酸盐酸缓冲对浓度为 180/18mmol/L，如此高的浓度作为一非渗透性成分，能明显抑制组织酸化。色氨酸、α-酮戊二酸具有膜保护作用，溶液中钾、钠较低。同时其具有低黏性、低价格、易携带等特点。

参考文献

1. 龙村，李景文. 阜外心血管体外循环手册. 北京：人民卫生出版社，2013.

2. 龙村，于坤，李欣. 体外循环学. 第 2 版. 北京：人民卫生出版社，2017.

3. Matte GS, del Nido PJ. History and Use of del Nido Cardioplegia Solution at Boston Children's Hospital. J Extra Corpor Technol，2012，44（3）：98-103.

4. Cannata A，Botta L，Colombo T，et al. Does the-

cardioplegic solution have an effect on early outcomes following heart transplantation? Eur J Cardiothorac Surg, 2012, 41 (4): e48-52.

5. Lima ML, Fiorelli AI, Vassallo DV, et al. Comparative experimental study of myocardial protection with crystalloid solutions for heart transplantation. Rev Bras Cir Cardiovasc, 2012, 27 (1): 110-116.

第十六章　体外循环中的脑保护

第一节　体外循环心脏手术围术期脑缺血危险因素及预防措施

【术前危险因素的评估】

1. 高龄　为最重要的术前危险因素。

2. 术前存在中枢神经系统缺血性病史。

3. 颈动脉和（或）椎动脉狭窄。

4. 高血压　高血压是脑梗死和脑出血的主要危险因素。

5. 糖尿病　糖尿病患者发生卒中的相对危险性升高 $1.8 \sim 6.0$ 倍。

6. 长期吸烟。

7. 主动脉钙化和粥样斑块。

【CPB 术中引起脑缺血的危险因素及预防】

一、血流动力学的影响

1. 围术期血流动力学的波动可导致脑缺血和脑出血。

2. CPB 中最适 MAP 自主循环期间应尽量维持患者血压在术前的正常范围。

（1）CPB 中高龄及长期高血压病患者 MAP 应维持在较高水平（60mmHg 以上）；老年合并长期高血压和脑动脉硬化的患者应避免血压的急剧升高，急剧波动的血压可诱发脑出血。

（2）小儿脑血流对灌注压的依赖性较弱，但当 MAP 低至 25mmHg 时，一定要保证静脉引流通畅，使脑灌注压（MAP-CVP）> 25mmHg。

二、呼吸和血气管理

1. 动脉血 CO_2 分压（PCO_2）的变化直接影响脑血流，过度通气可使脑血管痉挛导致脑缺血。PCO_2 在正常范围内每增加 1mmHg，脑血流增加 $1\sim2ml/(100g \cdot min)$。

2. CPB 中血气管理方法概括有三种：pH 稳态法、α 稳态法、pH→α 稳态法。有关血气管理方法在临床上的应用争论仍较大，目前主要观点认为：在浅、中度低温 CPB 中宜采用 α 稳态；在 DHCA 期间 pH 稳态法似乎更佳；在 DHCA 中用 pH 稳态能使降温更均匀，而复温时 α 稳态更能减轻细胞内酸中毒的发生。

三、固体和气体栓塞

1. 固体栓子　主动脉根部的操作，包括分离、主动脉荷包、插管、阻断及上侧壁钳等均可引起粥样硬化的斑块脱落导致栓塞。

2. 血液微栓 CPB中如抗凝不足或在深低温时血液稀释程度不够，易形成血小板微栓。术前存在左房血栓或黏液瘤的患者，术中应仔细行心内冲洗。在夹层动脉瘤的患者，有时瘤体侵犯头臂血管并在夹层内形成血栓，粗暴的操作和分离可导致血栓脱落。在先天性心脏病手术后，用于矫正心内畸形的人工材料上有时可形成血栓。

3. 气体栓子

（1）分为微栓和大气泡栓子，气体微栓主要来自CPB管路，而大气泡则主要来自心内排气不充分。

（2）存在左右交通的心脏病患者如遇右房压高于左房压时，右房的气体可通过交通进入体循环动脉系统。

（3）从CPB回路中若经四联三通快速加入含有大量气体的药品、液体，或因腔静脉荷包不严等原因导致长时、大量气体随静脉回流，储血罐将无法完全祛除产生的气泡，这将增加回路中的气栓数量。

（4）在TEE的监测下仔细的心内排气和在气栓形成的高峰时间（如开放升主动脉和快速心内还血时）减少CPB流量使脑血流占全身血流的比例减少，可有助于减少脑气体栓塞的发生。

四、温度

1. 深低温对机体的影响 低温是预防脑缺血性损伤的最有效方法之一，浅低温（32～

34℃）即可阻断兴奋毒性级联瀑布反应，从而对脑保护产生深远的影响，但临床许多急危重复杂病变常需深低温停循环或低流量下完成，深低温对机体可产生巨大影响：

（1）凝血机制障碍；

（2）降温和复温时间的延长导致的 CPB 时间延长；

（3）降温和复温的不均匀导致的脑血流和代谢不匹配；

（4）深低温时氧离曲线严重左移导致的组织利用氧障碍。

2. 目前临床就深低温体外循环的处理对策

（1）选择性脑部低温以缩短降温和复温时间。

（2）均匀地降温和复温以防止脑血流和代谢不匹配。

（3）需要全身停循环的患者采用选择性脑灌注（包括脑逆行灌注、右腋动脉单侧选择性灌注或无名动脉和左颈总动脉联合灌注）。

（4）在深低温时应用 pH 稳态的血气管理，增加脑血流。

3. 复温　在常规复温过程中，鼻咽温度与颈静脉窦血温之间可相差 2~3℃，也就是说当复温或在常温 CPB 中主动保持鼻咽温度在 37℃时脑组织温度可达 40℃。糖尿病患者脑高温将使神经精神并发症发生率大大增加。梯度复温、缓慢匀速复温以及在复温时水温设定低于 39℃有助于避免脑高温上述现象的发生。

第二节　体外循环围术期神经精神评价手段

【术前早期监测】

（一）高危因素

年龄>70岁、高血压、糖尿病、既往脑血管意外和颈动脉杂音是体外循环术后神经精神并发症的五个高危因素，已得到了广泛的认同。必须明确术前脑部异常对术后并发症的影响，也必须明确术后脑部异常是否与手术有关。对手术患者术前进行详细的调查是术后正确分析的基础，是至关重要的影响因素。

（二）脑血流

在临床体外循环术中测定脑血流量（CBF）和脑氧代谢率（$CMRO_2$）的经典技术主要有两种：133Xe清除法和Kety-Schmidt技术。133Xe清除法适于测定局部脑血流；Kety-Schmidt技术是一种测定全脑血流的技术。

（三）视网膜荧光素造影（RFA）

在CPB中注射荧光素染料使视网膜显影，在不同的时间点进行拍摄，可观察到微栓产生的变化过程。

【术中监测】

（一）脑电活动

1. 脑电图（EEG）　EEG对脑电活动的监测是评价体外循环术后神经精神改变的不可缺

少的手段。但脑电图本身存在不少问题限制着它的应用。

2. 诱发电位（EP）　EP 通过刺激后观察整个神经传导通路的电位变化，从而在功能与解剖双方面和 EEG 达到了互补。EP 主要有视觉诱发电位（VEP）、脑干听觉诱发电位（BAEP）、体感诱发电位（SSEP）三种，SSEP 在体外循环中应用较多。

（二）脑血流的测量技术

1. 133Xe 清除法和 Kety-Schmidt 技术见术前监测部分。

2. 经颅多普勒声技术（TCD）　通过测定大脑中动脉血流速率（MCA-V）可直接提供对脑灌注流量的定量评估，是持续评价脑血流动力学的唯一有效的方法。TCD 可指示血流的存在和方向，反映血流-代谢耦联及血管阻力的变化，并可精确定量地监测包括微栓在内的栓子的发生；尽管它在许多方面仍需完善，但仍不失为一项有价值的监测手段。

（三）脑氧代谢

1. 颈静脉血氧饱和度（$SjVO_2$）测定　$SjVO_2$ 能够对脑部氧合提供参考，但仅限于对全脑的氧合的检测，不能体现局部氧供情况。测定 $SjVO_2$ 可指示脑氧合是否足够，$SjVO_2$ 的变化可反映 CBF 和 $CMRO_2$ 的改变。降温时 $CMRO_2$ 下降，$SjVO_2$ 上升，复温时 $CMRO_2$ 上升，氧摄取下降，$SjVO_2$ 下降。

2. 近红外光谱分析技术（NIRS）　通过探

测脑组织中近红外线的吸收和反射即可提供对局部脑组织氧合（rSO_2）的评价。NIRS 能潜在提供一种持续、无创经皮评价局部脑氧合的方法。NIRS 对温度、二氧化碳分压和血细胞比容的改变很敏感，同样的对体外循环流量的停止和恢复也很敏感。

（四）其他

1. 主动脉扫描（Arotic Scanning）围术期主动脉扫描是为了在进行主动脉操作前探知粥样斑块的存在。

2. 栓子分类　利用超声技术能够确定并且对栓子计数，也能够区别是气栓还是固体栓子。

【术后评价】

（一）神经学检查（Neurologic Examination，NE）

是临床上判定有无神经精神并发症的重要依据。

标准化神经功能检查评分和认知功能测验通过定量得分并进行统计学分析可对患者或实验动物的神经精神功能状态包括细微改变进行精确的定量评估，使临床神经精神检查更趋完善。

（二）放射影像学检查

1. 磁共振成像（MRI）。

2. 磁共振波谱分析技术（MRS）。

3. 计算机体层摄影（CT）。

4. 发射型计算机化断层显像（ECT）。

（三）生物化学标志物（Biochemical Markers，BMs）

1. 乳酸　乳酸可以反映脑无氧代谢和脑缺血，但不是脑细胞破坏的生化标志物，很少作为临床常规检查。

2. 肌酸磷酸同工酶BB（CK-BB）　正常情况下，脑特异性的CK-BB在血中或脑脊液（CSF）中不能检出且不能通过完整的血脑屏障（BBB）；然而，当脑损伤后，CSF中浓度增加，严重脑损害后在血中亦可检出。

3. 神经元特异性烯醇化酶（NSE）　NSE具有一定脑特异性，局限于神经元的糖酵解酶（它同时作为肿瘤的BM，所以并非完全脑特异性）。

4. S-100蛋白　由于S-100蛋白的脑特异性，近年来逐渐被用于评价体外循环术后的神经精神功能状态。尽管S-100蛋白应用于心脏术后神经系统损害的监测时间不久，但很可能将会成为一个具有高度敏感性、特异性的中枢神经系统功能状态的BM。

5. 髓鞘质碱性蛋白（MBP）　MBP曾经是神经外科常用的一种BM，由于其在心脏外科中尚缺乏足够的检验和应用，故其在评价体外循环围术期神经功能中的价值尚不能肯定。

（四）病理学

病理学检查有助于我们对脑损伤的理解，由于取材的限制，临床应用可能性很小。

第三节　神经系统保护的措施

【药物保护】

（一）一般神经保护剂

1. 钙离子通道和钙离子拮抗剂　尼莫地平是临床最广泛应用的神经保护剂。主要的药理作用：①能增加正常和脑缺血动物局部脑血流，无盗血现象，一般伴有不同程度的血压下降；②对全脑和局灶性缺血后神经元有防止其凋亡的作用。但也有研究表明，尼莫地平无论口服或静脉给药对缺血性卒中的治疗效果还不能肯定。

2. 氧自由基清除剂　自由基清除剂理论上可保护脑缺血损伤。已有动物实验证实有效的自由基清除剂有：谷胱甘肽过氧化物酶、CuZn-SOD、Mn-SOD、过氧化氢酶、维生素E、甘露醇、Euk-134，Tirizalad 等。潜在临床治疗作用的药物有超氧化歧化酶（SOD）、维生素 E、谷胱甘肽、Lazoroid、铁螯合剂及一种旋转捕获制剂 phenyl-t-butgl-nitrone（PBN）。

3. 抗细胞凋亡剂　导致细胞凋亡的最后通路也成为人们的干预和治疗目标，中度一过性脑缺血后脑梗死可以一个非常缓慢（数天）的方式发生，提示抗细胞凋亡的干预可能有一个较长的治疗窗口。

4. 抗白细胞黏附分子抗体　多种抗白细胞黏附的抗体可减轻脑缺血时的神经损伤。内皮细胞黏附分子-1（ICAM-1）的单克隆抗体在临床小样本的观察中起到很好的效果。给予白介素-1（IL-1）受体拮抗剂可缓解缺血性脑损伤。

5. 神经营养因子　碱性成纤维生长因子（bFGF）、胰岛素样生长因子、脑源性神经营养因子和成骨蛋白 I 对神经再塑有明显作用。

6. 一氧化氮合酶（NOS）抑制剂　7-硝基吲哚可特异性阻止神经元 NO 合成，且不影响血管舒张，因此是一种有治疗价值的一氧化氮合酶抑制剂。

（二）脑特异性的抗兴奋毒性措施

1. 兴奋性氨基酸（excitatory amino acid, EAA）受体拮抗剂类　当今研究最多的是修饰谷氨酸的药物。阻断 N-甲基-D-天冬氨酸（NM-DA）受体可降低钙离子内流从而减轻神经元损伤。这些药物包括 cerestat（CNS1102）、selfotel（CGS19755）及 eliprodil。cerestat 的 II 期临床试验表明可能有一定疗效，并且无过多的副作用，已开始 III 期临床试验。

2. 谷氨酸释放抑制剂

（1）钠通道拮抗剂：抗癫痫药物包括苯妥英（phenytoin）、磷酸苯妥英（fos-phenytoin）均为 Na^+ 通道拮抗剂，能减少缺血神经元残余能量的需求，推迟缺氧后导致的细胞膜去极化，因而增加对缺氧的耐受。

（2）拉莫三嗪及其衍生物 BW619C89：作用于突触前电压敏感性钠通道，选择剂量的 II

a 期临床试验已经结束，而Ⅲ期随机对照临床试验正在进行之中。

（3）Lubeluzole：其为苯并噻唑衍生物，能防止细胞外谷氨酸浓度增高，使半暗区神经元兴奋性恢复正常并抑制谷氨酸诱发的与一氧化氮有关神经毒性。

（4）阿片类拮抗剂：纳洛酮能改善实验性脊髓损伤的恢复，因而支持激活阿片类受体可能造成神经损伤的假说。

3. γ-氨基丁酸（GABA）增强剂 GABA受体激活后，能调节缺血后兴奋性氨基酸毒性导致的神经元死亡的连锁反应。联合应用谷氨酸盐三种受体的拮抗剂不仅可减少每种药物的用量和副作用，还可增强其疗效。如在使用谷氨酸盐受体拮抗剂的同时通过低温、应用电压依赖性钠通道阻断剂或 GABA 受体激动剂以减少谷氨酸盐的释放将起到更好的治疗作用。

一、低温

脑的温度每下降1℃，脑的基础代谢率下降 6%~7%，低温是预防脑缺血性损伤的最有效措施之一，低温条件下脑对缺血的耐受时间呈不成比例的延长，低温对脑保护的这种放大效应除与降低脑代谢有关外，还包括：①降低代谢、氧耗和延缓 ATP 耗竭；②抑制兴奋性氨基酸及神经递质释放；③减慢自由基与脂类氧化链锁；④减轻酸中毒和乳酸堆积；⑤抑制异常离子流产生。

二、选择性脑灌注

（一）顺行性脑灌注法 （antegrade cerebral perfusion，ACP）

通过用左颈总动脉或无名动脉进行单侧脑灌注方法进行脑保护。该方法简单实用，脑保护作用确切、可靠，但术前必须检查患者有无严重脑动脉狭窄和是否有完整的 Willis 基底动脉环。

（二）经上腔静脉逆行脑灌注 （retrograde cerebral perfusion，RCP）

RCP 最初是用来排除体外循环中大量的气体栓子，后来被用于 DHCA 中的脑保护，虽然大多数认为该方法不失为目前比较先进的一项技术，但也有不同的观点。

三、血气管理方式

在低温状态下，维持 pH 和 $PaCO_2$ 在什么水平一直存在两种观点：pH 稳态法和 α 稳态法。传统的观点认为在 DHCA 期间 pH 稳态法能增加皮质下血流、增加皮质氧供、改善脑温，优于 α 稳态法；还有人认为在 DHCA 中用 pH 方式能使降温更均匀，而复温时 α 稳态更能减轻细胞内酸中毒的发生。

四、脑保护液 （cerebroplegia）

对脑保护液的研究目前还仅限于动物实验阶段。主要指在停循环期间采用不同的插管部位行灌注，起到脑部持续灌注的作用。脑保护液的最大意义在于对脑部提供持续血供，各种添加的成分对脑的保护作用还有待进一步证实。

参考文献

1. Hammon JW. Brain protection during cardiac surgery：circa 2012. J Extra Corpor Technol，2013，45（2）：116-121.

2. Gaynor JW，Stopp C，Wypij D，et al. Neurodevelopmental outcomes after cardiac surgery in infancy. Pediatrics，2015，135（5）：816-825.

3. 龙村，李景文. 阜外心血管体外循环手册. 北京：人民卫生出版社，2013.

4. 龙村，于坤，李欣. 体外循环学. 第 2 版. 北京：人民卫生出版社，2017.

5. Alston RP. Brain damage and cardiopulmonary bypass：is there really any association? Perfusion，2011，26 Suppl 1：20-26.

第三篇
不同病种体外循环
操作

第十七章 先天性心脏病的体外循环

第一节 婴幼儿体外循环管理的特点

【术前访视患者】

1. 一般情况 包括年龄、体重、身高及实验室检查。特别注意患儿是否存在贫血、低血钙、低蛋白血症等。

2. 心功能的评估 婴幼儿很难根据体力活动、耐力估测心功能。其心功能不全临床表现为发育迟缓，生后 2~3 个月既出现呼吸困难，苍白多汗，喂养困难，吮乳无力，烦躁不安，活动后气促发绀等。

3. 发绀患儿是否有缺氧发作，法洛四联症最为常见。

4. 是否存在反复呼吸道感染的病史 若反复呼吸道感染，提示有大量左向右分流。

5. 食物或药物过敏史 尤其是对海产品过敏患儿术中发生鱼精蛋白过敏的可能性高，避免术中应用可能导致过敏的抗生素预防感染。

【物品准备】

1. 人工心肺机 婴幼儿转流中总流量低，

要求体外循环机体积小，精度高，能精确控制流量。易于操作，使用安全。通常婴幼儿体外循环需要5~6个泵才能满足术中需求，因此多泵头是婴幼儿人工心肺机选择的一个参考因素。

2. 氧合器　选择预充量小，气体交换性能好，血液破坏轻的人工氧合器是婴幼儿体外循环所必需的。选择依据通常是根据氧合器推荐的最高流量，要求预计术中最高泵流量不能超过最高推荐流量；预充量也是一个选择指标，要求氧合性能高、静态预充量小。

3. 管道包　选用内径1/4或3/16英寸的动静脉管道。人工材料应具有良好的生物相溶性，管道内壁光滑。管道长度尽可能短，以减少预充量。表17-1是阜外医院设计的适用于不同年龄体重患儿的体外循环管道包参数。

表 17-1　阜外小儿体外循环管道包相关参数

名称	泵管	静脉管	动脉管	左右心吸引管	静态预充量	适用体重范围
婴儿 D	1/4	1/4	3/16	5/32	170~200	~10kg
婴儿 C	1/4	1/4	1/4	5/32	200~250	~15kg
婴儿 B	5/16	1/4	1/4	5/32	250~300	~22kg
婴儿 A	3/8	3/8	1/4	1/4	~400	~35kg
儿童包	3/8	3/8	3/8	1/4	~600	~45kg

注：单位：英寸，ml

4. 动脉微栓　在婴幼儿手术中低预充、高流量、低阻力的高性能动脉微栓滤器成为优选耗材。动脉微栓整合型氧合器不仅可以减少预充量，而且可以减少血液异物表面反应。

5. 动静脉插管　插管的选择需要考虑两方面的因素，一是患者体重（表 17-2），这是关键因素；二是结合患者的畸形特点和手术方式。基本原则是在保证引流和流量的基础上越细越好。

表 17-2　阜外医院婴幼儿体外循环
动静脉插管的选择

体重（kg）	主动脉插管	直头静脉插管	直角静脉插管（上腔静脉）
<3.0	8F	12F/14F	10F
3.5	8F	12F/14F	10F
4.0	8F	12F/14F	10F
4.5	8F/10F	14F/16F	12F
5.0	10F	16F/18F	12F
5.5	10F	16F/18F	12F
6.0	10F	16F/18F	12F
6.5	10F	16F/18F	12F
7.0	10F	18F	12F
7.5	10F	18F	12F
8.0	10F	18F	12F
8.5	10F	18F	12F
9.0	10F/12F	18F/20F	12F
9.5	12F	18F/20F	12F
10.0	12F	18F/20F	12F/14F
10.5~15	12F/14F	18F/20F/22F	12F/14F

6. 超滤器 目前婴幼儿心脏手术中人工超滤器的使用已经成为常规，被用于术中超滤（CUF）、零平衡超滤（ZBUF）和改良超滤（MUF）。是围术期控制患儿液体出入量非常有效的措施之一。

7. 负压辅助静脉引流（vaccum assisted venous drainage，VAVD） VAVD 顾名思义就是通过负压吸引的方法增加静脉引流从而改善因插管管路偏细而导致的静脉回流不畅。VAVD 的使用应该建立在一定培训基础之上，以免发生进气、血液破坏及回流室污染等不良后果。

【婴幼儿体外循环预充】

在婴幼儿体外循环预充过程中，不仅涉及预充液的选择、预充液的调整、保温，而且需要主要从以下几个方面考虑去优化体外循环预充。

（一）预充液

1. 晶体液 以勃脉力 A 为代表的复方电解质溶液（第三代晶体液）属于仿细胞外液型平衡液，钾、钠、钙、镁、氯等重要离子浓度与正常细胞外液浓度相似，适用于临床大量使用，通常为 150~250ml，甚至更少。

2. 乳酸林格液 由于婴幼儿肝功能不健全，对乳酸盐的代谢能力受限，所以最好避免使用含乳酸盐的液体。在没有复方电解质溶液的单位可以考虑应用于婴幼儿预充。

3. 胶体液 常用的人工胶体液主要万汶

和血定安（佳乐施）以及国产的胶体液。目前普遍的观念是人工胶体可以应用但用量有限制，危重婴幼儿及新生儿及长时间体外循环手术建议首选人血白蛋白为佳。

4. 血液制品

（1）库存红细胞：为了维持术中合适的血红蛋白浓度，库存红细胞（RBC）可作为婴幼儿体外循环预充液。将库存红细胞预充前进行洗涤处理可以减少代谢产物的不利影响，对于新生儿及婴幼儿更有意义。

（2）新鲜冰冻血浆：为控制术后出血的首选血液制品。有研究报道血浆预充与人工胶体预充对比患儿术后恢复无任何差异。

（3）人血白蛋白：伴随体外循环一次性耗材涂层技术的应用，目前补充白蛋白的主要以维持蛋白浓度、保持术中胶体渗透压、减轻组织水肿为目的。

5. 预充液的调整与保温　原则上希望预充液内环境越接近机体内环境越好。可通过对充分混合的预充液行血气检测，而后根据检测结果调整预充液成分尽量接近正常。另外，提倡体外循环开始前对预充液保温至 35℃，以减少预充液对婴幼儿的刺激和影响。

（二）血液稀释

婴幼儿体外循环中血细胞比容（Hct）维持在 25%～30%，以轻度到中度血液稀释为宜，不同温度下的血液稀释度见表 17-3。

表 17-3　不同温度下的血液稀释度

Hct（%）	温度（℃）
28~30	浅低温（30~34）
24~27	中低温 1（28~30）
21~24	中低温 2（24~28）
H~20	深低温（21~24）

（三）血浆胶体渗透压（COP）

体外循环中维持理想的胶体渗透压对减少血管内液体外渗，减轻组织水肿有重要意义。3 岁以下婴幼儿 COP 通常在 15~18mmHg，3 岁以后渐接近成人，6 岁以后达到成人水平。婴幼儿体外循环中 COP 可接近术前水平或保持术前 COP 的 60% 左右，体外循环结束后可以利用改良超滤技术（MUF）将 COP 快速提高到术前水平。

（四）酸碱、电解质的纠正

将预充液成分调整至生理水平对婴幼儿十分必要。通常预充库血或血浆 200ml，需加入 5% 碳酸氢钠 10ml，10% 硫酸镁 1ml，10% 葡萄糖酸钙 1ml。

【体外循环中的监测】

（一）心电图

观察患儿的心电表现，判断。心肌血流阻断过程中心肌保护是否满意，以及心脏复苏后是否有传导阻滞，心肌缺血性改变等。

（二）平均动脉压（MAP）

体外循环的初始阶段，由于血液稀释使

全血黏度降低、血管扩张、血浆儿茶酚胺水平降低等因素，常出现动脉压力下降，发绀患儿尤为突出。非发绀患儿 CPB 期间 MAP 通常维持在 30~50mmHg；发绀患儿由于侧支循环建立，左心回血问题可适当再维持低一点，以减少左心回血、提供清晰术野同时有利于术中心肌保护。

（三）中心静脉压（CVP）

静脉引流通畅，CVP 通常为 0 或负值，如果表现异常增高必须找到原因并做相应处理。

（四）灌注流量

对婴幼儿来说，灌注流量较灌注压力更有意义。在不同温度下根据混合静脉血氧饱和度（SvO_2）调整灌注流量，将 SvO_2 维持在 65% 以上，复温期间尽量保持在 50% 以上。不同温度下推荐的灌注流量见表 17-4。

表 17-4　婴幼儿不同温度下灌注流量

温度范围（℃）	流量推荐（CI）[$L/(m^2 \cdot min)$]	流量推荐（体重）（ml/kg）
浅低温（30~34）	2.8~3.0	100~120
中低温 1（28~30）	2.4~2.6	80~100
中低温 2（24~28）	2.0~2.4	60~80
深低温（18~24）	0.8~1.2	50~60

新生儿正常浅低温时体外循环灌注流量可以达到 150~200ml/（kg.min）。

（五）温度

非发绀先天性心脏病患者，一般采用浅低

温，鼻咽温 30~34℃。发绀型先天性心脏病患者，根据术中左心回血情况采用中低温或深低温。推荐能不低温就不低温、能不停循环就不停循环的原则。

（六）酸碱平衡

婴幼儿体外循环中血气分析结果常呈现轻度代谢性酸中毒。转流中血乳酸水平的检测，可直接反映组织灌注情况，但要强调其动态变化。当出现严重代谢性酸中毒时，血乳酸水平持续渐进性升高。首先提高灌注流量，适量应用碱性药物。若 $SvO_2>80\%$，可适量应用血管扩张药；如硝酸甘油、酚苄明等以改善微循环，从而增加组织对氧的摄取和利用。

（七）电解质

1. 血钾平衡　先天性心脏病患儿术前体内通常不缺钾，体外循环过程中通常不需补充钾离子。若需要补充应谨慎，因为婴幼儿对高钾的耐受性差，易引发心律失常。

2. 血钙平衡　婴幼儿低血钙可使心肌收缩无力，血管张力下降，血压降低。为预防心肌缺血再灌注损伤，体外循环中钙离子应维持在 1.0~1.2mmol/L。复苏后 5~10 分钟补充钙使其达生理高限。

3. 血清镁平衡　由于预充成分不含镁离子，所以体外循环中血清镁明显降低。通常转机开始后预充 0.6ml/kg 的 10%硫酸镁以补充预充液中的低镁，根据手术时间的延长镁离子的代谢消耗可以在复温后再给予一次相同剂量。

（八）尿量

尿量监测可间接反映组织灌注是否充分。转中尿量不少于 $1\sim2ml/(kg\cdot h)$。婴幼儿体外循环中常规应用利尿剂，通常给予呋塞米 $0.5\sim1mg/kg$。

（九）左房压（LAP）

术后放置左房测压管，既可反映左心功能、指导术后补充血容量，同时评估畸形矫正情况。正常左房压水平 $6\sim12mmHg$。

【体外循环的管理】

一、浅低温高流量灌注

适用于非发绀型先天性心脏病，温度可控制在 $30\sim33℃$，给予高流量灌注，转流中婴幼儿 MAP 维持 $30\sim50mmHg$。根据血气分析结果调整通气量、酸碱平衡及电解质。

二、中低温低流量灌注

1. 温度

（1）体外循环的降温过程各脏器存有差异。以脑温变化最迅速，腹腔脏器变化较慢。

（2）发绀患者由于上半身侧支循环丰富，下半身血流较少，直肠温度下降缓慢。

（3）体外循环降温过程应为渐进性的，水温从 $30℃$ 开始，缓慢降温，鼻咽温与直肠温差不超过 $5℃$，可使血流分布均匀，避免心肌冷挛缩，腹腔脏器和下半身缺血缺氧。

（4）复温过程中，保持水温与血温差在8℃内，缓慢复温有利于缩小中心与外周的温差，使温度上升更均匀，同时有利于偿还氧债，保护重要脏器功能。

2. 流量

（1）通常灌注低流量可降至 50～80ml/（kg·min）[1.2～2.0L/（m² · min）]。

（2）中低温低流量灌注最重要的问题是如何避免脑缺血缺氧。

（3）鼻咽温 24℃，灌注流量 50～80ml/（kg·min），低流量持续时间在 45 分钟内是安全的。应维持混合静脉血氧饱和度不低于 60%，脑氧饱和度不低于 50%。

3. 灌注压力

（1）发绀型先天性心脏病手术的体外循环初期低血压很常见，MAP 可降至 20～30mmHg。血压降低的原因为：血液稀释使全血黏滞度下降；血中升压物质浓度降低；低温致使血管张力减弱；婴幼儿血管壁薄，动脉管腔口径大，血管顺应性大。

（2）这种低血压是否需要处理，一直为人们所关注，经验认为若 MAP 低于 30mmHg，持续 5 分钟以上，可给予少量血管活性药物，阜外医院目前通常给予甲氧明 0.5～1.0mg/次或去甲肾上腺素 8～16μg/次，效果不满意可重复给药。低流量过程中 MAP 应大于 20mmHg，开放升主动脉心肌血流恢复后，MAP 应维持在 30～50mmHg。

三、深低温上半身选区域灌注下半身停循环

伴随体外循环技术条件的提升和对复杂心脏畸形的深入认识，深低温选择性区域灌注结合下半身停循环的体外循环方法逐渐在主动脉弓手术中应用并得到推广，其技术要点在于：

1. 温度　鼻咽温24℃，直肠温28℃。

2. 下半身停循环时间可以延长至45分钟；无名动脉选择性区域灌注30~50ml/（kg·min）。

3. 血液稀释度Hct21%~24%。

4. 复温后加入库血、滤水、利尿，提高Hct达到30%以上。

5. 甲基强的松龙30mg/kg。

6. 甘露醇0.5~1.0g/kg。

【婴幼儿体外循环的几个热点】

（一）心肌保护

婴幼儿心肌保护特点：①心肌停跳液中钙离子浓度建议维持在0.5~0.6mmol/L，浓度过高可使心肌张力增高，不利于心肌保护；②冷血停搏液可向心肌供氧及代谢底物，减轻心肌水肿，保护心肌收缩功能。临床应用1∶1或2∶1（血∶晶体液）则效果最好；③在低温情况下，心肌电机械活动停止，不宜多次灌注停跳液，以免加重心肌组织水肿；④灌注压力不宜过高，避免高压对血管内皮的损伤；⑤灌注时应充分引流，避免心脏膨胀对心肌的过度

牵拉。

（二）体外循环后水肿的预防措施

1. 体外循环中血浆 COP 维持在术前水平。

2. 选用肝素涂抹的物品，大剂量激素及乌司他丁减少炎性介质释放。

3. 保持静脉引流通畅。

4. 加强液体排出：①保证肾脏良好的灌注；②通常给予呋塞米 5～10mg；③滤水器或改良超滤。

（三）婴幼儿体外循环中的肺保护

婴幼儿体外循环后肺部并发症尤为突出，预防措施包括：术前注意肺部炎症的治疗；发绀患儿注意肺血管的发育；选择生物相容性好的体外循环用品；有效的左心减压；药物保护如：甲基强的松龙 30mg/kg、乌司他丁 2 万单位/kg、654-2 2mg/kg 以及人工合成的肺泡表面活性物质。

（四）毛细血管渗漏综合征（capillary leak syndrome，CLS）

为婴幼儿术后常见的并发症之一。其相关因素包括：术前营养不良、贫血、低蛋白血症、低钙血症。术中静脉引流不畅，血浆胶体渗透压降低，炎性介质所致毛细血管通透性增加，长时间奢侈性灌注，体外循环时间大于 2 小时，术后畸形矫正不满意，左心发育不良，低心排综合征，容量负荷过重等。除上述因素外，年龄幼小及转流中炎性所致毛细血管通透性增加为最主要因素。

第二节　特殊病种的体外循环管理

【右室肺动脉连接（Sano）手术】

Sano 手术是有些肺动脉闭锁患儿的姑息手术，是通过外管道建立肺动脉闭锁患儿右心室到肺动脉之间的通道，达到增加肺血流、促进肺血管发育、为根治手术做准备的目的。通常在并行循环下进行，即行升主动脉和右心房插管建立体外循环。保持心脏持续空跳，温度控制在鼻咽温 34℃ 左右，根据事实氧耗监测随时调整流量供应。心脏畸形存在左右心腔间异常交通，未阻升主动脉的情况下，要特别注意心脏进气，以免发生冠脉气栓或重要脏器气栓，维持足够的灌注压力，使主动脉瓣处于关闭状态。因术中需要切开右心室，为了避免心脏进气通常切开前适当还血使心脏处于半充盈状态，切开后立即用 Foli 导尿管临时封堵右室流出道，而后可以静脉充分引流使心脏空跳，实现术野无血同时心脏不会进气。由于患者体温较高，特别注意灌注流量和灌注压力，保证组织足够的氧供，避免由于灌注流量不足或灌注压低而造成机体缺氧和重要器官的功能受损。

【主动脉弓中断合并心内畸形一期矫治术】

主动脉弓的某个部位缺如或闭锁，几乎都

合并未闭的动脉导管，室间隔缺损也是常见的并发症。体外循环方法包括深低温停循环、上下半身分别灌注和近年采取深低温上半身区域性灌注+下半身停循环的方法。以单泵双管上半身区域性灌注下半身停循环为例介绍具体措施如下：

1. 插管部位　动脉插管包括升主动脉和肺动脉经动脉导管至降主动脉，常规上、下腔静脉插管。

2. 动脉灌注流量分配　正常成人一般上半身占灌注总量的 1/3，下半身为灌注总量的 2/3。但对主动脉弓中断的患者，应根据中断部位的不同，分配调节上、下灌注的流量，否合理满意需要参照以下指标：

（1）如同时进行上、下肢直接动脉内测压，转流中上下肢 MAP 应接近。

（2）下腔静脉引流量应多于上腔静脉。

（3）全身皮肤颜色一致。

（4）尿量不少于 1.0ml/（kg·h）。

3. 上半身区域性灌注部位为右上肢和脑部，通常鼻咽温 25～28℃，灌注流量可维持在 30～50ml/（kg·min），$S_vO_2 > 60\%$，上肢 MAP40～50mmHg。

4. 主动脉弓中断修复后恢复全身循环需要通过升主动脉插管完成全流量灌注，因此选择主动脉插管时不仅要考虑升主动脉动脉和无名动脉粗细，而且要关注满足后期全身灌注的需求。

【重症法洛四联症】

体外循环特点：

（1）合理适度的血液稀释极为重要，稀释后血细胞比容在 27%～30%左右为宜，必要时可采取转流前通过静脉系统放血 10～15ml/kg。

（2）维持适当的胶体渗透压，婴幼儿采取纯胶体预充，使 COP 维持在术前水平。目前临床血浆预充已经较少应用。

（3）体外循环采取深低温低流量灌注，具体操作是在鼻咽温 22～25℃，直肠温 25～28℃，动脉灌注流量在保证手术野清晰的前提下，求高避低。混合静脉血氧饱和度不低于 60%。脑氧饱和度不低于 60%。MAP 维持在 20～30mmHg。

【动脉导管未闭手术】

某些特殊的窗型粗大 PDA 可能需要在婴幼儿期在体外循环下进行闭合。

体外循环转流开始即快速血液降温，同时建立左心引流，防止降温过程中心率减慢或心室纤颤所致急性肺循环高压。降温期间切开肺动脉，术者用其示指堵住动脉导管在肺动脉的开口，阻断血液分流，以防大量血流灌入肺而引起术后肺部并发症。鼻咽温降至 25℃，动脉灌注流量降至 5～10ml/（kg·min），此时主动脉侧不断有少量血液自导管开口溢出，防止空气进入主动脉。动脉微量灌注通常 5～10 分钟。导管闭合完成后，逐渐恢复动脉灌注流量，待术者确定闭合完毕，给予高流量灌注以偿还氧债。待 SvO_2 上升至80%后，开始复温。

主动脉微量灌注期间，要严格控制微量灌注时间不超过15分钟。到时间需要外科再次堵住导管肺动脉侧开口恢复循环，给予一次再灌注，等到混合静脉氧饱和度达到80%以后再次停循环。主动脉微量灌注前需关闭所有旁路；灌注医师与术者密切配合，根据术野情况及时调整流量，避免空气进入主动脉。

【杂交手术】

又称一站式手术，即将造影检查或治疗与外科手术治疗结合起来，共同为某些复杂先天性心脏病一次性行根治治疗。婴幼儿手术中较常见的侧支丰富的发绀性先天性心脏病，需要在外科手术前封堵粗大的体肺侧支，否则术中回血严重影响手术术野、术后肺血过多导致肺部渗出、左心前负荷过重等的发生，将直接危害患儿术后的康复。此类手术体外循环需要随时做好应急准备，因封堵侧支血管后肺血可能会减少，机体氧供缺乏极可能导致缺氧发作。其次，术中即便封堵了侧支，因全身肝素化，左心回血依然很多，需要准备好额外的术野吸引装置，阜外医院通常准备两个右心吸引供心外和肺动脉内同时吸引。

参考文献

1. Stiller B, Sonntag J, Dahnert I, et al. Capillary leak syndrome in children who undergo cardiopulmonary by-

pass: clinical outcome in comparison with complete activation and C1 inhibitor. J intensive care med, 2001, 27 (1): 193-200.

2. Shi S, Chen C, Zhao D, et al. The role of plasma gelsolin in cardiopulmonary bypass induced acute lung injury in infants and young children: a pilot study. BMC Anesthesiol, 2014, 14: 67

3. Kim DS, Lee SI, Lee SB, et al. Outcome of inflammatory response after normothermia during cardiopulmonary bypass surgery ininfants with isolated ventricular septal defect. Korean J Pediatr, 2014, 57 (5): 222-225.

4. Alkan-Bozkaya T, Ak evin A, Türkoğlu H, et al. Impact of pulsatile perfusion on clinical outcomes of neonates and infants with complex pathologies undergoing cardiopulmonary bypass procedures. Artif Organs, 2013, 37 (1): 82-86.

5. 龙村, 李景文. 阜外心血管体外循环手册. 北京: 人民卫生出版社, 2013.

6. 龙村, 于坤, 李欣. 体外循环学. 第 2 版. 北京: 人民卫生出版社, 2017.

第十八章 心脏瓣膜手术的体外循环

第一节 瓣膜手术的体外循环

【术前访视】

1. 术前详细了解病史、X 线、心电图、超声等检查，明确诊断。

2. 了解患者心功能状况及全身各重要脏器功能情况。

3. 了解患者的既往病史，是否合并高血压、糖尿病等，控制状况。有无药物过敏史、血栓脱落史等。

4. 对高龄患者要询问有无心绞痛史，疑有冠心病或年龄>50 岁者，术前应做冠状动脉造影检查。

5. 风湿性瓣膜病，风湿活动应控制在 3 个月以上，细菌性心内膜炎应控制在 6 周以上，但难以控制的心力衰竭应行急诊手术。

6. 了解血常规、血型、出凝血时间、凝血酶原时间及活动度、血沉、抗"O"、C 反应蛋白、血浆蛋白、电解质、血糖等是否正常。

7. 注意有无传染性疾病。

8. 发热期、女性患者月经期，应延期

手术。

9. 以下危险因素应充分重视：年龄>65岁；全身状况差；合并肝、肾功能不全、高血压、糖尿病等；心功能Ⅳ级以上，心胸比>0.70，左室射血分数（EF）<30%，左心室舒张末径>75mm，左心室收缩末径>60mm；肺动脉平均压力>75mmHg；全肺阻力>1000dyn/（s·cm²）；合并呼吸功能不全、心律失常及冠心病等。

【体外循环物品准备】

1. 血泵 常规使用滚压泵。对于体重较大，估计手术时间长，血红蛋白高的患者，可选用血液破坏小的离心泵。

2. 氧合器 根据病情、手术方式和时间及体重选择合适的氧合器。

3. 动脉微栓滤器 瓣膜病常合并左心房附壁血栓，在动脉端常规安装微栓滤器。目前有自带微栓滤器的膜式氧合器，预充量较少，可以减少血液稀释。

4. 插管 常规升主动脉、上下腔静脉插管，单纯主动脉瓣手术采用右房插管。二次手术，因胸膜及心包粘连严重，不易游离，难以阻断上下腔静脉，可采用带气囊静脉插管或股静脉插管。如二次手术开胸发生心脏破裂时大出血，可采用股动脉插管，进行紧急输血。主动脉瓣关闭不全者，准备冠状动脉直视灌注管，对心脏扩大明显，心肌严重肥厚或伴有冠状动脉阻塞性病变者，常规经主动脉灌注停跳液效果不好的，可以使用灌装静脉窦逆行灌注管。

【预充】

1. **晶体液**　体外循环常规进行血液稀释，一般维持转中血细胞比容不低于 21%。常规选用的晶体有乳酸林格液，复方电解质注射液等。

2. **胶体液**　预充液里可加入人血白蛋白、血浆及各种血浆代用品提高并维持血浆 COP。选择合适的胶体和用量是控制 COP 的关键所在。一般维持 COP15mmHg 左右，胶/晶比值维持在 1 : (0.6~0.8)。

3. **库血**　重症、体弱、贫血患者可适当预充库血，维持适当的血细胞比容（体外循环中不低于 24%，停机时不低于 27%)。

4. **电解质**　术前强心利尿、术中血液稀释、低温及酸碱平衡的不稳定，均可导致不同程度的电解质紊乱。血液中钾、镁、钙离子的平衡与心功能的维持密切相关。低血钾易发生心律失常，心肌收缩乏力，血管张力降低；低血镁造成心肌兴奋性降低，镁离子与钾、钙离子有协同作用，低钾、低钙血症不易纠正应考虑补充镁离子。镁离子还是钙离子的拮抗剂，抑制钙离子内流，减轻心肌再灌注损伤。

5. **碱性药**　体外循环是一种非生理灌注，微循环灌注不足；血液稀释导致血液携氧能力下降，可能会出现不同程度的代谢性酸中毒，应根据血气结果适当补充碱性药（5%碳酸氢钠）。

6. **其他**　应用抗生素预防术后感染；根

据术中尿量酌情使用利尿药。

【体外循环中的监测】

1. 灌注压　术中经桡动脉或股动脉监测灌注压，维持平均动脉压（MAP）在 50～80mmHg，术前有脑梗或颈动脉狭窄的患者应维持 MAP 在较高的水平。

2. 中心静脉压　体外循环中应为负值或零，是观察静脉引流情况的主要参考值。静脉引流不充分会引起体循环瘀血和脑水肿，应及时与术者和麻醉医师沟通。

3. 泵压　一般小于 200mmHg，如大于250mmHg 时应及时查找原因。

4. ACT　体外循环中必须大于 480 秒，每间隔 30 分复查 1 次，常温下缩短监测间隔时间。

5. 温度　术中连续监测鼻咽温、直肠温、水温和血温。注意血温与水温的温差应小于10℃，复温时水温不得>39℃。

【体外循环管理】

转流开始应逐渐增加动脉灌注流量，静脉缓慢引流，平稳过渡到全流量灌注，维持出入量平衡，防止低血压。主动脉瓣反流患者在前并行期间要适当维持心脏前负荷，并维持心脏的跳动状态，防止由于反流导致的左室充盈过度引起室颤，可以通过适当控制静脉回流并维持满意的 MAP 从而保证足够的冠脉灌注。为防止过度充盈可提前放置左心引流管，达到左室减压的目的。动脉灌注流量应根据 CPB 中温度变化调整，一般维持在 $2.0 \sim 2.8 \text{L}/(\text{m}^2 \cdot \text{min})$，平均动脉压维持在 $50 \sim 80 \text{mmHg}$ 左右。若合并有高血压、动脉粥样硬化，应维持较高灌注压。CPB 初始阶段，易出现短暂低血压过程，首先应加大灌注流量，不急于使用缩血管药，避免影响微循环的灌注。若低血压大于 5 分钟，应适当给升压药提高动脉压，保证重要器官血流灌注。CPB 中后期，常出现高血压现象，应适当加深麻醉或使用血管扩张药物，保证良好的组织灌注，尿量在 $1 \text{ml}/(\text{kg} \cdot \text{h})$ 以上，维持静脉血氧饱和度 65%以上。

瓣膜手术一般采取浅低温，鼻咽温 $30 \sim 31 ℃$，直肠温 $33 ℃$ 左右。

心脏复苏时，鼻咽温应达 $32 \sim 34 ℃$，血温 $37 ℃$，有利于心脏复苏，注意复温时水温与水温温差不得大于 $10 ℃$，水温最高不超过 $41 ℃$。停止机时鼻咽温达 $37 ℃$，直肠温达 $35 ℃$ 以上。

术中定时监测电解质情况，及时调整平衡。注意复苏后补钾不可一次量过大，防止发生室颤。

注意术中血糖变化，血糖 $>200 \text{mg}/\text{dl}$，应给予胰岛素，但防止过量出现低血糖，同时注意补钾。

心肌保护方面应注意：前并行尽快建立左心引流防止心脏过胀。阻断升主动脉后，快速准确灌注停跳液，使心脏快速达到静止状态，缩短室颤时间。心脏停跳液灌注一般经升主动脉根部，主动脉瓣关闭不全者则切开主动脉壁经左、右冠状动脉口直接灌注。心室严重肥厚或合并有冠心病者，可经冠状静脉窦逆行持续灌注。常规采用冷血停跳液（晶∶血＝1∶4）间断灌注。首次灌注量15~20ml/kg，间隔30分钟重复灌注10ml/kg，维持阻断期间心肌电位活动呈静止状态。心肌温度维持在15℃左右，心表面可放置冰屑或冰盐水，复苏时鼻咽温度达32℃~34℃，心肌温度37℃，有利于心脏的复苏。开放升主动脉后，维持平均动脉压60mmHg以上，有利于冠状动脉灌注，必要时可适当使用血管活性药物。防止血压过高，增加心脏的后负荷及氧耗。升主动脉开放后，充分左心引流，防止心脏过度充盈，减少心肌做功，降低氧耗。彻底排除心腔内的气体。尽量缩短心肌阻断时间，减少心肌缺血性损伤。

停机时鼻温应达37℃，直肠温达35℃以上，血球压积达24%以上，对高龄、危重患者血球压积达30%，必要时应在停机前进行人工超滤提高血细胞比容。若在减少流量或停机后出现血压低、左房压升高、心脏胀满，说明心脏还不能支持全身循环，应立即恢复全流量辅助循环，查找原因，纠正不足、调整药物，待平稳后再逐渐减少流量缓慢停机。若出现低心排脱机困难，应及时建立长时间左心辅助。

【复苏困难的处理】

造成心内直视手术心脏复苏困难与多种因素有关，排除手术操作本身的因素，患者心功能差、电解质紊乱、酸碱失衡及术中心肌保护效果不佳是造成术后复苏困难的常见原因。多发生在瓣膜手术，占80%以上，尤其多见于主动脉瓣手术。病程长，心功能差，心脏扩大，尤其是心肌肥厚扩张，对缺氧耐受能力差，停跳液分布不均匀，部分患者还存在不同程度的冠脉阻塞病变，给术中心肌保护带来一定困难。此外，高血钾也是造成复苏困难的主要原因之一。

复苏困难时可以采用再次阻断升主动脉，灌注温血停跳液，可以为已发生潜在缺血性损害的心肌提供充分氧供和代谢底物，并二次冲洗代谢酸性产物，为心脏复苏创造良好条件。具体方法为：半钾温血停跳液经主动脉根部灌注至心肌电活动消失，待3~5分钟开放主动脉，多数可自动复跳，不能自动复跳者，电击除颤易复苏成功。同时，在开放升主动脉前做好左室减压，充分的左心引流可以降低左室内压及张力，减少心室做功。

第二节 各种瓣膜手术的体外循环特点

【主动脉瓣狭窄】

体外循环建立后，升主动脉阻断，肥厚心肌需要充分的心肌保护。一般采用含血心脏停搏液顺行灌注。采用冷血停搏液诱导心脏停搏与开放前温血停搏液终末灌注，可取得较好的心肌保护效果，其理论基础及具体方法见相关章节。在主动脉阻断钳开放前，应保证良好的灌注压，正常的电解质水平，而且心腔内应充分排气。心脏复苏后，肥厚的心肌没有血流阻塞，如果有足够的充盈压，可能产生明显高血压。大部分患者可以较快脱离体外循环，但很多出现高血压表现。为避免高血压对外科缝合的影响，体外循环后并行阶段及脱离体外循环后应控制血压于合适范围，同时还要保证足够的冠状动脉灌注压，避免心肌缺血。

体外循环前心肌缺血或术中心肌保护不充分，可能使体外循环脱机困难。此时心肌顺应性差，收缩无力，应该充分引流，延长辅助循环时间，给心肌充分休息，必要时可转为左心辅助。如果心肌收缩力逐渐恢复，顺应性增加，可逐步停机。左心室容量缓慢恢复到体外循环前水平。当心肌顺应性低下，缺血的状态下，应避免注射钙剂，以免加重缺血细胞"钙超载"现象。如果提高灌注压不能改善心室功能，可采用肾上腺素 [0.03~0.06μg/（kg·min）]，可帮助大部分患者成功脱离体外循环。如果血压满意而心室收缩依然没有很大改善，可使用磷脂酶3抑制剂，如米力农 [0.3~0.5μg/（kg·min）]，促进左心室恢复。必要时，可置入IABP，提高冠状动脉灌注压，减轻左心室后负荷。

【主动脉瓣关闭不全】

主动脉关闭不全患者前并行维持心脏跳动

尤为重要。一旦心脏停跳，大量血液反流心室，心脏高度膨胀造成心肌牵拉伤。维持心跳的方法主要有：保证血流动力学的稳定，避免低温刺激。体外循环开始前应将预充液稍微加温，减轻并行循环期间低温对心脏的影响，防止心脏停搏后主动脉瓣大量反流造成的左心腔压力过大，避免心肌细胞张力性损伤；同时如果血压下降而主动脉插管已插好，可酌情缓慢通过体外循环机给患者少量输液，维持血流动力学稳定。开始体外循环后，应逐步开放静脉引流，将自身循环平稳过渡到体外循环。降温过程应缓慢均匀。整个体外循环过程应保证足够的灌注压。为了避免心脏过度膨胀，及时安装心内引流管也十分重要。如果出现灌注压力（平均动脉压）降低，首先应该调整灌注流量，检查静脉血氧饱和度，而不是考虑采用缩血管药增加外周血管阻力，经处理后如果灌注压力仍然持续低水平才考虑选用作用时间较短，作用点单一的升压药如间羟胺、去甲肾上腺素等。如术前合并有冠心病或高血压的患者，平均动脉压一般维持在 60mmHg 以上。

心肌保护采用主动脉根部冠状动脉直接灌注，维持适当停搏液灌注压力，避免损伤冠状动脉内皮。也可辅以冠状静脉窦逆行灌注。

脱离体外循环需要心腔内良好的排气，维持适当的平均动脉压，稳定的窦性或起搏心律（>80 次/分）。此时心肌可能仍然因为缺血而顺应性不佳，而依赖左心房收缩来维持左心室舒张末容量，因此应缓慢还血，直至肺动脉舒张压达到 10~15mmHg。对肥厚扩张的心脏还血达到最佳收缩效应即可，而不要过度充盈。停机后，根据血流动力学监测指标可继续通过体外循环管路还血。

如果不能脱离体外循环，处理方法基本与主动脉瓣狭窄相同。

【二尖瓣狭窄】

重度二尖瓣狭窄患者因长期心力衰竭，水潴留较为严重。体外循环中因血流动力学的改善，大量的液体回流至体外循环系统，造成血液稀释。及时应用超滤技术，排除机体潴留水。此类患者因长期心力衰竭用了大量的强心利尿药，机体的钾储备低，积极的补钾，使血钾维持在正常高限，有利于患者的康复。

良好的心脏停搏液心肌保护应同时兼顾左右心。单纯二尖瓣狭窄患者左心室功能基本正常，而体外循环后有可能下降。体外循环还血过程中应注意勿使左心室过度充盈，特别是清除大量钙化斑块与植入人工机械瓣膜后，以免影响左心室功能，防止左心室破裂。肺动脉舒张压（PAD）或肺动脉平均压（PAP）为监测左心室前负荷的重要指标。经食管超声可准确评估左心室充盈程度。

对于二尖瓣狭窄患者，长期肺动脉高压导致右心室肥厚，可能需要较高的灌注压。右冠状动脉有气栓情况下，维持全身体外循环支持，保证较高的灌注压力通常可使右心室功能逐渐恢复。如果右心室功能仍然不能恢复，可同时应用去甲肾上腺素和米力农 $[0.3 \sim 0.5 \mu g/(kg \cdot min)]$。不应该太积极还血。

【二尖瓣关闭不全】

体外循环开始后，降温应平稳，控制体温于浅低温即可。心肌保护等方法同二尖瓣狭窄。停体外循环时，应缓慢增加心脏前负荷，基本恢复到术前肺动脉舒张压与平均压的最低值即可。经食管超声监测心室功能和充盈状况很有帮助。如果患者术前存在心功能不全，应该控制停机时的后负荷大小，但同时应保证足够的冠状动脉灌注压。如果收缩功能没有改善，可应用肾上腺素，用量可用到 $0.12 \mu g/(kg \cdot min)$。同时米力农与去甲肾上腺素也可配合应用。停体外循环后补充容量避免右心室过度膨胀。右心功能不全处理方法同二尖瓣狭窄。

体外循环中及时应用超滤技术，排除机体潴留水；积极的补钾，使血钾维持在正常高限，有利于患者的康复。理想的心肌保护有利于顺利脱离体外循环。应用 IABP 具有同样重要性。

【再次心脏瓣膜手术】

再次手术一般粘连严重，游离困难，出血多；锯胸骨时易发生心房或心室破裂；手术时间长，心肌保护不利；心脏排气困难，术后渗血多。对于这类手术，开胸前备好 CBP 机及各种物品，体外循环前需特殊准备的包括股动脉插管、带囊或直角静脉插管、自体血液回收、血小板等。估计心脏与胸骨后有粘连严重时，可分离股动静脉，建立体外循环后，再继续操作。

【心脏联合瓣膜病】

对于心脏联合瓣膜病，体外循环中应充分认识心肌保护的重要性，反流性病变手术时心室功能的保护是降低手术风险的关键因素。

（一）主动脉瓣狭窄与二尖瓣狭窄

左心室通常较小并有不同程度的肥厚。严重二尖瓣狭窄时，主动脉瓣跨瓣压差会相应降低。两种病变都可降低心排血量，而二尖瓣狭窄是产生肺瘀血、肺高压和右心室肥厚的主要原因。二尖瓣狭窄可导致三尖瓣继发性关闭不全。如果出现症状，应行二尖瓣和主动脉瓣双瓣置换术。从而保证左心室有足够的舒张末容量来维持心排血量，防止肺水肿并维持正常冠状动脉灌注压。

（二）主动脉瓣狭窄与二尖瓣关闭不全

常常是长期主动脉瓣狭窄引起二尖瓣反流。二尖瓣关闭不全可能是严重左心室功能不全的表现。主动脉狭窄加重二尖瓣反流，而二尖瓣关闭不全左心室前负荷降低，共同导致心排血量下降和肺瘀血。体外循环处理应根据主要病变相应变化。原则上开始体外循环前应维持麻醉诱导前的心率与血压，并保证足够的冠状动脉灌注压。

（三）二尖瓣狭窄与主动脉瓣关闭不全

慢性风湿性心脏病常导致二尖瓣狭窄和不同程度的主动脉瓣关闭不全。二尖瓣狭窄可降低左心室的前负荷并减少心排血量，因此可抑制主动脉瓣反流的程度。最常见的情况是二尖瓣狭窄为主伴轻、中度主动脉瓣关闭不全。麻醉与体外循环处理类似二尖瓣狭窄。

（四）二尖瓣关闭不全与主动脉瓣关闭不全

二尖瓣与主动脉瓣关闭不全的病因多为慢性风湿性心脏病、自身免疫性疾病与感染性心内膜炎。原发于主动脉瓣的关闭不全也可使左心室扩张，继发二尖瓣环扩大与二尖瓣关闭不全。这两种病变可导致严重的左心室容量超负荷，左心室扩大与早期心功能不全。在心脏联合瓣膜病中预后最差。麻醉与体外循环处理时以主动脉瓣关闭不全为主要处理对象。在主动脉瓣置换后，轻、中度二尖瓣反流可好转，如有可能，二尖瓣成形比二尖瓣置换效果好。

（五）二尖瓣病变与三尖瓣关闭不全

三尖瓣反流是二尖瓣病变的常见继发改变。如果二尖瓣病变及时根除，三尖瓣轻、中度反流可自行恢复。而重度三尖瓣反流需要手术矫治。麻醉与体外循环同二尖瓣病变，肺高压和右心功能不全。

参考文献

1. Tempe DK, Hasija S, Datt V, et al. Evaluation and Comparison of Early Hemodynamic Changes after Elective Mitral Valve Replacement in Patients with Severe and Mild Pulmonary Arterial Hypertension [J]. J

Cardiothorac Vasc Anesth, 2009, 23（3）：298-305.

2. 龙村，李景文. 阜外心血管体外循环手册. 北京：人民卫生出版社，2013.

3. 龙村，于坤，李欣. 体外循环学. 第 2 版. 北京：人民卫生出版社，2017.

4. 胡盛寿，孙晓刚，郭加强，等. 2261 例二尖瓣及主动脉瓣联合瓣膜置换术临床结果与随访. 中华胸心血管杂志，2002，18（1）：11-13.

5. Bojar RM. Manual of perioperative Care in adult cardiac surgery. Massachusetts：Blackwell Publishing Inc，2005：93-120.

第十九章　冠脉旁路
移植术的体外循环

第一节　冠脉旁路移植术的
体外循环

【术前探访】

1. 停用阿司匹林、波立维等抗凝药物，减轻患者思想负担，避免精神过度紧张。

2. 了解患者的一般情况身高、体重、体表面积、近期心功能及重要脏器功能状态，有无过敏史及新鲜出血情况。

3. 根据访视结果，制订独立的体外循环方案，充分在术中进行各脏器功能的保护。

【物品准备】

1. 选择合适的膜式氧合器，在装机后可低流量预充一定量的二氧化碳。

2. 根据患者体重选择合适的动静脉插管，通常动脉插管 22～24F，右房管选用 34 或 36F，特殊情况下可以用 32～34F 的上下腔插管。

3. 药品通常需要硫酸镁、氯化钾、钙剂、利尿剂、碳酸氢钠、利多卡因、甘露醇、血液保护药品、甲基泼尼松龙、库血等。

【体外循环预充】

目前常规采用晶体加胶体预充方案。估算患者大体血液稀释程度，制订预充策略，维持适度的晶胶比。

体外循环尽量接近生理，期间全程抗凝，维持 ACT 在 480 秒以上，按需加入适量肝素；为减少出血及减少炎性因子的影响，按体重预充一定量的乌司他丁；根据术前血气分析、胶体渗透压检查、电解质检查等相关检验，补充碳酸氢钠、白蛋白及电解质等。

【体外循环前的系统检查】

体外循环前，一定要对各个环节进行系统的检查，包括预充方案的完善、连接管路的密闭完整、体外循环机的功能调试、微栓测压的连接、ACT 的测定值等，充分确保准备工作的完备。

【前并行】

1. 前并行指开始体外循环到阻断升主动脉这段时间。

2. 此期是患者自身循环向体外循环过渡的开始，如何达到平稳过渡是体外循环开始期间的关键，在搏动灌注向平流灌注的转换过程中，应保证患者血流动力学的稳定，避免血压明显波动和液体的大出大入，同时密切监测血液氧合情况及主动脉泵压。

3. 通常在前并行期间外科医生需要在心脏跳动状态下探查冠状动脉病变情况，可能会翻动心脏影响静脉引流，此时灌注医生应该与外科医生形成默契或进行交流，尽可能在不增加心脏负荷的情况下维持血流动力学的稳定。

4. 前并行期间降温过程做到缓慢平稳，避免鼻咽温和直肠温度温差过大（≤2℃）。CPB 开始前可以将预充液充分混合并行保温处理，为体外循环的平稳过渡做好准备。

【体外循环期间的管理】

（一）平均动脉压（MAP）

1. 根据术前患者血压情况，维持合适的灌注压在体外循环过程中至关重要。

2. 体外循环期间 MAP 将发生较大幅度的波动。通常要求既往血压正常的患者 CPB 中 MAP 维持 50mmHg 以上，有长期高血压病史，动脉硬化的患者术中应根据既往血压史维持较高的 MAP。

3. CPB 开始时自身循环向体外循环过渡的平稳与否是灌注师注意的关键。在做好个体化预充的基础上，通常维持液体的出入平衡即可以保证良好的 MAP，若此期低血压时间过长，应追加适当的缩血管药物。

4. 升主动脉阻断，体外循环平稳后，随着麻醉药物的代谢、应激反应不断增强、低温的影响等，MAP 将不断升高，通常以不超过 80mmHg 为宜。

5. 在冠状动脉开放后，心脏复苏时应维

持较高的血压，以确保冠状动脉血供，为复苏创造条件。恢复冠状动脉循环后心脏辅助也十分重要，此期通过良好的辅助支持，稳定的内环境调整可以使顿抑心肌逐渐恢复正常功能，使心脏更快更好地恢复。

（二）中心静脉压（CVP）

通常 CPB 期间 CVP 为零或负值。在静脉回流不畅时 CVP 将有所升高，术野右心房饱满影响操作。若 CVP 过高，应该及时查找原因并积极纠正，防止静脉引流不畅造成的不良后果。

（三）血氧饱和度（SO_2）

动脉血氧饱和度（SaO_2）反映人工氧合器的性能，混合静脉血氧饱和度（SvO_2）可以很好地反映全身氧代谢情况，为术中更好的氧供氧耗平衡提供依据，根据动静脉血氧饱和度调节氧浓度和动脉灌注流量来维持氧供需之间的平衡。

CPB 期间，要求 SaO_2 维持在 95% ~ 100%，SvO_2 维持 60% ~ 75% 之间最佳。由于混合静脉血氧饱和度反映全身氧消耗，通常上半身氧代谢较下半身旺盛，所以在复温阶段需要注意 SvO_2 不宜过低。

（四）血气（blood gas）

血气管理在浅低温体外循环期间提倡使用 α 稳态管理。目前使用的血气检测仪大多可以同时检测酸碱度、血细胞比容、多种离子浓度、血糖、乳酸等与生命活动密切相关的成分。为体外循环期间水、电解质、酸碱平衡的管理创造了条件，通过血气值可以及时调节氧浓度，控制氧分压；纠正血浆 pH；调整离子浓度；控制水平衡，了解组织代谢，纠正高血糖，使各项检测指标维持在正常范围是体外循环期间管理的目标。

（五）激活全血凝固时间（ACT）

要求 ACT>300 秒以后才可以使用右心吸引及动静脉插管，>480 秒才能开始体外循环。体外循环期间每隔 30 分钟监测 ACT，维持 ACT 值达到上述标准。发现肝素抗凝不足、ACT 过低时，应积极采取措施防止血栓形成，以免造成严重后果。

（六）温度

1. 单纯 CABG 手术，浅低温体外循环血液降温至鼻咽温度 30~32℃；合并瓣膜手术可以再降低 2℃。

2. 缓慢降温可以有效降低患者应激反应，减少术中炎性因子释放。通常使患者鼻咽温度达到 30~32℃，水温只需 28~30℃ 即可达到目的。

3. 复温阶段同样需要引起足够重视，尽量使鼻咽温度与直肠温度差<2℃，水温血温差<5℃，最高水温不超过 40℃ 为宜，缓慢复温，使低温低能耗的细胞逐渐从"休眠状态"中苏醒，同时防止复温过快，氧耗增加，鼻咽温度过高等情况的发生。

4. 由于温度对血液黏度、凝血状态、微循环灌注均有影响，体外循环结束时必须使患者体温达到正常，并做好保温工作，防止 CPB 撤离后体温下降。通常要求停机时鼻咽温度 37℃以上，直肠温度 35℃以上。

（七）心电图（ECG）监测

1. ECG 术中全程反映患者心率、心律及心肌缺血状态，在体外循环期间确切反映心电活动，是心肌保护好坏的重要监测指标，在整个手术过程中起着十分重要的作用。

2. 对于冠心病患者，常常需要 5 导联心电图全面监测，以便术中及时准确发现不同部位的心肌缺血或心肌梗死。

3. 心脏停搏期间心电活动提示心肌保护不全，需再次灌注心肌保护液。

4. 主动脉阻断钳开放后，通过心电图对照可以及时发现冠状动脉气栓，从而积极采取措施，保证停机前心电图恢复正常。

（八）Swan-Ganz 漂浮导管

1. CABG 术中全程连续监测心脏血流动力学改变。主要监测肺血管阻力，肺毛细血管嵌压，左室功能和每搏输出量。

2. MPAP 和 PCWP 的变化远较 MAP 和 CVP 敏感，能更加及时准确地反映病情变化。当出现单纯 MAP 和心率升高，说明麻醉变浅，需要加深麻醉；当 MPAP 和 PCWP 下降，则表示血容量不足，需及时补充容量；当 MPAP 和 PCWP 过高而 MAP 偏低时，说明左心功能不全，应及时给予正性肌力药。

【体外循环期间重要脏器的保护】

（一）心肌保护

冠脉搭桥术中减轻心肌缺血和再灌注损伤

的主要手段是控制灌注和再灌注条件，其重点是：①保护尚未缺血的心肌；②防止心肌进一步缺血；③防治缺血-再灌注加重心肌损伤；④促使受损或能量耗竭的心肌复苏，增加未缺血部位心肌的活力；⑤防止心肌顿抑的发生。

1. 心肌停搏液　目前临床上应用最广泛的有两种：含血停跳液和晶体停跳液。

（1）含血停跳液：目前绝大多医院采用氧合血停跳液行心肌保护，阜外医院常规用比例为：晶体/氧合血＝1：4。

（2）晶体停跳液：目前临床上应用的晶体停跳液以 HTK 液为主，HTK 液是一种低钠、低钾和以组氨酸为缓冲剂的等渗性液体，最主要特点是加入了强有力的组氨酸酸碱缓冲系统。

2. 常用的心肌灌注方法

（1）主动脉根部顺行灌注心肌保护。

（2）冠状静脉窦逆行灌注心肌保护。

（3）血管桥灌注心肌保护。

（4）不同心肌灌注方法的联合应用。

详见第十五章停跳液灌注的管理部分。

（二）肺保护

体外循环下冠脉搭桥手术患者术中的肺保护策略主要集中在体外循环的管理及术中药物的应用方面。

1. 体外循环预充应维持血液稀释前提下的正常的胶体渗透压；应用涂层的体外循环耗材；应用联合超滤技术，同时多次监测血气，及时调整，维持较高的血细胞比容，以使血液有较好的携氧能力；注意左心减压；保持足够的灌注压；静态肺膨胀技术的应用。

2. 体外循环中的药物使用　主要有前列腺素、皮质激素、乌司他丁等。

（三）神经系统保护

体外循环对中枢神经系统的影响尤为明显，主要集中在温度、血气管理模式、灌注压力、灌注流量等方面，其中尤以温度表现突出。相关研究表明中度低温（25~30℃）时，采用 α 稳态酸碱管理，脑血管的压力/流量自我调节机制保持完整。深低温（20~25℃）时，脑血管的自我调节能力丧失，脑血管阻力上升，灌注流量及灌注压力下降。因此，开始体外循环后持续降温幅度在 5℃ 范围内，同时尽可能选择浅低温（30~35℃）体外循环，最大限度维持脑血管的自我调节能力。

【血糖管理】

CPB 术中高血糖是导致体内电解质紊乱、心肌细胞和脑细胞损伤、感染等发生的重要危险因素，明显增加了体外循环术中和术后的并发症和死亡率。在实施冠脉搭桥手术前，调整患者自身状态，血糖严格控制后再安排手术。冠脉搭桥手术中，宜采用 α 稳态酸碱管理策略并对血糖进行监测，若发生持续性的高血糖，可用微量注射泵持续泵注入常规胰岛素来严格控制血糖水平，最大限度降低血糖的波动性。

【心脏复苏】

1. 通常在开放主动脉阻断钳时要求鼻咽温度在 32℃，直肠温度 30℃，MAP 维持 60mmHg 以上，血气、电解质、酸碱度正常，一旦发生复苏困难，应积极寻找原因妥善处理。术中良好的心肌保护是心脏复苏的关键。

2. 温血诱导复苏对于重症及老年患者是有利，即在开放升主动脉之前 3~5 分钟，用温血半量钾保护液行主动脉根部灌注，量约 200ml 左右，可以冲走心脏代谢产物，为缺血心肌提供能量，使心脏处于较好的恢复状态。

3. 当开放升主动脉后发生室颤，应该积极调整血流动力学及电解质紊乱，若上述各指标均有利于心脏复跳，才考虑低电量电击除颤，对于电击复律效果差者，不提倡多次电击除颤，此时应重新阻断升主动脉，温血灌注，诱导复苏。

4. 术中高钾的处理 确诊高钾后，体外循环不能终止。

（1）可予氯化钙或葡萄糖酸钙。一般在给 1~2g 钙盐后几分钟心电图可得到纠正，但作用短暂。

（2）给予 5% 碳酸氢钠 80~120ml 可在 60 分钟内使血钾降低，持续 4~6 小时。

（3）4~10 单位的胰岛素静脉注射，可使血钾降低 1.5~2.5mmol/L，持续至少 6 小时。

（4）应用呋塞米加强肾脏的钾排泄，但速度太慢。可安装人工肾，快速滤出含高钾的液体，同时补入 10% 葡萄糖。

（5）在停机后如发现血钾很高，机器内血液不宜回输给患者。可用 Cell Saver 处理，排出血液内的高钾血浆，将血液的有形成分回输。

【后并行】

后并行阶段是指从心脏复苏成功开始至停止体外循环，此期间为非生理向生理阶段过渡，对于体外循环的要求是：①手术后的心脏逐渐恢复功能，从体外循环逐渐过渡到自身循环；②调整电解质及血气状态；③继续进行体表及血液复温；④调整体内血容量，在心功能允许情况下尽量补充容量；⑤调整血红蛋白浓度；⑥治疗心律失常。

1. 内环境的稳定、水电解质酸碱平衡的维持是顺利脱机的保证。

2. 随着心肌收缩力的不断恢复和温度的回升，当平均动脉压稳定维持在 60~80mmHg 时，可以逐渐控制静脉引流，同时减少动脉流量，当满足下列条件时即可停机：①主动脉流量 15~20ml/kg；②心电图基本正常或恢复至术前状态；③心脏充盈适度，CVP5~12mmHg；④心肌收缩有力，MAP60~80mmHg；⑤鼻咽温 36~37℃，直肠温 35~36℃；⑥血红蛋白含量 80g/L 以上，Hct≥24%；⑦足够的辅助循环时间；⑧血气分析、电解质检查、胶体渗透压等检查无明显异常；⑨桥血管吻合口通畅，流量监测满意；⑩血管活性药物或正性肌力药物已准备就绪或已输入。

3. 停机过程中，如果发现 CVP 升高，心脏胀满，提示心脏功能尚未完全恢复，应立即恢复转流，降低心脏前负荷使之得到充分休息。经过短暂的辅助后绝大多数患者可以顺利停机。若再次试停机仍未成功，则需要行简单的左心辅助或长期心室辅助。

第二节　特殊冠脉旁路移植术的体外循环

【体外循环辅助下不停跳冠脉搭桥手术】

某些冠心病患者，除了冠状动脉存在严重的粥样硬化，升主动脉也存在非常严重的硬化病变，术前的超声检查、放射影像学检查以及术中对升主动脉的触诊都能发现，这种患者不适合进行升主动脉阻断操作，不得不在体外循环下维持心脏跳动，同时借助于心脏稳定器完成搭桥手术。体外循环过程中，应该维持核心体温在常温，尽可能给予高流量灌注，平均动脉压应该维持在术前水平，保持左心减压吸引的通畅，维持一个相对空瘪的心脏，使得手术医生对心脏的翻动操作比较容易实现。

【急诊体外循环下冠脉搭桥手术】

此类手术要求体外循环灌注医师对于术中心肌的保护必须重视，这将是影响预后的重中之重。联合应用多种保护策略，最大限度地保证心脏停跳期间心肌细胞的氧供平衡，维持稳定的正常的水电解质酸碱平衡。与外科医生及时互动，尽量缩短阻断时间，后并行阶段适当延长辅助时间，使用为心肌供能药物，避免心脏休眠期延长。停机前一段时间进行低流量辅助循环，促使心脏逐步适应具有一定前负荷的自身循环。严格把握停机指标，逐渐控制静脉减低流量，观察循环情况及心脏充盈状态，稳定后停机。手术后严密观察患者，常规备IABP，以确保在最适宜的时机对有需要的患者进行辅助循环支持。

【非体外循环下冠脉搭桥术转为体外循环】

这些患者因病情严重特殊，不能耐受手术医生对心脏的翻动操作，难以维持良好的循环状态，甚至发生难以纠正的室颤，这时应该紧急建立体外循环，转为体外循环辅助下心脏不停跳冠脉搭桥手术。这时，患者的循环和代谢状态往往已经严重恶化，多数都伴有明显的酸中毒、重要脏器的灌注不良和明显的液体输注过多，肾上腺素和去甲肾上腺素等强心缩血管药物可能已经多次大剂量使用。体外循环开始后往往有一个血压偏低的过程，应该反复多次进行血气分析，及时纠正酸碱紊乱、电解质紊乱、采用超滤滤除多余水分，适当提高红细胞比积，改善血液的携氧能力，同时适当使用缩血管药物以维持心脏和全身脏器的灌注压力，待内环境各项参数纠正后，多能获得一个良好的血流动力学状态，保证手术的顺利完成。

【微型体外循环辅助下的 OPCABG】

目前许多欧洲心脏中心采用此种方法为病情复杂、心功能较差、多支病变的老年患者行心脏跳动下的冠状动脉搭桥，不仅避免了常规体外循环带来的不利影响，而且术中良好的循环支持取得了明显的临床效果。微型辅助循环的 OPCABG 具有如下特点：①完全的血运重建；②轻微的血液破坏；③微量血液稀释；④杜绝术中低血压的发生。

【二次冠脉搭桥手术】

再次搭桥手术在原有血管桥存在、术后粘连严重等情况存在的前提下，游离升主动脉及动静脉插管存在诸多困难，因而，在实际转流过程中股动静脉转流被视为首选。在游离冠状动脉时出血渗血较多，全身肝素化后应用血液回收装置进行自体血回收，避免血液丢失。二次手术患者，身体功能较差，防备脱机困难，术前备好 IABP 或心室辅助装置。

【冠脉旁路移植术同期行瓣膜手术】

同期行主动脉瓣手术的体外循环与常规冠脉搭桥手术的体外循环类似，采用右房-主动脉转流，二尖瓣手术则需要上下腔静脉插管，体外循环开始后不降温，先放置左心引流管，以防止冷刺激及心脏饱胀而引发室颤，进一步加重心肌再灌注损伤。术中注重心肌保护，尽量缩短升主动脉阻断时间。维持内环境稳态，注意监测血气分析，及时调整，保证水、电解质、酸碱平衡维持在正常范围内。

参考文献

1. 龙村，李景文. 阜外心血管体外循环手册. 北京：人民卫生出版社，2013.

2. 龙村，于坤，李欣. 体外循环手册. 第 2 版. 北京：人民卫生出版社，2017.

3. 姚尚龙，龙村. 体外循环原理与实践. 北京：人民卫生出版社，2009.

4. Yang ZJ, Liu J, Ge JP, *et al*. Prevalence of cardiovascular disease risk factor in the chinese population：The 2007-2008 China National Diabetes and Metabolic Disorders Study. Eur Heart J, 2012, 33 （2）：213-220.

5. Haase M, Bellomo R, Story D, et al. Effect of mean arterial pressure haemoglobin and blood transfusion during cardiopulmonary bypass on post-operative acute kindey injury. Nephrol Dial Transplant, 2012, 27 （1）：153-160.

第二十章　大血管手术的体外循环

第一节　定义与分型

【定义】

主动脉血管壁由于先天或后天获得性的原因，使主动脉壁失去正常的结构，承受压力和维持动脉功能的弹力纤维层变得脆弱或坏死，在高压血流的冲击下，血管壁向外形成囊状或梭状瘤体膨出从而形成主动脉瘤。

主动脉瘤是指从主动脉窦、升主动脉、主动脉弓、降主动脉至膈水平的主动脉瘤，降主动脉瘤波及膈下的腹主动脉时称胸腹主动脉瘤，亦包括在此范畴内。

夹层动脉瘤是由于内膜创伤，动脉壁中层囊性坏死、血肿，同时血管各层横向连接失常，致使中膜的内 $1/3$ 与中 $1/3$ 处承受经内膜破孔进入的血流冲击，从而解离形成夹层。此种动脉瘤与真性、假性动脉瘤相比，是极具特异性的另一种概念，治疗较复杂，预后较差，在此，我们对其加以详述。

【分型】

国际通用的主动脉夹层分型为 DeBakey 分

型和 Stanford 分型两种（图 20-1）。

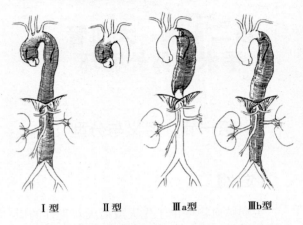

　　Ⅰ型　　　　Ⅱ型　　　　Ⅲa型　　　　Ⅲb型

图 20-1　主动脉夹层 DeBakey 和 Stanford 分型

　　DeBakey 分型基于夹层破裂口的起源位置：

　　Ⅰ型：内膜撕裂位于升主动脉或弓部而剥离的血肿扩展至弓降部，有时可达髂动脉分叉，也包括破口位于左弓面内膜撕裂逆行剥离至升主动脉者；

　　Ⅱ型：内膜撕裂部位与Ⅰ型类同，而血肿只局限于升主动脉和弓部者；

　　Ⅲ型：内膜撕裂位于左锁骨下动脉远端者，剥离范围局限于膈上时称Ⅲa，越过膈肌裂孔至腹腔时称为Ⅲb。

　　Stanford 分型应用目前更为广泛，将累及升主动脉的夹层分为 A 型，不论最初内膜撕裂的位置（相当于 DebakeyⅠ、Ⅱ型）；其他夹层均分为 B 型（相当于 DebakeyⅢ型）。我国孙立忠教授等在 Stanford 分型基础上提出系统和定量的主动脉细化分型方法：

（一）Stanford A 型主动脉夹层

1. 根据主动脉根部病变情况，分为 A1、A2、A3 型，夹层剥离的远端范围不影响此分型。

（1）A1 型：主动脉窦部正常型，窦管交界和其近端正常或仅有一个主动脉瓣交界撕脱，无明显主动脉瓣关闭不全；常见术式：单纯升主动脉替换。

（2）A2 型：主动脉窦部轻度受累型，主动脉窦部直径<3.5cm，夹层累及右冠状动脉导致其开口处内膜部分剥离或全部撕脱，有 1 或 2 个主动脉瓣交界撕脱导致轻-中度主动脉瓣关闭不全；常见术式：David。

（3）A3 型：主动脉窦部重度受累型，窦部直径>5.0cm，或 3.5~5.0cm 但窦管交界结构因内膜撕裂而破坏，有严重主动脉瓣关闭不全。常见术式：Bentall。

2. 根据主动脉弓部病变情况，分为 C 型和 S 型。

（1）C 型：复杂型（complex type），符合下列任意一项者：①原发内膜破口在弓部或其远端，夹层逆行剥离至升主动脉或近端主动脉弓部；②弓部或其远端有动脉瘤形成（直径>5.0cm）；③头臂动脉有夹层剥离；④病因为马方综合征。

（2）S 型：单纯型（simple type），原发内膜破口在升主动脉，不合并 C 型的任何病变。

3. 根据实际情况排列组合，如 A1C 型。弓部无内膜剥离的病例，即 Debakey Ⅱ 型夹层为 S 型；弓部有内膜剥离的按上述方法分型。

(二) Stanford B 型主动脉夹层

1. 根据主动脉扩张 (≥4.0cm) 部位，将其分成 B1、B2、B3 型。

(1) B1 型：降主动脉近端型，主动脉无扩张或仅有降主动脉近端扩张，中、远段直径接近正常。

(2) B2 型：全胸降主动脉型，整个胸降主动脉均扩张，腹主动脉直径接近正常。

(3) B3 型：全胸降主动脉、腹主动脉型，胸降主动脉和腹主动脉均扩张。

2. 根据主动脉弓部有无内膜撕裂累及，分为 C 型、S 型。

(1) C 型：复杂型 (complex type)，内膜撕裂累及左锁骨下动脉及远端主动脉弓部。

(2) S 型：单纯型 (simple type)，远端主动脉弓部未受累，夹层位于左锁骨下动脉开口远端。

3. 根据实际情况排列组合，如 B1C 型。

第二节　体外循环的基本方法

由于各类型主动脉瘤其发生的解剖部位不同，手术及体外循环方法也不尽相同。

【浅、中度低温体外循环】

1. 对于单纯升主动脉手术，动脉瘤局限在升主动脉未累及头臂动脉开口，不涉及主动脉弓部的真、假性主动脉瘤，如果手术团队操作熟练配合默契，可采用浅低温（30~34℃）体外循环，否则，可采用中度低温（25~30℃）体外循环。

2. 体外循环转流　股动脉（髂动脉）或右锁骨下动脉插入动脉管，右房插二阶梯静脉引流管，右上肺静脉插左心引流管。鼻咽温降至预期温度，阻升主动脉灌注心肌停搏液，灌注结束后待体温稳定，测血气、ACT。体外循环状态下成人的灌注流量在 $2.4L/(m^2 \cdot min)$ 左右。当体温下降至 32~34℃时，氧耗量可减少 1/3 左右，当体温下降至 28℃时，氧耗量可减少 50% 左右，灌注流量可进一步减少。使动脉氧饱和度（PaO_2）维持 130~180mmHg 左右，混合静脉饱和度（SvO_2）维持在70%~80%之间。复温后逐渐增加灌注流量至 $2.4~2.8L/(m^2 \cdot min)$，根据 SvO_2 和血气结果进行调整。术中酸碱平衡管理采用 α 稳态。其他同一般中度低温体外循环手术。

心脏停搏液的灌注通常有几种方法：

（1）患者不合并主动脉瓣关闭不全时，可经主动脉根部灌注。

（2）合并主动脉瓣关闭不全时，阻断升主动脉后需要切开升主动脉分别从左右冠状动脉开口直接灌注心脏停搏液。

（3）经冠状静脉窦逆行灌注心肌保护。

（4）累及冠状动脉且需同期冠状动脉移植术者，亦可结合"桥灌"。

（5）上述灌注剂量，首次 20ml/kg，每隔 30 分钟重复灌注 10ml/kg。

【中度、中深低温体外循环】

基本方法同浅、中低温体外循环，不同之处在于以下方面。

1. **手术范围**　适用于病变累及弓近端或小弯侧需行部分弓替换，或升主动脉病变范围较广，阻断钳位置需在无名动脉-左颈总动脉之间。

2. **鼻咽温度降至**（28±2）℃〔手术团队操作熟练配合默契为前提，否则，可以降至（24±2）℃〕。

3. **动脉插管**　右腋动脉及股（髂）动脉插管。

4. **体外循环转流**　股动脉（髂动脉）及右腋动脉插入灌注管右房插二阶梯静脉引流管，右上肺静脉插左心引流管。鼻咽温降至34℃，阻升主动脉灌注心肌停搏液，灌注结束后待体温稳定，测血气、ACT。继续降温至鼻咽温度28℃左右，停降温，减低流量至接近停（200ml/min左右，避免泵压监测管由于压力减低血倒流进气）将阻断钳移至无名-左颈总动脉之间，并同时阻断无名动脉，缓慢恢复流量，此时，右腋动脉插管供血经无名-右颈总动脉灌注入脑，股动脉插管血供经左颈总动脉灌注入脑，远端吻合完毕后开放阻断钳，复温-开升主-复跳-分流-停机。

其他同一般中度低温体外循环手术。

【深低温停循环加选择性脑灌注（SCP）】

利用体表和血流降温的方法将鼻咽温度降

至 18~20℃，直肠温降至 25℃ 以下时，停止对机体的血液供应，为复杂心血管手术提供一个安静、无血的环境，此种方法称为深低温停循环（DHCA）。随着技术的进步，手术团队的操作熟练，停循环时间较短，部分外科医生要求停循环时鼻咽温度降至 20~25℃，直肠温降至 28℃ 以下。

1. 临床应用　DHCA 主要适用于主动脉弓部瘤、Stanford AC 或 BC 型夹层。

2. 体外循环转流方法

（1）麻醉诱导后头置冰帽，变温毯体表降温。

（2）右腋动脉或股动脉插管灌注，右房或经股静脉插腔房管引流。如瘤体巨大无法行右房插管时而又无条件行腔房两极插管时，则先行股动静脉插管转流，在体外循环下劈开胸骨，待插入右房插管后再加大灌注流量继续降温，这样可以避免劈开胸骨时瘤体破裂造成大出血或心搏骤停。

（3）并行循环降温期间进行主动脉根部处理，鼻咽温度降至 18~20℃，直肠或膀胱温降至 25℃ 时停降温，准备停循环；如果手术团队操作熟练，停循环时间较短，停循环时鼻咽温度可降至 20~25℃，直肠温降至 28℃ 以下。降温速度不宜过快，否则易造成机体各部位温度不均匀。原则上应控制氧合器动静脉温差在 5~10℃。

（4）DHCA 加 SCP：给予甲基泼尼松龙 15mg/kg，头低位 30°，减流量至 5ml/（kg·

min)，下半身停循环，计时，阻断弓上三支动脉，经右腋动脉选择性脑灌注，恢复流量至 5～10ml/（kg·min），静脉放血 10～15ml/kg 入氧合器贮血室后部分钳闭静脉引流管，避免虹吸作用太大，导致静脉管全空而无法引流。

（5）远端吻合结束时经四分叉人工血管灌注分支插入第二根动脉插管，单泵双管上、下半身同时灌注，缓慢动脉还血后开放静脉引流，逐渐恢复体外循环至 2/3 流量。

（6）恢复循环后冷复灌，待左颈总动脉吻合结束后，混合静脉血氧饱和度升高至 80% 以上数分钟后再开始复温，复温速度不应过快，不超过 0.5℃/min。在此期间可进行人工肾超滤。

（7）复温后给予甲基泼尼松龙 15mg/kg；甘露醇 0.5g～1.0g/kg，减轻脑水肿。

（8）心肌停搏液通常降温至鼻温 34℃ 时阻升主灌注第一次，停循环之前再灌注一次，恢复循环通常不再灌注停跳液，亦可使用 HTK 液灌注 20～40ml/kg，可维持 2～3 小时心肌保护。

（9）血气管理：目前倾向于在浅、中度低温 CPB 中采用 α 稳态而在 DHCA 期间采用 pH 稳态法。

【深低温分段停循环】

1. 临床应用　主要适用于不方便进行选择性脑灌注的患者，例如侧开胸 BC 型主动脉夹层行全胸降主动脉置换术经典方法是深低温分段停循环下完成。

2. 体外循环转流方法　动脉灌注管采用单泵双管，肝素化后经髂总静脉和髂外动脉分别插入二阶梯静脉及动脉插管建立体外循环。降温，经心尖或肺动脉放左心引流。鼻温降至18~20℃，肛温降至24~26℃时停降温，开始人工置换。减体外循环流量至半流量，于肺门水平阻断降主动脉，上半身停循环，给患者头戴冰帽。横断胸主动脉，近端与人工血管主血管吻合，吻合时停止左心引流，防止头臂血管进气引起脑栓塞。近端吻合完成后，将动脉灌注管的另一根插入人工血管的分支血管，阻断人工血管主血管另一端及剩余三支分支血管，开放该灌注管恢复上半身灌注，注意排气并开始左心引流。恢复全流量。于腹腔干开口近端阻断腹主动脉并于阻断钳近端横断腹主动脉，将有肋间动脉开口的降主动脉和上段腹主动脉重塑成一管道，与人工血管分支一血管吻合，排气，恢复脊髓供血。再减流量至半流量，阻断髂外动脉插管，下半身停循环。如左右肾动脉开口较近，将含有腹腔干、左右肾动脉、肠系膜上动脉开口的瘤壁游离成岛状血管片与人工血管主血管另一端吻合；如左右肾动脉开口较远，将含有腹腔干、右肾动脉、肠系膜上动脉开口的血管片与主血管吻合，左肾动脉与分支血管吻合。排气，恢复脏器供血。恢复流量至全流量的2/3，去除冰帽，开始复温。将左髂总（髂外）动脉与人工血管分支端-端吻合，开放髂动脉的动脉插管，阻断并拔出人工血管的动脉插管，将该人工血管与右髂总（髂外）动脉吻合。将肠系膜下动脉与剩余的人工血管分支吻合。复温至直肠温 35℃，鼻温 37℃，停体外循环。

【股（髂）静-动脉部分转流】

（一）深低温停循环股（髂）静-动脉部分转流

用于 I 型动脉瘤患者估计主动脉插管困难，两次或多次手术粘连水肿严重时，方法主要为深低温停循环。除插管方式不同外，其余与 DHCA 加 SCP 及深低温分段停循环类似，不再赘述。

（二）半身循环股-股转流

主要用于降主动脉瘤切除术时，病变范围较大，阻断时间较长者，尤其是阻断部位恰好位于重要腹腔脏器如肾动脉水平且患者肾功能不佳难以接受长时间缺血的患者。

方法主要为上半身心脏自身灌注，下半身体外循环股动脉灌注。根据引流量调整动脉流量，维持浅低温，心脏不停跳。降主动脉阻断近端部位压力应维持在正常水平，阻断以远部分压力维持在 50～60mmHg，手术野中的失血可经心脏切开吸引器回收至循环中。一般动脉灌注流量 1500～2500ml/min，混合静脉血氧饱和度维持在 70% 以上。上肢血压维持在 70～100mmHg，下肢动脉压维持在 50～60mmHg；术中应维持良好的心脏射血功能，防止室颤发生。鼻咽温度维持在 34℃～35℃左右，ACT>

480 秒，术中注意维持血气、电解质在正常范围，及时补充血容量。

【血泵法血液回输】

利用体外循环机进行血液回收，适用于常温下的主动脉瘤手术。由于不建立体外循环，术中，尤其切开瘤体时会有大量血液丢失。

1. 物品准备

（1）动脉插管选择：20~24F 动脉插管。

（2）管道选择：儿童管道（优点：预充量小；缺点：万一术中需转换为深低温停循环会比较被动）或成人管道（缺点：预充量大；优点：可安心应对术中各种突发状况）。

（3）氧合器/储血罐选择：回流室，或中号鼓泡式氧合器（缺点：万一需要转换为深低温停循环者将面临困境；优点：价格低廉，利于保温）或膜式氧合器（缺点：价格较贵；优点：利于保温，可安心应对术中各种突发状况）。

（4）其他：两个右心吸引（软硬各一根），动脉微栓滤器。

2. 将装有动脉微栓滤器的管道与储血室（氧合器）相连接，预充排气，备用。

3. 全身肝素化后行股动脉插管，并开始心外术野吸引。回收的血液入储血室。

瘤体两端阻断后，远端无血流灌注，下半身处于缺血状态。当回收的血液达一定量（1500~2000ml 左右）时，可间断经动脉泵快速输血，瞬间使下半身平均动脉压升至

60mmHg，可减轻下半身各脏器的缺血反应，一举两得。

【主动脉弓部杂交手术的体外循环】

主动脉弓部杂交（hybrid）手术要求有适宜的近端和远端锚定区。简单的弓部杂交手术因具备适宜的近端和远端锚定区，一般不需要体外循环。

复杂的杂交手术由于没有适宜的锚定区需要手术重建近端锚定区。主动脉弓部杂交手术按照锚定区的解剖可分为以下几种（图20-2）：

（一）Ⅰ型弓部杂交手术

可行非体外循环下主动脉弓部杂交（hybrid）术中支架置入术。

（二）Ⅱ型弓部杂交手术

浅、中低温杂交全主动脉弓替换术。此类患者需要重建近端锚定区，重建升主动脉，对于累及窦管交界的需行主动脉根部置换。

如果手术团队操作熟练配合默契，可采用全程浅低温（30～35℃）体外循环，否则，"选择性脑灌注"期间鼻咽温度降至28℃。

1. 体外循环方法正中开胸，腋动脉、股动脉（单泵双管）及右心房插管建立体外循环，并行降温，阻断升主动脉，切开升主动脉，经左右冠状动脉开口直视灌注心脏停搏液，心脏停跳，近端自窦管交界处横断，先以四分叉人工血管的主干端与升主动脉近端吻合，完成后，降温至鼻咽温度28℃，游离并阻断无名动脉根部选择性脑灌注，在无名动脉-左颈总动脉之间阻断主动脉，下半身继续股动脉插管灌注。自无名动脉开口近端1cm处横断主动脉，与四分叉人工血管主干远端吻合。分支人工血管分别与无名动脉、左颈总动脉、左锁骨下动脉端-端吻合。吻合完毕后开放阻断钳恢复动脉灌注，弓部排气，复温，心脏复苏。

2. 介入腔内修复　关胸后体外循环机旋转90°以方便造影机C形臂机操作，同期血管造影下将人工血管分支顺行置入并释放覆膜胸主动脉支架（例如：Cook Zenith型），近端锚定人工血管主干，支架释放后位置满意，无移位，无内漏，完成手术。

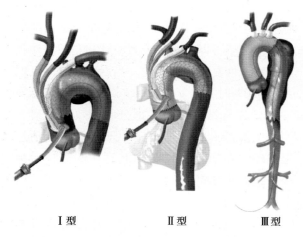

Ⅰ型　　　　Ⅱ型　　　　Ⅲ型

图20-2　主动脉弓部杂交手术锚定区的解剖

（三）Ⅲ型弓部杂交手术

需要重建近端锚定区，远端锚定区在膈肌以下。此种手术方式多为使用支架移植物重建弓的后半部和降主动脉段，同时行全弓置换。

第三节　脑、脊髓及血液保护

【深低温停循环中脑保护的措施】

1. 顺行性脑灌注（ACP）　在 DHCA 期间进行选择性脑灌注脑保护效果确实。

具体方法如下：动脉插管部位选择右腋动脉，DHCA 期间可进行选择性脑灌注。当鼻咽温降至 20~25℃时，头低脚高位，头部放置冰袋局部维持低温。CPB 暂停以便安全地用止血带勒紧无名动脉，恢复流量至 6~8ml/（kg·min）。阻断无名动脉后经右腋动脉灌注的血液流至无名动脉后向上进入右颈总动脉，开始 ACP。主动脉修复完毕，即可开放无名动脉和左颈总动脉阻断钳，恢复全流量灌注。当混合静脉血氧饱和度>80%时开始复温。

2. 逆行性脑灌注　部分临床效果观察表明经上腔静脉逆行灌注（RCP）能明显延长停循环的安全时间，有 RCP 达 135 分钟后神经系统无并发症的报道。

3. 温度管理

（1）降温：在 DHCA 中，降温的速率和脑冷却的效率是神经系统保护的重要因素。在较短的时间内使大脑得到相对最均匀的降温，以确保停循环前脑部得到一致的冷却。这需要一套综合措施：室温、变温毯及氧合器同时降温；深度血液稀释（Hct20%左右）；头枕冰帽，选择性脑部低温；CPB 开始前预设水箱温度为 26℃；转流开始立即降温，水温预设至与核心温度差<10℃，保持鼻温和直肠温差为 5℃；达到目标温度后以 19℃水温维持，直至鼻温和直肠温平衡。

（2）复温：复温也要保持匀速，基本原则同匀速降温。DHCA 后不立即复温，待混合静脉血氧饱和度升高至 80% 以上数分钟、全身氧债基本偿还后再复温。

复温过程中为保持匀速复温，氧合器动脉出口和静脉入口的温度差不超过 10℃；可设定水温和鼻温温差在 5℃之内，水温温度最高不超过 38.5℃；复温至鼻温 37℃后以 37.5℃水温维持，直至鼻温和直肠温平衡。

4. 血气管理　在浅、中度低温（>28℃）CPB 中宜采用 α 稳态，而在 DHCA（<25℃期间）应采用 pH 稳态法。

深低温停循环（DHCA）前、中、后高氧管理可能有利于脑的氧供。阜外医院的经验是在鼻咽温≤22℃时（或 ASCP 前 5~10 分钟）采用高氧管理，根据血气结果调节 FiO_2（60%~100%），使整个 DHCA 加 ASCP 期间实际温度下 PaO_2>180mmHg。

5. 脑保护液　以脑保护液进行局部间断灌注的方法，对脑保护液的研究，目前还仅限于动物实验阶段。

6. 药物性脑保护　主要有钠通道阻滞药、糖皮质激素、甘露醇等。

【脊髓保护】

缩短主动脉阻断时间一直是减少术后脊髓功能障碍的最主要方法，阻断时间超过 30 分钟时截瘫的发生率将大大增加。

低温和肋间动脉的保留是降主动脉瘤手术脊髓保护的关键措施。

脊髓液引流可避免脑脊髓压力过高，也具有良好脊髓保护效果。

在胸降或胸腹主动脉阻断时为远端提供逆行的血液灌注，可以通过肋间动脉、腰动脉和远端侧支循环为脊髓供血。

长段胸主动脉瘤切除时肋间动脉的重建对脊髓保护至关重要。

【血液保护】

（一）血液稀释及全胶体预充

通常采取静脉放血血液稀释（深低温期间 Hct20%左右）及全胶体预充的方法。具体方法：体外循环转流开始经静脉引流管放血 1500~2500ml（维持深低温期间 Hct20%左右）后立即加入 4~6 瓶 50ml 的 20%人血白蛋白×（10g 白蛋白可使 200ml 晶体液变为胶体，如预充晶体量为 800ml，则加入 10g×4 瓶）。

（二）血液回收装置（cell saver）的应用

用吸引器将手术中的全部失血（从切皮到缝皮）经肝素化后回收，再用生理盐水通过红细胞分离机洗涤和分离回收的血液，洗涤血细胞比容可达 60%，浓缩的红细胞可经静脉输回体内，以提高患者的血细胞比容。但血浆、凝血因子、肝素等也随破碎的红细胞被丢弃。

参考文献

1. Habertheuer A，Wiedemann D，Kocher A，et al. How to Perfuse：Concepts of Cerebral Protection during Arch Replacement. Biomed Res Int，2015，2015：981813.

2. Elefteriades JA. What is the best method for brain protection in surgery of the aortic arch？Straight DHCA. Cardiol Clin，2010，28（2）：381-387.

3. Dorotta I，Kimball-Jones P，Applegate R. Deep hypothermia and circulatory arrest in adults. Semin Cardiothorac Vasc Anesth，2007，11（1）：66-76.

4. Amir G，Ramamoorthy C，Riemer RK，et al. Neonatal brain protection and deep hypothermic circulatory arrest：pathophysiology of ischemic neuronal injury and protective strategies. Ann Thorac Surg，2005，80（5）：1955-1964.

5. Ueno K，Takamoto S，Miyairi T，et al. Arterial blood gas management in retrograde cerebral perfusion：the importance of carbon dioxide. Eur J Cardiothorac Surg，2001，20（5）：979-985.

6. Chau KH，Ziganshin BA，Elefteriades JA. Deep hypothermic circulatory arrest：real-life suspended animation. Prog Cardiovasc Dis，2013，56（1）：81-91.

7. Misfeld M，Leontyev S，Borger MA，et al. What is the best strategy for brain protection in patients undergoing aortic arch surgery？A single center experience of 636 patients. Ann Thorac Surg，2012，93（5）：1502-1508.

8. Guo S, Sun Y, Ji B, et al. Similar cerebral protective effectiveness of antegrade and retrograde cerebral perfusion during deep hypothermic circulatory arrest in aortic surgery: a meta-analysis of 7023 patients. Artif Organs, 2015, 39 (4): 300-308.

第二十一章 新生儿体外循环

第一节 新生儿体外循环的物品准备

【氧合器与管道】

对于新生儿来说，选择迷你型管路和小氧合器来减少整个系统的预充是目前各中心在探讨的问题。新生儿体外循环预充量可通过合理地选择物品而直接减少（表21-1）。新生儿的预充量降至140~180ml，对于7kg以下的患儿都可以不输异体血进行心脏手术。

在操作上为了减少预充，选择合适的氧合器、缩短管道、减少管道的内径、抬高氧合器位置、使用静脉负压引流、血液回收机的应用等都使目前体外循环中库血的应用在减少。

表21-1 适合新生儿和婴幼儿的部分氧合器

名称	KID 100	Dideco 901	Maquet 10000	Terumo RX05/FX05
最大流量（ml）	700	800	1500	1500
参考流量（ml）	1000	1200	2000	2500
膜表面积（m^2）	0.22	0.34	0.38	0.5
热交换面积（m^2）	0.03	0.02	0.07	0.038
预充量（ml）	31	60	38	43

表 21-1 是笔者用于新生儿体外循环常用的氧合器，KID100、TerumoRX05、Maquet1000 预充小，流量大，更适合用于新生儿。KID100 自称是全世界最小的氧合器，适合 4~5kg 新生儿使用。文献报道最小体外循环预充量可以降低到 120ml，阜外医院结合自行设计的小型管道，采用整合微栓的进口高效能氧合器将新生儿 CPB 预充降到了 170ml。

通过减少预充的方法在体外循环中可以少用血甚至不用血。但是，对新生儿，尤其发绀型先天性心脏病，我们仍然需要保持患儿较高的血细胞比容（28%~30%）来满足患儿的脏器灌注和氧供。

【静脉回流装置】

为了进一步缩短体外循环回路、减少预充量，在静脉回路上加上一些辅助装置。使用这些附加设备可以明显缩短体外循环管道，甚至可以将贮血室放置在与手术台接近的水平上，有效减少体外循环总预充量，同时可达到减少使用血液制品的目的。

（1）动力性回流辅助：在静脉回路上加用泵促进回流。

（2）真空负压辅助回流装置（VAVD）：是在贮血室上加上 0~40mmHg 的负压。

【体外循环插管】

动脉灌注管应尽量选择进口整体动脉插管。静脉插管从形状上可分为直头插管和弯头插管，可依据外科医生习惯进行选择。左心引流管用于左心减压和改善手术野暴露，因新生儿手术操作复杂，尽可能选择进口左心引流管。动静脉插管的选择详见表 17-2。

【预充】

一、血制品

减少手术中的同种输血，可降低患儿的炎症反应。使用肝素涂层的微小化的管道和氧合器，极大地减少了血液和异物的接触表面积，使得炎症反应明显减轻。

1. 库血预充　库血预充依然是新生儿心脏直视手术的常规方法，国内各大医疗中心均预充悬浮红细胞。体外循环应该使用新鲜库存悬浮红细胞。预处理悬浮红细胞，可减少输血相关不良反应，使之更适宜给新生儿使用。

2. 悬浮红细胞预充前的预处理　预充前经血液回收机清洗后，可明显增高红细胞悬液的血细胞比容，并可降低血钾、血糖和乳酸水平，而缓冲碱水平无明显影响。另外，经处理后可明显减少悬浮红细胞预充总量。

二、其他常用药品

1. 5%碳酸氢钠　因库存血制品成分随贮存时间延长而有代谢性酸中毒表现，转流前需补充 5%碳酸氢钠 5~10ml/100ml 血制品用量。

2. 电解质　转流前的预充液中不需添加电解质。术中可根据检测电解质浓度的变化适量补充钾、钙和镁。预充液中钙离子浓度不宜过高，转流初期，应维持较低的钙离子浓度（0.6～0.8mmol/L），而在心脏复跳后5～10分钟，再加入葡萄糖酸钙或氯化钙剂，使其升高至正常水平，增加心肌收缩力。

3. 其他 呋塞米3～5mg、甲基泼尼松龙10～15mg/kg、抗生素等。

第二节 新生儿体外循环要点

【体外循环方法】

1. 浅低温或中度低温高流量灌注 适用于非发绀型先天性心脏病。温度控制在28～30℃，灌注流量在中、高流量范围［80～150ml/（kg·min）］。MAP控制在30～50mmHg，依据血气检查结果进行通气、血细胞比容、电解质等的调整。

2. 深低温体外循环 通过体表降温和血液降温相结合的方法将患儿体温降至18～20℃，此时患儿的机体代谢率明显降低，增加了机体对缺血缺氧的耐受性。

（1）深低温停循环：即在直肠温度低于20℃时停止体外循环转流，将患儿体内血液回收到贮血室中，拔除心内插管，进行手术纠治，术毕再重新插管转流升温。

1）优点：插管少，操作方便；手术视野暴露清晰；缩短总转流时间，减少体外循环对血液成分的破坏。

2）缺点：停循环时间过长会增加组织器官损伤，引起神经系统并发症，影响术后的智力发育。一般认为，直肠温度在 18～20℃时可停循环 45 分钟。

（2）深低温低流量：即在直肠温度 20～22℃时将灌注流量减少至每分钟 25～50ml/kg，此时仍保持对脑部的一定血供，同时也能减少术野的回心血量，不影响操作。必要时还可短暂停循环，满足手术要求。

（3）深低温间断停循环或低流量：即每停循环或低流量 20～30 分钟，恢复灌注 10～20 分钟。

（4）深低温下半身停循环+选择性脑灌注：由于新生儿代谢旺盛，对氧的需求量大，其体表面积和体重的比例也数倍于年长儿，因此，在转流中要保持较高的流量。在行深低温下半身停循环时，选择性脑灌注流量建议为 20～50ml/(kg·min)，根据右侧桡动脉压（控制在 20～40mmHg）进行调整。

【超滤技术】

在新生儿体外循环中联合应用平衡超滤和改良超滤可有效地浓缩血液，减少组织间水分，同时可有效地排出炎症介质，大大减轻因 CPB 引起的炎症反应导致的组织、器官损伤。

阜外医院的经验是在不增加额外设备的基础上，以图 21-1 所示的改进 MUF 为首选，同时保证停机前复温满意（中心温度 35.5℃，鼻咽温度 36.5℃）、手术室房间温度适度（24℃），再结合患儿局部保温装置的应用，8~10 分钟的 MUF 可不至于导致患儿体温的明显下降。

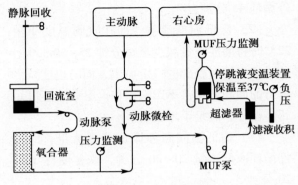

图 21-1　MUF 方法示意图

【胶体渗透压】

新生患儿，尤其是发绀型心脏病，其术前胶体渗透压都偏低，甚至低于 13mmHg。因此，在新生儿体外循环预充时必须加入一定量的白蛋白，以维持胶体渗透压达到 10~13mmHg，随着转流中超滤技术的实施可使胶体渗透压逐步接近生理水平。

【温度】

在新生儿转流中，不建议使用较低的温度，使用浅低温是比较合适的。灌注以高流量为主，并视手术需要适时调整流量。对侧支循环丰富、回心血量多的复杂畸形手术，如TOF、DORV 等在手术操作困难、心内回心血量多影响术者操作时，才适当降温。

【心肌保护】

1. 停跳液成分对未成熟心肌的影响　停跳液中适当的钙离子浓度对未成熟心肌较无钙液为佳。含血心肌保护液通过血浆蛋白质来维持胶体渗透压，通过红细胞运送氧，通过缓冲作用维持缺血心肌代谢功能，发挥心肌保护作用。含血心肌保护液的复跳率优于 Thomas 液，而且在复跳过程中没有室颤过程，减少了心肌耗氧的过程。HTK 心肌保护液对未成熟心肌有良好的保护作用，可减轻心肌细胞及间质的水肿，肌原纤维结构破坏轻，线粒体损伤轻。

2. 停跳液灌注方法对未成熟心肌的影响　停跳液的单次灌注于未成熟心肌较多次灌注为佳。

心肌保护液的温度对新生儿也非常重要。低温对未成熟心肌有保护作用，但过快、高速冷灌注对心肌可能有害。在体外循环降温转流前心肌缺血后和缺血再灌注前用温血心肌停跳液（$K^+ 10 \sim 20mmol/L$）先灌注冠状动脉，使心脏停跳，然后再转流降温或升温，在临床上取得婴幼儿先天性心脏病手术的良好效果。

【肺保护】

新生儿体外循环后肺部并发症尤为突出，肺保护策略仍然以预防为主，主要措施包括：术前注意肺部炎症的治疗，选择恰当的手术时机；发绀患儿注意肺血管的发育；选择生物相容性好的体外循环用品，减少白细胞激活，补体激活；有效的左心减压，保持肺泡不发生渗出水肿、维持空瘪状态。从而避免肺毛细血管静水压升高；容量控制，适当的前负荷，对于左心发育较差的患儿尤为重要；药物保护如甲基泼尼松龙 30mg/kg、乌司他丁 2 万 U/kg、654-2 2mg/kg 以及人工合成的肺泡表面活性物质。

【神经系统的保护】

婴幼儿体外循环时，低温可防止或减少体外循环时体循环低氧、低血压或停循环引起的急性脑损伤，是简单有效的中枢神经保护方法。深低温低流量以及近年流行的浅低温加局部脑灌的方法已经替代了原先大部分采用深低温停循环的手术常规。对一些新生儿、幼婴儿大血管手术（如主动脉弓中断），在全身浅低温状况下，将主动脉插管直接从升主动脉深插入 1.0~1.5cm，使其进入无名动脉开口处，对大脑组织进行连续灌注，可取得良好的效果。在脑灌注期间，使用 30~50ml/（kg·min）的流量灌注，密切监测右侧桡动脉的压力维持在 35~50mmHg，防止灌注过程中的脑压过高。

参考文献

1. Dogal NM, Mathis RK, Lin J, et al. Evaluation of three hollow-fiber membrane oxygenators without integrated arterial filters for neonatal cardiopulmonary bypass. *Perfusion*, 2012, 27（2）: 132-140.

2. Ali Aydemir N, Harmandar B, Karaci AR, *et al.* Randomized comparison between mild and moderate

hypothermic cardiopulmonary bypass for neonatal arterial switch operation. *Eur J Cardiothorac Surg*, 2012, 41 (3): 581-586.

3. Kuratani N, Bunsangjaroen P, Srimueang T, et al. Modified versus conventional ultrafiltration in pediatric cardiac surgery: a meta-analysis of randomized controlled trials comparing clinical outcome parameters. *J Thorac Cardiovasc Surg*, 2011, 142 (4): 861-867.

4. Olshove VF, Jr., Preston T, Gomez D, et al. Perfusion techniques toward bloodless pediatric open heart surgery. *J Extra Corpor Technol*, 2010, 42 (2): 122-127.

5. Miyaji K, Miyamoto T, Kohira S, *et al.* Regional high-flow cerebral perfusion improves both cerebral and somatic tissue oxygenation in aortic arch repair. *Ann Thorac Surg*, 2010, 90 (2): 593-599.

第二十二章　微创外科的
体外循环

微创心脏外科近几年得到很大的发展。目前比较公认可以开展的微创心脏外科手术有：

1. 不停跳心脏手术。

2. 小切口心脏手术和介入方法在心脏外科中的应用。

3. 电视胸腔镜辅助的心脏外科手术和机器人心脏手术。

第一节　微创体外循环技术

【常用技术】

（一）动脉插管

动脉插管位置包括升主动脉、股动脉、腋动脉、右侧肱动脉和左侧锁骨下动脉。升主动脉插管常用于上半或者下半胸骨切口的微创心脏手术。股动脉插管常用于右胸壁切口的微创心脏手术。腋动脉插管和肱动脉插管用于无法进行股动脉插管的情况，也用于上半胸骨切口的微创升主动脉和主动脉弓部手术。

（二）静脉插管的位置

上半或者下半胸骨切口可以直接进行右心房插管、上腔静脉插管或者下腔静脉插管。右侧胸壁切口径路通常在食管超声引导下行右侧股静脉插管、腋静脉插管。股静脉插管可以选择单根双级插管，实现上下腔静脉分别阻闭。需要打开右心房进行的手术操作可上、下腔静脉分别插管。对于体重超过 75～80kg 的患者常规加用经皮穿刺置入的右侧颈内静脉插管，以提供足够的静脉引流。

（三）　主动脉阻闭

主要包括经皮血管内主动脉阻断技术和经皮直接主动脉阻断技术。

（1）经皮血管内主动脉阻断技术：主动脉灌注导管（EndoClamp 主动脉导管）为三腔管，一腔用于灌注心停搏液，行左心吸引及术后排气，一腔用于主动脉根部压力检测，一腔为聚脲球囊，膨胀时内囊阻断主动脉，气囊用 10%～30%造影剂和生理盐水填充，压力维持在 250～350mmHg，用 X 线或食管超声观察气囊阻断的效果。

（2）经皮阻断主动脉技术：右腋中线第三肋间行 3cm 横切口切开心包，置入特别的经皮胸主动脉阻断钳，在上腔静脉前方，无名动脉下方阻断主动脉，顺行灌注管可在胸腔镜辅助下安置于阻断钳的前方。此技术相对避免了主动脉腔内阻断法引起的主动脉内膜破裂，内囊移位影响头臂血供或主动脉瓣关闭不全等危险。

（四）　心脏停搏液灌注

1. 经内阻闭导管进行心脏停搏液顺行灌注。

2. 经冠状静脉窦插管进行心脏停搏液逆

行灌注　逆行心脏停搏液灌注必须在食管超声监测下，确保插管位置正确。逆行灌注心肌保护的指征可能包括：预计手术复杂，时间长；心室显著肥厚；有 CABG 史，特别是有通常的乳内动脉桥的患者和主动脉瓣明显反流患者。

3. 主动脉根部直接插管进行心脏停搏液顺行灌注　升主动脉直接插入一根长的 14G 心脏停搏液灌注针进行灌注。这个灌注针也能达到主动脉根部排气减压的目的。

4. 心脏停搏液配方的选择　微创心脏手术最常用的心肌保护策略是主动脉根部直接插管，单次顺行灌注 HTK 或者 del Nido 心脏停搏液。

【微型体外循环系统】

近几年被国际上提出，通过对设备的改进，避免或减轻了目前常规体外循环技术对人体造成的各种损害或不良影响，减少术后出血，减少对红细胞、血小板与新鲜冰冻血浆的需要，减少呼吸机的使用时间，减少 ICU 的停留时间，以及减少患者围术期费用。本文以 MAQUET 公司开发的 MECC 系统进行介绍。

1. 微型体外循环（MECC）的适应证

（1）多支冠状动脉病变，需在心脏停跳下进行搭桥手术的患者；

（2）不停跳 CABG 的循环辅助；

（3）心力衰竭患者的短期双室辅助；

（4）肺功能衰竭的体外心肺支持；

（5）急危重症的短期生命支持；

（6）心内科高危患者介入疗法时的临时股—股转流 CPB。

2. MECC 系统组成

（1）离心泵；

（2）动脉微栓滤器（选择性应用）；

（3）肝素涂层膜式氧合器；

（4）肝素涂层管道

（5）静脉气泡排气系统

3. MECC 停跳液灌注　CPB 开始，升主动脉阻断后，先通过滚压泵或输液泵 2 分钟内快速推注停搏液 400ml，当心脏停跳后，停跳液灌注速度随着手术时间延长逐步递减（200-150-120-90ml/min），输液泵停前必须夹闭侧路。采用一个三腔心肌停跳液灌注插管。

（1）停跳液灌注腔：通过一条 3/16 英寸管道与主动脉插管的排气接头相连接，管道中间有一个三通，连至控制输液泵灌注停跳液。

（2）停跳液灌注管的排气腔：与洗血球机相连。

（3）监测腔：用于监测主动脉根部压力。

4. 注意事项　MECC 系统使用时应注意插管与静脉管路连接一定要严格排气，因该系统无回流室不存在容量置换，所以术中 MAP 常较高（>70mmHg），此时可用硝普钠进行控制。

【辅助静脉引流技术】

微创心脏手术单纯重力静脉引流不往往能满足全流量体外循环的要求，经常需要辅助静脉引流以获得足够的体外循环流量，常用的辅助静脉引流策略有两种：负压辅助静脉引流（vacuum assisted-venous drainage，VAVD）和离心泵辅助静脉引流（centrifugal-assisted venous drainage，CAVD）。

VAVD 需要使用外源性负压增加患者静脉血流量。实际产生的负压是重力（$-20 \sim -30$mmHg）和额外施加的负压（可以到-70mmHg）的和。只要能达到预订流量，应该使用尽可能小的负压，同时采取各种措施，防止静脉管路进气。一般净负压不应超过-100mmHg。

如果体外循环主泵为离心泵，有可能发生气体跨过氧合膜进入血象的现象，预防办法是在储血器和氧合器之间加装一个单向阀，防止血液逆流。

有时也可能会发生正压现象（吸引器和心脏减压排气管路），造成静脉气栓。因此，必须监测储血器内的压力。多数静脉储血器带有正压和负压释放阀，如果储血器内压力超过5mmHg 或者低于-150mmHg，阀门会自动打开，释放压力。

CAVD 是在静脉管路与储血器之间加装了一个离心泵提供负压，从而主动增加静脉引流。CAVD 也会增加血流气栓的携带量，而且CAVD 会将气泡粉碎成更小的气泡，更容易通过体外循环管路进入患者体内。CAVD 的优点：不会发生 VAVD 可能造成的储血器压力变化和跨氧合膜进气；可以使用软质储血器，有助于减少血液激活和改善患者预后。

为了将辅助静脉引流安全用于临床，应该做到以下几点：①VAVD 必须使用合格的负压调节器；②总负压值（重力+施加负压）应该不超过 -100mmHg；③使用尽可能低的负压获取需要的静脉流量；④持续监测储血器内正负压力并采用相应报警装置以提醒灌注师；⑤如果使用 CAVD，必须在静脉储血器和氧合器之间加装单向阀；⑥任何时候都要注意尽可能避免静脉管路进气，VAVD 时要尤其注意。

【微量预充技术】

1. 预充排气　按照常规预充排气后，加肝素停泵，夹闭动静脉管路，处于静态预充状态。此时预充液位于回流室的最高点；把预充液从动脉微栓滤器顶端的侧路排出，直至到回流室的最低点上 100ml。

2. CPB 管理　由于回流室的液面大大低于平常，所以开始体外循环时必须缓慢打开静脉管路，把静脉血引到回流室，直到液面报警器控制静脉引流回的血达到安全平面，才能启动 CPB 泵。约 1 分钟内，逐渐完全放开静脉管路引流，达到全流量灌注。此时如果患者容量不足，无法维持全流量灌注，则可把放出的预充液适量补回。进行这项操作与麻醉医生配合非常重要，术前应控制过多液体的不必要输入。

第二节　微创体外循环管理

通过对 CPB 设备和材料的改进，使 CPB

对人体带来的损伤减少到最低。在 CPB 的管理中，采取最佳的管理模式，最大限度地干预人体对 CPB 创伤的反应，使 CPB 创伤趋向于"微小化"。最终减轻机体不良反应，减少各类术后并发症，改善患者的术后结果。

1. 搏动灌注

（1）意义：搏动灌注技术是基于仿生学原理建立的 CPB 技术，其目的在于减少 CPB 中的创伤。

（2）原理：搏动灌注在平流灌注基础上增加血液的势能，使灌注压力高于毛细血管的临界闭合压，有利于微循环的灌注，改善细胞代谢，增加组织的淋巴回流。

（3）临床应用：由于 CPB 中许多因素如动脉滤器、管道长短、插管口径、管路的顺应性、膜肺类型等变化难以控制，评价搏动效果的各种参数缺乏统一标准。研究结果差异较大，临床操作烦琐，临床使用明显减少。

2. 血压

（1）意义：动脉压是反映血容量、有效灌注流量、血管阻力三者关系的一个指标，是 CPB 中评价循环功能最重要的指标之一，但动脉压并不完全反映组织灌注的状况。

（2）正常范围：CPB 中动脉压尚无统一标准，一般成人的桡动脉平均压（MAP）应维持在 50~90mmHg，过高或过低的血压均会造成组织的灌注不足。婴幼儿的动脉压可适当降低，MAP 维持在 30~50mmHg。

（3）影响因素：低温时脑血流的自主调

节阈在下移，深低温时成人的阈值由 50mmHg 降至 30mmHg，小儿的阈值降至 20mmHg，因此低温时动脉压可适当降低。

3. 温度

（1）变温对机体的影响：温度管理在 CPB 中是非常重要的一个环节。虽然低温可以降低组织耗氧量，但低温使血管床收缩，血管阻力升高，组织的血流灌注不佳，所以降温对机体也是一个应激刺激，复温也是同样。应激激素在 CPB 复温前后达到分泌的峰值，说明温度变化对机体的影响很大。

（2）温度管理微创化：涉及两个方面的问题，即如何变温及降温到多少。

1）如何变温：较合理的策略是采用"阶梯法"逐步变温，以减少机体与变温器的温度阶差，而不应该把水温设到最高或最低点。

2）降温是为了降低组织耗氧量，应根据手术所需的机体代谢状况决定降温的程度，CPB 医师应对患者机体当时的病理生理状况有一个动态的认识，温度应该是依据不同患者、不同病种、不同的灌注流量而变化的。

4. 流量　流量和血压、温度是 CPB 管理中非常重要的环节。微创心脏手术的体外循环更加难以获得高流量灌注，CPB 医师对患者当时机体代谢状况作出明确判定后给出的一个最适量，维持氧供在 262ml/（min·m^2）以上，会降低围术期急性肾功能损伤的风险。一般情况下，$SvO_2 > 70\%$ 说明灌注流量充分。

5. 血液稀释　除了要维持体外循环中足

够的血细胞比容，更重要的是以氧供（oxygen delivery，DO_2）的概念来管理微创心脏手术的体外循环。氧供量依赖于血细胞比容和体外循环流量的综合效应，可以采用以下公式进行计算：

DO_2＝体外循环流率［$L/(min \cdot m^2)$］×10×［血红蛋白含量（g/dl）×1.36×血氧饱和度+PaO_2×0.003］

微创心脏手术的体外循环管理应尽可能降低血液稀释和输血，同时维持足够的氧供，策略如下：①按照患者的体形选择匹配的管路；②结合 VAVD 采用较细静脉管路；③采用低预充量的氧合器和动脉滤器；④尽可能缩短管路长度；⑤计算并维持氧供在 262ml/（min·m^2）以上。

6. 血气管理　CPB 中血气管理有两种模式，即 α 稳态和 pH 稳态，目前多认为在中度低温时采用 α 稳态，减少微栓导致的脑充血，深低温时采用 pH 稳态，能改善脑温并增加皮质下血流，使降温更均匀，而复温时 α 稳态能减轻细胞内酸中毒的发生。

7. 心肌保护

（1）在微创心脏手术中，微创冠状动脉搭桥手术患者需要用 β-受体阻滞剂控制心率，以便于手术操作，但如果心率过慢，再加上患者本身心功能就差，使左室射血功能低下，血压难以维持，影响全身其他重要脏器血液供应。

（2）在微创心脏手术中有效的循环支持

非常重要，Hemopump 是新型的心室辅助装置，与 IABP 不同，其可逆压力阶差把左室的血液泵到主动脉，以减轻左室负荷。

8. 血液保护　为了节省用血、促进患者康复，在微创手术中尽可能应用自体血液回收机，从"切皮到缝皮"手术全程应用自体血液回收机，可回收手术过程中的术野出血和体外循环管道中无法回输给患者的所有残余血，术后回输给患者。

9. 改良超滤

（1）改良超滤作为一种排除体内多余水分的手段，不仅在一定程度上降低了库血的用量，减少了术后患者的胸液及心包引流液，缩短了患者的机械通气和在 ICU 停留的时间，并在一定程度上改善了患者的血流动力学，降低了炎性反应。

（2）改良超滤不仅可以在 CPB 过程中进行，而且可以在脱离 CPB 后进行。

（3）超滤可以滤除一些由于体外循环引起的毒性物质，如各种细胞因子、肿瘤坏死因子、心肌坏死因子等的炎性介质，CPB 中使用改良超滤不失为一种减轻术中应激创伤的较好方法。

参考文献

1. Baker RA, Bronson SL, Dickinson TA, et al. Report from amsect's international consortium for evidence-based perfusion: American society of extracorporeal technology standards and guidelines for perfusion practice: 2013. J Extra Corpor Technol, 2013, 45 (3):

156-166.

2. 魏来，沈金强，夏利民，等. 达芬奇机器人手术系统在 51 例心脏手术中的应用. 复旦学报（医学版），2013，40（6）：699-703.

3. Malaisrie SC，Barnhart GR，Farivar RS et al. Current era minimally invasive aortic valve replacement：Techniques and practice. J Thorac Cardiovasc Surg，2014，147（1）：6-14.

4. Shann K，Melnitchouk S. Advances in perfusion techniques：Minimally invasive procedures. Semin Cardiothorac Vasc Anesth，2014，18（2）：146-152.

5. Castillo JG，Milla F，Anyanwu AC，et al. Video-atlas on minimally invasive mitral valve surgery-the david adams technique. Ann Cardiothorac Surg，2013，2（6）：828-832.

6. Murzi M，Cerillo AG，Miceli A et al. Antegrade and retrograde arterial perfusion strategy in minimally invasive mitral-valve surgery：A propensity score analysis on 1280 patients. Eur J Cardiothorac Surg，2013，43（6）：e167-172.

第二十三章 心脏肿瘤的体外循环

【体外循环准备】

1. 术前访视 了解肿瘤部位、生长状况及患者典型的临床表现，决定体外循环方法和插管的选择。

2. 根据患者一般情况，选择适当的体外循环管道和氧合器。注意与体外循环有关的检查项目，如血红蛋白浓度、血小板计数、出凝血时间、凝血酶原活动度、血沉、C 反应蛋白等，有无药物及食物过敏史，根据患者体重、身高、血红蛋白含量估算患者血容量，并计算体外循环期间合适的预充量及血液稀释度。

【插管部位的选择】

1. 静脉插管 术前根据超声及 CT 定位，确切了解肿瘤生长部位及大小数量，决定体外循环方法和动静脉插管部位。

常规选择上下腔静脉插管，既保证术野清晰无血、探查心脏结构，又可以根据肿瘤实际情况选择不同的心脏切口，为肿瘤彻底切除、避免破裂、预防复发做好准备。

右心系统肿瘤应该根据生长部位选择不同的体外循环方法。下腔静脉部位的肿瘤需行股静脉插管代替下腔引流。在右心房的肿瘤插管部位离肿瘤越远越好。肿瘤侵犯上腔静脉无法正常实现上腔插管，可以选择颈静脉或无名静脉插管建立上腔引流。瘤体组织松脆易碎，右房搬动挤压均有导致瘤体破碎的危险，插管应该选择较细，满足引流即可；插管质地应柔软，表面光滑；插管时手法轻柔。

2. 动脉插管　动脉插管部位仍以主动脉根部首选，除非主动脉根部病变严重，如动脉瘤、严重钙化无法阻断者可选择其他部位（股动脉、锁骨下动脉或腋动脉）插管。

【体外循环管理】

（一）体外循环方法

1. 浅低温体外循环　绝大多数心腔肿瘤可以在上下腔-主动脉浅低温体外循环下完成，鼻咽温 30~35℃，根据机体氧耗的综合监测保证充足的氧供，通常动脉流量在 2.0~2.4L/（m^2·min）MAP 维持 50mmHg 以上，混合静脉氧饱和度 >65%，停机时 Hct>24%，温度 >36℃。

2. 深/超深低温低流量、深/超深低温停循环　右房巨大心脏肿瘤充填心房或术中大出血者，采用深低温停循环或深低温低流量下摘除肿瘤并修补出血口。体外循环开始后根据术中肿瘤特点决定降温程度，一旦需要深低温，即刻血液加变温毯全速降温，头部冰帽，待鼻咽温 18~20℃，直肠温 20~26℃，停循环时间可以达到 30 分钟；若 30 分钟内无法解决问题，可恢复循环，待全身氧债偿还后，重新停循环，延长组织缺血耐受时间。低流量灌注主要用于肿瘤侵及腔静脉的患者，在低流量下，可以完成肿瘤切除，而不需要停循环。

（二）抗凝监测

体外循环前全量肝素化（400U/kg）后，严格要求激活的全血凝固时间（ACT）>480秒。一旦发生 ACT 短于上述标准，须及时处理，追加肝素剂量为每相差 50 秒，补充肝素100U/kg，3~5 分钟后再次测定 ACT。ACT 满足上述标准方可开始体外循环。CPB 期间尤其在复温阶段，严格按照间隔 30 分钟测定一次 ACT 的标准。对于出现抗凝异常迹象的患者，追加肝素待与血液充分混合后均需测定ACT，并要求更短的时间间隔。

黏液瘤患者常出现肝素耐药现象。有些患者即使在补充了大剂量肝素（1000U/kg）后，仍然不能维持满意的 ACT 水平，应该考虑患者血浆 AT Ⅲ 水平过低，无法与肝素形成足够的肝素-AT Ⅲ-凝血酶复合物，此时需要通过输入新鲜血浆补充足够的 AT Ⅲ，才可以达到体外循环抗凝要求。

（三）机体氧供-氧耗平衡

体外循环期间机体氧供-氧耗的平衡是整个 CPB 的关键。尤其肿瘤患者多脏器功能受到影响，CPB 呼吸与循环支持的作用就显得更加重要。而且因肿瘤生长部位影响静脉插管，术中容易引起静脉回流障碍，甚至静脉插管脱出，进一步加重循环呼吸支持的难度，因此，CPB 过程中维持呼吸、循环的有效支持和氧供需平衡是体外循环医师的首要责任。鼻咽温、肛温、血压、PaO_2、SaO_2、混合静脉氧饱和度（SvO_2）、血浆乳酸浓度及灌注流量等的密切观察可以准确反映机体氧供需是否平衡、组织灌注是否充足，适时根据温度和监测指标的综合变化，调整灌注流量及氧的供给量，维持氧的供需平衡。

（四）内环境稳定的维持

CPB 期间需要根据所测血气及电解质浓度及时调整内环境，通常要求调整后 10～15 分钟复查结果并每隔 30 分钟测定一次，维持电解质和血气在正常生理范围，努力达到内环境的稳定。适当血液稀释，满意的血细胞比容（Hct）也是维持内环境所必需的，停机时 Hct 在 24% 以上。老年患者、心肺功能异常者脱离体外循环时需保持适当高的 Hct，尽量减低心肺负担，使术后更好地恢复。高血钾、高血糖均须及时处理，术前曾有高血压者，术中 MAP 维持于较高水平。

（五）微栓滤器的使用

术中瘤体碎片可能经左右心吸引进入循环血液，有效滤除瘤栓是防止肿瘤播散和避免栓塞的有效手段。常用微栓进口滤器能滤除直径 $27\mu m$ 以上的微栓，国产滤器能滤除直径 $40\mu m$ 以上的微栓。另外，回流室滤膜也起到有效的滤过作用。选择优良性能的体外循环设备对减少术后栓塞并发症的发生具有积极的作用。

【特殊处理】

（一）肝素耐药的预防和处理

对肝素抗凝效能的评价依赖于 ACT 的测定，正常生理 ACT 值为 60~120 秒。体外循环中肝素抗凝的安全范围是 ACT 延长到 480 秒。静注肝素 400U/kg 后，如 ACT 不能延长到 480 秒，或 ACT 虽能延长到 480 秒但很快缩短，则称为肝素抗凝不足或肝素耐药。

肝素的抗凝作用是通过激活血浆中正常的抗凝成分—抗凝血酶 Ⅲ（antithrombin Ⅲ，AT Ⅲ）起作用，加速 AT Ⅲ 与凝血酶的结合，形成"肝素-AT Ⅲ-凝血酶"的复合体而灭活凝血酶。肝素的抗凝存在很大的个体差异。高龄、感染、发热、血小板计数和血红蛋白增高及服用避孕药的妇女易产生肝素抗凝不足。

心脏黏液瘤易出现肝素耐药现象。心腔内黏液瘤患者体外循环时 ACT 不同程度的下降，即使追加大量肝素仍不能维持。目前认为黏液瘤细胞可以向血液中分泌多种结构类似于肝素的带负电荷的黏多糖样物质，同肝素竞争与 AT Ⅲ 的结合位点，但是这种结合却不能使凝血酶失活，从而表现肝素的耐药现象。另外，如果血浆中 AT Ⅲ 浓度低于正常水平，即便有足够的肝素也无法形成大量的"肝素-AT Ⅲ-凝血酶"复合体使凝血酶灭活，所以如果反复追加大量肝素，ACT 值仍不能维持者需加入新鲜冰冻血浆补充足够的外源性 AT Ⅲ，达到抗凝效果。肝素在体内的代谢速度过快也是影响其抗凝效果的重要因素，其原因可能是：①网状内皮系统亢进，对肝素的灭活能力强；②血小板数量偏高；③凝血酶原时间延长；④温度越高肝素代谢越快。

（二）深低温停循环（DHCA）

为了给外科医生提供无血清晰的手术野，对于肿瘤侵及上腔或下腔静脉系统的病例，深低温体外循环无疑是积极有效的方法。

在 DHCA 过程中对中枢神经系统的病理生理学影响最大，低温在大脑缺血/再灌注整个过程中均有保护作用，直肠温在 20℃ 时，停循环 45～60 分钟是安全的，当超过这一时限，术后神经精神并发症显著增高。另外，结合使用脑保护药物：甘露醇、细胞膜稳定剂、甲基泼尼松龙等可明显降低术后神经系统并发症。pH 稳态管理血气可有效增加脑血流，并得到大量临床实践的证实。采用温度校正的血气管理，使深低温状态下，$PaCO_2$ 达到正常范围将有利于大脑的氧供和血供，起到一定的脑保护作用。对于病变复杂，考虑在安全时限内不能完成手术者，应当在 20～30 分钟左右恢复全流量灌注 10～15 分钟后重新停循环，尽快完成手术。

（三）其他

肿瘤的占位如果在下腔静脉，严重时可产生布加综合征。临床表现与阻塞部位有关，肝静脉阻塞者主要表现为腹痛，肝脏肿大，压痛及腹水；下腔静脉阻塞者在肝静脉阻塞临床表现的基础上，常伴有下肢水肿。体外循环时要考虑静脉引流管的设计，如股静脉和门静脉直接引流。还要考虑体外循环中大量液体回流到体外循环系统，增加储血罐为必要的措施，再通过超滤将多余的水分排除体外。

参考文献

1. Simpson L, Kumar SK, Okuno SH, et al. Malignant primary cardiac tmnorsreview of a single institution experience. Cancer, 2008, 112 (11): 2440-2446.

2. Characterization CG. Management of cardiac tumors. Semin Cardiothorac Vase Anesth, 2010, 14 (1): 6-20.

3. Plana JC. Three-dimensional echocardiography in the assessment of cardiac tumors: the added value of extra dimension. Methodist Debakey Cardiovasc J, 2010, 6 (3): 12-19.

4. Anavekar NS, Bonnichsen CR, Foley TA, et al. Computed tomography of cardiac pseudotumors and neoplasms. Radiol Clin North Am, 2010, 48 (4): 799-816.

5. Hoey ET, Mankad K, Puppala S, et al. MRI and CT appearances of cardiac tumors in adults. Clin Radiol, 2009, 64 (12): 1214-1230.

第二十四章　肺栓塞手术的体外循环

第一节　肺栓塞手术治疗的体外循环方法

急性肺动脉栓塞，栓子为中央型，体外循环多在浅低温下进行，常规氧合血停跳液进行心肌保护。如栓子为外周型，栓塞不易剥离以及术野布满从支气管动脉或其他体肺侧支循环反流的血而影响操作时，通常选择深低温停循环。

慢性血栓栓塞性肺高压（CTEPH）手术常规多采用深低温低流量或深低温停循环（DHCA，鼻咽温 18℃，直肠温 20℃）。这种方法能够避免血液从支气管动脉反流，从而提供一个清晰"无血"的术野以及对肺的保护，增加了手术的安全系数。

【物品准备及液体预充】

体外循环多使用膜肺，上下腔插管，40μm 的动脉微栓滤器；采用静脉血氧饱和度仪监测静脉血氧饱和度，术中有条件可以行脑氧饱和度或经颅多普勒监测神经系统；部分单位应用离心泵；预充常规采用乳酸林格液和血浆代用品（血定安或万汶），白蛋白 30~40g，10%MgSO₄20~40ml，碳酸氢钠根据术中 pH 值和碱剩余补充；在体外循环过程中前并行和复温期间使用甲基泼尼松龙 30mg/kg，分 2 次给予，甘露醇 0.5~1.0g/kg。

【体外循环特点】

转机开始即开始降温，深低温期间采用 pH 稳态管理血气，复温时采用 α 稳态。在术中采用深低温并间断恢复流量的方法保证神经系统以及重要器官的氧需量。在鼻温降至 17~19℃时开始低流量或停循环，在此期间密切观察脑氧饱和度，脑氧饱和度降低至 55%时即恢复全身循环 10 分钟，待脑氧饱和度恢复至正常值，混合静脉血氧饱和度恢复至 95%以上，再重新减小流量或停循环。复温时首先恢复流量使脑氧饱和度恢复至正常值，混合静脉血氧饱和度恢复 95%，再逐渐复温以保证机体氧的供需平衡，复温时保持水温和血温之差小于 6℃，保持鼻咽温和膀胱温之差小于 6℃，始终维持混合静脉血氧饱和度于 70%以上。

近年不少研究认为，在中低温或深低温不停循环，及常温或浅中低温不阻断主动脉条件下也可有效进行肺动脉内膜剥脱术。对于栓子为中央型的病例，不停跳并行循环下手术，较之 DHCA 有独特的优势：不阻断主动脉，不灌注心脏停搏液，维持冠状动脉持续有效灌注，使心脏有节律空跳，心肌持续得到氧合血供应，在不影响术野清晰度的前提下，可减轻心肌缺血缺氧及再灌注损伤，并且使脑、肾等重要器官得到充分灌注。但术后残余肺动脉高压的发生率较 DHCA 高。在外周型栓子，栓塞不易剥离，术野布满反流的血液而影响操作时，DHCA 能够提供一个"无血"的视野，增加了手术的安全系数；选择性脑灌注及间断停循环等新技术的应用降低了神经系统并发症的发生。

第二节　重要脏器保护

体外循环过程中采用深低温低流量和深低温停循环，是良好术野和防止栓子脱落入体循环以及彻底取除栓子的有力保证，但对机体是一种较大的损伤，在此期间的肺保护及神经系统的保护是手术成功关键。

【神经系统保护】

DHCA 后存在两种性质完全不同的神经系统并发症：短暂性神经功能障碍（temporary neurological dysfunction，TND）和永久性神经功能障碍（permanent neurological dysfunction，PND）。

TND 表现为手术后精神错乱、焦虑、谵妄、长时间反应迟钝、一过性帕金森综合征等，但无局灶性神经定位体征，CT 和（或）磁共振等影像学检查亦不能发现阳性病灶，其发生率大约在 25% 上下，主要原因是术中脑保护不够，脑缺氧（尤其是代谢旺盛区域）造成脑功能受损，其影响因素主要是 DHCA

时程和术中脑保护是否确切充分。为了降低 TND 的发生率，一是要采用脑灌注技术作为脑保护方法，二是要尽量缩短 DHCA 时程。

PND 表现为脑卒中或昏迷，体格检查发现阳性定位体征，影像学检查可以发现阳性病灶，发生率大约在 7% 左右，其主要原因是术中产生的微栓（碎屑、微小凝血块、气栓等），随血流进入脑循环，造成局限性或弥漫性的脑栓塞。CNS 功能损伤延长住院时间，增加并发症及死亡率，也给患者家庭和社会带来沉重的负担。

DHCA 主动脉手术期间可以采用药物措施进行脑保护。常用的药物包括巴比妥类药物、抗惊厥药、利多卡因、钙离子通道阻滞药（尼莫地平）等，最常用的甲基泼尼松龙和甘露醇。

近年来非药物手段，如体温管理、微栓过滤器、血液稀释、管道肝素化等技术已成为现代体外循环技术的重要组成部分。

脑灌注技术在 DHCA 期间 CNS 功能维护中发挥着重要作用，主要有：顺行性脑灌注（antegrade cerebral perfusion，ACP）、选择性顺行脑灌注（selective antegrade cerebral perfusion，SACP）、经上腔静脉逆行性脑灌注（retrograde cerebral perfusion，RCP）。临床多采用深低温停循环联合经右锁骨下动脉行选择性脑灌注术，该技术操作简便，术野清晰，利于复杂手术操作的进行。在 Willis 环完整时可通过单侧血管灌注而保护全脑。

复温速度与脑代谢、脑保护相关，可采用

间断、缓慢复温的方法，努力防止因复温过快导致脑缺血、缺氧。临床中多将复温时间控制在 60~90 分钟，有助于脑保护。

目前关于深低温体外循环中采用何种血气管理方案的研究较多。有研究认为在实施 DHCA 的降温期间，应用 α 稳态而在 DHCA 开始前采用 pH 稳态，可有效维持脑部代谢，促进术后恢复。

【肺保护】

引起 DHCA 后肺功能不全的主要原因有缺血再灌注损伤、肺组织含水量增加、CPB 激发的炎性反应。

肺保护的措施主要有：应用生物相容性好的一次性管道和膜式氧合器，减少体外循环引起的炎症反应；白细胞滤器；减少体外循环中自由基的产生，改善术后肺功能；增加胶体的预充量，提高胶体渗透压，降低肺水肿的程度；复温时采用超滤技术和脱水剂滤除体内多余水分，减少液体负荷和清除部分炎性介质；应用大剂量的乌司他丁可降低由于肺缺血和再灌注损伤而带来的炎性反应；在开放升主动脉的同时采用静态膨肺也在一定程度上保护肺脏的功能；在体外循环中预充大量的甲基泼尼松龙能减少溶酶体酶的释放，减少升主动脉开放后弹性蛋白酶的水平。

【肾脏保护】

在 DHCA 中肾脏需经历时间不等的完全

缺血期，同时由于病情或血液过度稀释等原因，肾脏灌注压与红细胞携氧能力均降低，容易发生肾损伤；另一方面由于此类手术 CPB 时间均较长，发生急性肾衰竭（AKI）的机会更大。一般认为当内生肌酐清除率<10～15ml/min 进行透析治疗。血液透析起效快、疗效佳，可在短期内缓解危重患者症状。

尽量缩短手术中停循环的时间，术前对肾功能的保护，术中减少对肾功能有损害药物的应用，以及术后应用各项措施以改善肾功能，均能起到积极的作用。AKI 一旦发生，应积极治疗，经过合理、有效的治疗，术后发生 AKI 的患者仍可以获得较好的效果。

【血糖管理】

围术期高血糖一方面因为手术的创伤，另一方面是由于 CPB 的肝素化、降温以及复温引起。

DHCA 因需要更大的降温幅度，并且在降温到位后要停止全身组织灌注，势必给患者造成更强烈的应激。血糖水平的大幅度升高一般发生在升温阶段，即从 DHCA 结束后 15 分钟到 CPB 结束前 15 分钟。体重指数、糖尿病及停循环时间是术中峰值血糖的独立危险因素。体外循环时间并不是影响高血糖严重程度的独立危险因素。这类患者可能预示着术中会有更严重的高血糖，应严密监测并应用更为积极的处理方案。通过减少低流量时间也许是减轻术中高血糖的有效措施。

　　有关应激性高血糖的控制目标一直存在争议。美国内分泌医师协会和美国糖尿病学会（AACE/ADA）建议 ICU 危重患者血糖应维持在 7.8～10.0mmol/L（140～180mg/dl）。但此建议是否适用于心外科手术患者尚需探讨。血糖波动度和临床预后相关，平稳控制血糖水平可能比血糖目标值更具意义。

参考文献

1. Gan HL. Pulmonary embolism and pulmonary thrombo-endar-terectomy. New York：NY，Nova Publishing Ltd，2011：1-226.

2. 中华医学会心血管病学分会肺血管病学组. 中国急性肺血栓栓塞症诊断治疗专家共识（2010 年）. 中华内科杂志，2011，49（1）：74-81.

3. Jaf MR，MeMurtry MS，Archer SI，et al. Management of massive and submassive pulmonary embolism，il-iofemoral deep vein thrombosis，and chronic thrombo-embolic pulmonary hypertension：A scientific statement from the American Heart Association. Circulation，2011，123（2）：1788-1830.

4. Madani MM，Wittine LM，Auger WR，et al. Chronic thromboembolic pulmonary hypertension in pediatric patients. J ThoracCardiovascSurg，2011，141（3）：624-630.

5. Mayer E，Jenkins D，Lindner J，et al. Surgical management and outcome of patients with chronic thrombo-embolic pulmonary hypertension：results from an international prospective registry. J ThoracCardiovaseSurg，2011，141（3）：702-710.

第二十五章　心脏移植的
体外循环

第一节　供体心脏的保护

心脏移植中最佳的心脏保护模式仍不明确。目前由于供心缺乏，供体的选择标准不断放宽，特别是年龄标准的放宽，对供体心脏的保护带来了巨大的挑战。有研究表明 HTK 液、STH-2 液和 Celsior 液保存心肌效果无显著差异。但有研究显示，HTK 液对年龄较大供心的保护效果优于其他保存液。但靠单独改进器官保存液这一个环节是难以达到优化供心保护的目的。因此，要寻求通过多个环节、多种方法的综合优化来达到最佳的心肌保护目的。

【心肌保护的基本原则】

（请参看本书的有关章节）

【供体心肌保护特点】

1. 心脏移植术时，心肌保护的三个时期：①温缺血期：从阻断主动脉、切下供体心脏到将其浸浴冷藏的时间；②冷缺血期：供体心脏冷藏后，运送到受心者所在医院，准备进行移植的时间；③移植期：供体心脏从冷藏容器内取出，经过吻合再植，到供体心脏再灌注和复跳并在受心者体内恢复血液循环的时间。

一般说来，心脏移植术时供体心脏缺血时间长，可达 3~4 小时。由于供体心脏完全缺血期间难于重复灌注冷停搏液，故冷藏温度低，通常为 2~8℃。心脏移植必须遵循器官保存的基本原则：主要是防止低温条件下细胞发生肿胀，预防细胞内酸中毒，减少间质内的水分，减少自由基的生成，以及为再灌注时给细胞产生能量提供基质。

2. 温缺血期的心肌保护　重点为使心脏尽快停跳，并通过低温降低心肌细胞代谢。目前普遍采用的办法是以冷心停搏液灌注主动脉根部，使心脏原位停跳，然后切取心脏。实验发现，如给供体心脏先灌注温（37℃或 22℃）停搏液，然后再灌注冷（7.5℃）停搏液，则缺血冷藏后心功能恢复较好。常温的心脏突然接受冷停搏液灌注可能更容易引起血管痉挛，影响微循环。

3. 冷缺血期的心肌保护　此时的保护重点是减少心肌缺血、水肿和酸中毒。供体心脏切下之后，一般将其放在盛有 4℃ 的生理盐水或林格液的容器中。如采用 UWS 作为停搏液，则供体心脏置 4℃ UWS 中。供体心脏的储存方法有冷浸浴法和低温灌流法。

（1）冷浸浴法：此法可妥善保存心脏达 3~4 小时。冷缺血时间长达 170 分钟。其线粒体、细胞核均正常，仅毛细血管内皮细胞轻微肿胀。

（2）低温连续灌注法：此法系特殊装置将低温溶液在一定压力下注入主动脉根部，使心肌均匀地降温，同时洗出可导致细胞内酸中毒的各种代谢产物。主要缺点是可引起组织水肿和血管阻力增加；运输途中不便。

4. 移植期的心肌保护　重点为减轻心肌的缺血和再灌注损伤。在心脏移植术中应用含血停搏液可加强心肌保护。在主动脉根部插入一灌注管，移植手术期间，除了应用局部低温外，经上述灌注管向主动脉根部灌注含血停搏液，可使心脏得到较好的保护。目前临床心脏移植术中，大多数在每次吻合一个心房或大血管后，即灌注一次冷血停搏液，以加强手术缺血期心肌保护。

第二节　心脏移植的体外循环特点

一、成人心脏移植手术体外循环管理

原位同种心脏移植对于体外循环的基本要求与常规成人心脏手术相似，但在循环管理上又有其自身的特点。

【术前准备】

心脏移植患者病情危重，在转运以及麻醉过程中病情容易发生剧烈变化，体外循环医师必须提前做好准备工作，做好随时开始转流的准备。

心脏移植的患者多为终末期心脏病，重要脏器贮备较差，全身状况不佳，营养不良，大多数合并有不同程度的肺动脉高压。体外循环后并行时间较长，因此体外循环硬件以及预充要格外注意。

体外循环中应选用生物相容性好，血液有形成分破坏较轻的 CPB 系统，如膜式氧合器、肝素涂层管路、白细胞滤器等。为进一步减少血液破坏，可以选用离心泵作为主泵，当患者不能脱离体外循环时，可以为同期行心脏辅助做好准备。

预充液宜采用中度血液稀释；转流中加入血浆、白蛋白以维持较高的胶体渗透压，防止组织水肿。为减少排斥反应以及降低炎性反应，预充液中应加入甲泼尼龙 500mg。

为配合手术，主动脉插管应尽量远离主动脉吻合口同时避免插管误入主动脉弓部分支血管，避免体外循环中灌注不良事件发生。患者选择上、下腔静脉分别插管，上腔静脉插管尽量选用直角腔管，以便于术者操作。如果是再次手术的患者，准备好股动脉以及股静脉插管，预防在开胸过程中随时进行股动脉-股静脉转流。

【体外循环管理】

常规成人心脏体外循环管理，浅低温体外循环，监测心电图，有创动脉血压，CVP，Swan-Ganz 导管，温度，ACT，SvO_2 等。血流动力学指标的监测直接关系到移植术后供心功能状态，为临床药物支持或辅助循环提供必要的依据。使用高流量灌注 [60~100ml/(kg·min)]，维持一定的平均动脉压（50~80mmHg），减少血压波动，保持血流动力学稳定，有效地增加组织供氧，SvO_2 保持在 70% 以上。维持一定尿量 [>2ml/(kg·h)]。术中监测血气，避免水电解质及酸碱平衡紊乱，保持内环境的稳定。

终末期心脏病患者多伴有水钠潴留，加之体外循环预充和稀释，术中应注意液体的出入量，可联合应用常规超滤、零平衡超滤和改良超滤。

体外循环后并行阶段的管理十分重要。后并行阶段，要保持血流动力学稳定，血压波动不能太大，更要防止由于心脏容量大幅度变动、心脏过胀影响新移植心脏的功能。后并行循环时间应不低于 1/4 供心冷缺血时间，一般都需要大于 30 分钟，要根据全身血流动力学指标综合判断供心是否能够真正承担自身循环，一旦流量转换中发现血流动力学不稳定，需积极处理并延长辅助时间。对于合并肺动脉高压的心脏移植受体，术后阶段应从中心静脉持续泵入前列腺素 E 类药物或雾化吸入万托维扩张肺血管，降低肺血管阻力，降低右心后负荷。术后心肌顿抑或低心排无法脱离体外循环者须及时使用 IABP 或者 ECMO 等机械辅助支持治疗。

经过后并行循环辅助，根据客观指标确认移植心脏能够承担或完成移植后的自身循环，各吻合口无漏血现象时可以考虑停止体外循环。具体撤离指征：①血流动力学满意，MAP、CVP、PCWP、LAP 在正常范围；②恢复窦性心律，心率在 80~100 次/分，心肌收缩有力；③尿量大于 1ml/（kg·h）；④患者内环境、电解质均调整满意；⑤相关正性肌力药物、血管活性药物持续有效静脉泵入。

二、儿童心脏移植体外循环管理

【预充管理】

使用小型合适的管道和设备，在保证体外循环转流安全的前提下尽可能以最小的预充量完成心脏移植手术，既可能避免过度的血液稀释，又能减少用血。

合理的预充液配制应兼顾血液稀释、血浆胶体渗透压、酸碱度与电解质平衡等方面，以求简便易行，且对生理干扰少。体外循环选用和体重匹配的最小预充量的进口膜肺。预充基础液应避免使用含乳酸盐和糖的液体。目前勃脉力 A（Plasmalyte-A）为预充基础液开始在国内广泛使用，勃脉力 A 的 pH 为 6.5~8.0，更接近生理，而且以醋酸盐为缓冲成分，不含钙和乳酸，更符合小儿心肺转流的要求。

预充液采用醋酸林格液（勃脉力-A），预充排气后尽量排出，然后加入血浆，白蛋白，根据患儿术前血细胞比容，加入适量红细胞，使血细胞比容（haematocrit，Hct）维持于 Hct 24%~27%。同时加入甲泼尼龙 30mg/kg，

20%甘露醇 2.5ml/kg，碳酸氢钠 3ml/kg，呋塞米 1~2mg/kg。

【体外循环管理】

采用中度低温、轻中度血液稀释、中高流量灌注体外循环。术中连续监测动脉血气和电解质，联合使用超滤技术和白蛋白，转中维持 MAP 40~55mmHg，$SvO_2 > 70\%$，Hct 24%~27%，保持内环境稳定与平衡。

当转流开始时，应先缓慢启动动脉灌注泵，观察泵压上升的情况，然后开放静脉引流并提高灌注泵的转速。灌注初期，可有意识使贮血罐平面略有升高，一般为 5~10ml/kg。转流过程中可根据温度的降低程度和手术需要适当降低流量。

外科操作结束后，体温逐渐升至目标温度时可终止体外循环，升温过程中应将体内的电解质和酸碱平衡纠正至正常范围。心脏复跳后 5~10 分钟适当添加钙离子（10%葡萄糖酸钙 2~3ml）。主动脉腔静脉全部开放以后，心脏跳动规则，手术操作完成体温恢复到位，在静脉正性肌力药物和血管活性药物的支持下可以逐渐降低流量并控制静脉回流，使心脏逐步充盈，逐渐停止体外循环。在降低流量过程中，防止出现心脏过度充盈，影响心脏功能。降温与复温的过程为渐进、均匀的。一般保持水温血温差在 8℃ 内，鼻咽温与直肠温差不超过 5℃。

停机困难者，采取延长后并行辅助时间，

给予碳酸氢钠，常规超滤、零平衡超滤和改良超滤联合使用过程中，积极纠正电解质酸碱平衡，使用心脏临时起搏器等措施，缓慢减流量等方法脱机。

【供心保护的特殊性】

目前，国内儿童心脏移植尚处于起步阶段。儿童心脏移植主要存在以下困难：供体来源困难；供受体体重差别较大；手术难度较成人心脏移植大；体外循环转流要求精细化管理；围术期处理困难等。特别是随着边缘供心的日益增多，对儿童心脏移植形成较大挑战；此外，供受体体重相差大于 20% 等因素也可直接影响手术中心脏功能。判断儿童较小的心包腔能否容纳成人心脏，应该术前比较供受体胸部 X 线片，比较心包腔大小，供受体心包最大横径相差最好不要超过 30%，否则存在关胸时胸骨闭合困难及压迫两侧肺组织，影响肺发育之风险；当然，对于实在关胸困难的，可采用双侧纵隔胸膜切开，扩大其心包腔，使供体较大的心脏可置入儿童较小的心包腔内，事实证明该方法安全可靠。此外，对于成人心脏移植植入儿童体内的大供心，由于其心排血量明显高于儿童所需要的灌注量即高心排血量综合征。笔者的方法是体外循环术中及术后一段时间通过硝酸甘油、硝普钠、前列环素 E1 等联合或交替使用，延长使用扩血管的时间，同时加强利尿，从而有效控制高心排给患儿带来的不良影响。对于冷缺血时间>4 小时者，可适当延长体外循环辅助时间，体外循环期间注意保持血容量的稳定，动脉压平稳，避免大心脏综合征。

【超滤】

各种超滤技术的运用有助于儿童心肺保护及体液电解质平衡的维持。常规超滤、零平衡超滤和改良超滤联合使用过程中，注意以下事项：①在体外循环之前先安装预充超滤器，并充分排气；②主动脉阻断后即可开始零平衡超滤，要加入与滤液量相等的晶体液，确保氧合器液面不受超滤的影响，以免发生排空现象；③患儿在停机后改良超滤期间仍要必须保持抗凝，持续保温，起初的超滤流量略低，每分钟 $5\sim10ml/kg$，随时注意患儿的循环情况，必要时以主泵适当补充容量，待超滤 $3\sim5$ 分钟患儿血压上升并相对稳定后再提高超滤流量至每分钟 $10\sim15ml/kg$，$10\sim15$ 分钟内完成超滤。

【ECMO 辅助】

ECMO 能有效治疗因儿童心脏移植术后低心排不能停机者，疗效肯定，提高了边缘供心使用的安全性和手术成功率，扩大了儿童供心来源，有广阔的应用前景。

参考文献

1. 龙村，于坤，李欣. 体外循环学. 第 2 版. 北京：人民卫生出版社，2017.
2. 黑飞龙. 体外循环教程. 北京：人民卫生出版社，2011.

3. 朱德明. 体外循环围手术期的合理用血. 中华临床医师杂志（电子版），2012，6（22）：7051-7052.
4. 姚泰. 生理学. 北京：人民卫生出版社，2011.
5. 李纯，黄杰，齐忠全. 国际儿童心脏移植现况. 中国妇幼卫生杂志，2014，5（2）：69-71.
6. 中国心脏移植注册中心. 我国心脏与其他实体器官联合移植的现状. 中国器官移植杂志，2014，35（11）：654-657.

第二十六章 特殊病种的体外循环

第一节 MORROW 术的体外循环

Morrow 术一般采用主动脉插管及右心房插管，浅低温体外循环下进行。如需同期进行二尖瓣置换术，则需要采用上下腔静脉插管。由于患者一般不合并主动脉瓣病变，首次灌注可经主动脉根部灌注停跳液。单纯改良扩大 Morrow 术手术操作时间不长，阜外医院报道了行改良扩大 Morrow 术的 120 例患者资料，体外循环时间（77.4±27.5）分钟，主动脉阻断时间（48.5±16.0）分钟。一次灌注周期就可完成手术操作，可在肥厚肌肉切除后、缝合主动脉前壁后、主动脉开放前进行一次温血灌注。如果需同期进行二尖瓣成形、置换、冠脉旁路移植术等，导致手术时间延长，需要第二次灌注时，可经冠脉开口直视下灌注，也可缝合主动脉前壁经主动脉根部灌注。此手术为心内手术，为防止气栓，切开左心腔前可在胸腔内吹入二氧化碳，直至心跳恢复正常。

由于患者心肌肥厚，为保证停跳液灌注效果，停跳液灌注量应较常规量（20ml/kg）有

所增加。建议经右上肺静脉置入心内引流管充
分引流左室，为术者提供无血、清晰的术野。
如果手术中视野不清晰，心内引流不能缓解，
可采用体温低流量技术，直至外科手术得以进
行。肥厚心肌切除完毕，术者开始缝合主动脉
前壁时即可开始复温。主动脉缝合完成后即可
开放升主动脉。待直肠温达到 35.5℃、鼻咽
温到达 36℃ 时可以调整停机。因患者左室顺
应性降低，需依赖较高的左房压（16 ～
18mmHg）以保证充足的前负荷，因此在停机
前应留有充足的液面（800～1000ml）。低血容
量可能加重左室流出道残余梗阻。这就意味
着，如患者转中血红蛋白低于 8g/dl，而容量
不多时，利用超滤提高血红蛋白的余地较小，
应及时输入红细胞。特别需要注意的是在停机
前，应排除医源性室间隔缺损、完全性房室传
导阻滞等异常情况。

　　停机后，食管超声检测可判断左室流出道
疏通效果。如不理想，应再次体外循环继续修
整左室流出道。此手术的并发症之一是二尖瓣
的损伤，食管超声检测可判断。如果二尖瓣的
反流严重，应再次体外循环对二尖瓣进行修复
或置换。灌注师要对再次体外循环的工作流程
予以充分的准备。

第二节　地中海贫血的
体外循环

　　随着医疗技术的逐步提高，一些轻症地中

海患者可以长期存活。此类患者一旦实施心内直视心脏手术，如果需要体外循环（CPB）支持，在 CPB 的管理过程中有其特点。

首先，由于患者术前存在贫血，而且心脏肥大等症状与贫血程度直接相关。术前患者血红蛋白含量在 60~70g/L 左右，术中选择合理的晶胶比，并预充适量库血，维持术中血红蛋白水平不低于术前水平。由于患者红细胞脆性大，因此应该选用离心泵作为血泵，使用膜式氧合器，有可能的情况下应用肝素化管路尽可能减少红细胞的机械损伤。近几年发展起来的低预充、小型 CPB 设备在此类贫血患者减少术中用血方面具有积极的意义。

在围术期尽量减少使用可能引起溶血的药物。一些氧化剂如阿司匹林、维生素 K、磺胺药物、硝普钠、青霉素等以及感染均会加重溶血的发生。因此 Weatherall 等认为术中应慎重使用硝普钠，需要应用时提倡小剂量。

血红蛋白 H 病患者体内的 HbH 分子在低温（4℃）情况下，有可能在冠脉内形成沉淀，从而影响心脏停搏液的均匀分布，导致心肌缺血或心肌梗死。因此停搏液温度可以适当提高。近几年逐步开展应用的含血停搏液，有利于此类患者的心肌保护。

几项研究均证实，贫血程度与心脏肥大程度密切相关。因此术中积极采用血液超滤以及自体血液回输技术，将会迅速提高患者的血红蛋白水平，改善贫血和缺氧状况。另外，改良超滤技术（MUF）可以最大化地减少 CPB 术后体外循环系统中的残留血液，能够达到血液保护、减少失血、减少库血应用的目的。

近几年逐步广泛应用的超滤技术可能在地中海患者 CPB 中有更加有利的一面。由于多数患者体内铁离子含量较高，因此超滤的应用在提高患者血红蛋白水平的同时，Banner 等研究发现采用动静脉超滤（arterio-venous hemofiltration，AVH）可能滤出一部分铁离子（分子量 55.84），减轻体内的铁超负荷状况，对于预防并发症的发生有积极作用。

微创技术为此类患者的心脏手术同样带来了福音，小切口腔镜技术使得手术创面微小化，患者术中创伤和失血均显著减少，因此提倡在贫血患者中应用微创体外循环下的微创心脏手术。

第三节　冷凝集反应阳性患者的体外循环

【冷凝集反应的机制】

1. 冷凝集试验阳性患者的抗体主要为 IgM（冷凝素）。在 30℃ 以下反应活跃，使红细胞凝集成块，在循环中相撞而溶血。冷凝素亦可使补体其他成分按经典途径结合成补体终末复合物 C5～C9，直接破坏红细胞膜。

2. 冷凝集素是一种可逆性抗体，在低温时与自身红细胞、O 形红细胞或与患者同型红细胞发生凝集，以至阻塞血管，发生肢端动脉痉挛，红细胞凝集后随即被破坏，发生溶血或血红蛋白尿，当温度高时，凝集块又复消失。

3. 正常人体内即含有冷凝集素，但是滴度不高。在某些疾病中，冷凝集素滴度可显著增加，如病毒性肺炎、传染性单核细胞增多症、热带嗜酸性粒细胞增多症、疟疾、多发性骨髓瘤、肝硬化等。

【实验室检查特点】

1. 冷凝集试验阳性。

2. 冷凝集素测定呈高滴度。

3. 自体血配血试验凝集反应阳性。

4. 抗人球蛋白试验阳性。

【体外循环期间的处理】

冷凝集素存在于机体，但在正常体温下并不发生凝集反应，所以在体外循环中主要采用：①常温灌注，避免激活冷凝集素；②应用皮质激素，减少致敏红细胞被单核吞噬细胞系统破坏；③抑制自身抗体和红细胞间的免疫反应；④增加灌注流量，避免组织灌注不良；⑤对于侧支循环多的患者可采用静态膨肺和一过性低流量，并及时监测脑氧代谢。

此类患者心脏手术体外循环建议：

1. 血温保持 37℃，室内温度不小于23℃，避免产生冷抗体。

2. 常温手术灌注流量采用中高流量，灌注压大于＞70mmHg，头低位，确保重要脏器的血供。

3. 温晶体停跳液灌注避免冠脉循环内凝血或溶血的发生，避免冠脉栓塞，避免体温降低。

4. 心脏表面不降温，避免开放升主动脉时心肌温度达不到 23℃ 以上。

5. ACT 每隔 20 分钟监测一次。

6. 密切观察 CPB 主泵泵压。

7. 监测鼻咽温及直肠温，肢体末端需保暖。

8. 术后尽量不输血或少输血，输入的血必须选择与同种抗体相容的血液，交叉配血实验应严格在 37℃ 进行，最适输血量依临床情况而定，适当将血加温，且须慢输，输入的红细胞量达到维持氧交换和心肺功能即可。

9. 有条件者体外循环前应做冷凝集试验。

【常温期间的心肌保护】

1. 局部低温　通常采用冷盐水或冰屑局部降温，避免将冷液体经左右心吸引回到循环血液中，防止低温后的冷凝集反应。

2. 及时灌注停搏液　及时灌注心脏停搏液或者持续高钾温血停搏液灌注。也可采用高钾停搏、低钾维持的方法，尽量避免体外循环期间高钾血症的发生。也可用冷晶体停搏，只要吸走冷停搏液，既可避免冷凝集素的激活，还达到了局部低温心肌保护的效果。

3. 最大限度地供应能耗物质　在晶体停搏液中加入心肌能量物质；常温氧合血灌注

只需及时或持续灌注即能保证良好的能量供给。

【常温体外循环应该注意的问题】

1. ACT监测 常温期间肝素代谢较快，密切观察血液抗凝情况显得异常重要。在冷凝集素滴度高的患者，CPB过程中ACT值通常会缩短，所以要求每20分钟监测ACT值，保证其在有效的抗凝范围。

2. 氧供氧耗平衡的维持 通过血气值及时调整体外循环期间的氧供，通过静脉混合氧饱和度监测及血浆乳酸含量判断机体氧耗情况，保证充足流量，满足常温氧耗。

3. 减少异物表面接触反应

（1）通过肝素涂抹技术提高人工材料的生物相容性。

（2）血液麻醉：在体外循环前及CPB期间通过选择性、预防性使用抗纤溶药，血小板抑制药或凝血酶抑制剂可逆性抑制血液的激活反应，并使其在体外循环后平稳恢复，类似全麻下的意识丧失及苏醒，称之为"血液麻醉"。

参考文献

1. Mareli A. J, Ionesu-Ittu R, Mackie AS, et al. Lifetime prevalence of congenital heart disease in general population from 2000 to 2010. Circulation，2014，130（9）：749-756.

2. Mareli AJ, Ionescu-Ittu R, Rahme E, et al. Congenital heart disease in the general population：

changing prevalence and age distribulation. Circulation，2007，115（2）：163-172.

3. 龙村，于坤，李欣. 体外循环学. 第 2 版. 北京：人民卫生出版社，2017.

第二十七章 体外膜肺氧合

第一节 体外膜肺氧合的基本概念和类型

ECMO 是将患者血液由体内引到体外，经膜肺完成气体交换后再用泵回输体内，可提供较长时间的心肺支持。按照血液引流和回输的血管类型，通常 ECMO 有两种类型：从静脉系统引出动脉分支注入为 VA ECMO；从静脉引出又注入静脉为 VV ECMO。临床工作中针对不同原因造成心肺功能衰竭需要 ECMO 辅助患者，可以灵活采用不同的辅助方式。

一、VV ECMO

【VV ECMO 的特点】

1. 安全性　VV ECMO 安全性高，单根双腔静脉-静脉体外膜肺氧合仅经皮穿刺即可，可以将再循环量降至 3%~5%，极大提高了呼吸辅助的有效性。

2. 并发症　用于呼吸衰竭辅助时，VV ECMO 减少了可能产生的体循环栓塞的风险及高氧合血直接进入脑而引起的再灌注损伤。

3. 血流动力学指标　VV ECMO 对血流的搏动性无影响，辅助过程中血流动力学指标一般较稳定。

4. 肺循环血流　VV ECMO 改善肺循环氧饱和度，减轻肺部炎症反应和细胞因子反应，可为病变肺脏功能恢复赢得时间。

5. 循环辅助　VV ECMO 可对心脏功能起到间接的改善作用，可增加冠状动脉的血液供应及降低右心室后负荷，改善心脏氧供，增加心排血量。

【插管方式】

1. 连续血流两部位 VV ECMO　经典引流方法是经颈内静脉引流出右心房的血液，然后股静脉回输。目前临床上最常用的循环回路是经股静脉［和（或）头侧静脉］引流，再经颈内静脉回输到右心房，该方法是儿童和成人严重呼吸衰竭的主要辅助模式。

2. 连续血流 DLV-V ECMO　单根双腔管放置于颈内静脉，将血液从右房引流出，经过膜式氧合器氧合后再通过灌注口回输到右房。目前，在临床上使用单根双腔插管为 F_{12}、F_{15} 和 F_{18}。DLV-V ECMO 可以满足辅助流量在 $120 \sim 150ml/(kg \cdot min)$ 的要求（体重 $\leqslant 12kg$ 患儿），是新生儿 VV ECMO 辅助的主要模式。目前成人也可 DLV-V ECMO，主要得益于插管的改进。静脉引流的开口分别在上腔静脉和下腔静脉的近心端，动脉开口正对三尖瓣开口。

【适应证与禁忌证】

VV ECMO 呼吸辅助的基本适应证为：传

统呼吸衰竭疗法治疗无效的可逆性肺部疾病，在 2~4 周内自身肺脏功能可以恢复的患者，近年来也有桥对肺移植的终末期肺部疾病接受 ECMO 辅助的患者。

1. 适应证

（1）新生儿肺部疾患引起的呼吸衰竭：胎粪吸入性肺炎综合征（MAS）、透明膜肺病、先天性膈疝（CDH）、新生儿顽固肺动脉高压（PPHN）等。

（2）各种原因（外伤性、感染性、手术后、肺移植前后）导致的内科治疗无效的严重 ARDS。

2. VV ECMO 呼吸辅助指征

（1）新生儿辅助指征：估计孕龄≥32 周、患儿出生体重≥1.6kg；ECMO 辅助持续用肝素，孕龄<32 周早产儿辅助时颅内出血风险高；无明显凝血性疾病或出血并发症；无严重颅内出血；机械通气≤14 天、肺部病变可恢复；无未纠正的心脏畸形；无致命的先天畸形；无不可恢复性脑损伤的证据。符合以下超过 1 个标准：①$AaDO_2$［$AaDO_2$ =（患者-47）$\times FiO_2 - PaO_2 - PaCO_2$］：605~620 持续 4~12 小时；②氧合指数（oxygen index，OI）（OI=平均气道压$\times FiO_2 \times 100$）/PO_2：>35~60 持续 0.5~6 小时；③PaO_2<35~50mmHg，持续 2~12 小时；④酸中毒或休克，pH<7.25 超过 2 小时或伴低血压；⑤呼吸功能急性恶化，PaO_2<30~40mmHg。

（2）ARDS 辅助指征：目前大部分 ECMO

中心报道的行 VV ECMO 呼吸辅助治疗患者的入选标准均由 Zapol 标准改良而来。各中心治疗水平不一，应根据各自的实际情况修改 ECMO 辅助治疗的进入标准。

经典 "Zapol 标准" 治疗指征可分为快进入标准和慢进入标准。快进入标准：FiO_2 为 1.0、PEEP≥5cmH_2O，PaO_2≤50mmHg 超过 2 小时；慢进入标准：FiO_2 为 0.6、PEEP≥5cmH_2O，PaO_2≤50mmHg 超过 12 小时，且肺内分流>30%。

3. 禁忌证　通常的排除标准是患者处于不适合干预的濒死状态，当患者有以下任何一种情况出现时认为不适合进行 VV ECMO 辅助：不可复性中枢神经系统损伤；严重慢性肺疾患；伴有重度预后不良性疾患（如终末期癌症）；免疫抑制性疾患；多器官功能衰竭；颅内出血>Ⅱ级；由于肝素涂层管路的运用，抗凝禁忌性疾病已不作为绝对禁忌证。

二、VA ECMO

【VA ECMO 转流途径】

1. 周围静脉-动脉转流　将静脉插管从股静脉置入，插管向上延伸至右房，引出的静脉血在氧合器中氧合，经泵从股动脉注入体内。该插管方式可将 80% 回心血流引至氧合器，降低肺动脉压和心脏前负荷。缺点是股动脉插管位置低，心肌和上半身血流灌注差；增加血栓形成的危险；肺循环血流骤然减少，增加了肺部炎症和血栓形成的危险性；非搏动成分多，对维持稳定的血流动力学有一定困难。

2. 中心静脉-动脉转流　这是目前最常用的方法。一般通过颈内静脉插管，经右房将血液引流至氧合器，氧合血通过颈动脉插管至主动脉弓输入体内。主要特点为：体外循环注入的氧合血可替代衰竭的心肺功能。当流量达到 120ml/（kg·min）时，心脏可处于休息状态。此法可降低肺动脉压力，人工呼吸依赖性成分少。不足之处在于：非搏动灌注成分多，血流动力学不易稳定；插管拔管操作复杂，特别是结扎一侧颈部血管，对今后的脑发育有潜在危险。

【适应证与禁忌证】

1. 适应证　ECMO 近几年广泛用于各种原因导致的急性循环衰竭患者的抢救性治疗，并积极促进器官移植和人工器官的发展。其适应证如下：

（1）心脏术后心源性休克（PCCS）：通常这部分患者中同时双心室功能衰竭或合并肺部疾病时，首先考虑行 VA ECMO 辅助。

（2）各种原因（急性心肌梗死、暴发性心肌炎、心脏介入治疗突发事件、等待心脏移植、长期慢性充血性心力衰竭患者急性失代偿、难治性恶性频发的室性心律失常、药物中毒、溺水以及冻伤等）引起的心搏骤停或心源性休克。

（3）严重呼吸衰竭：严重低血症（动脉氧分压/呼吸机吸氧浓度<100）；重度高二氧

化碳血症（动脉血气分析 pH<7.20）和严重 ARDS 患者。这些患者往往呼吸衰竭的提示合并心脏功能不全，需要 VA ECMO 同时提供心肺辅助。

2. VA ECMO 循环辅助治疗指征 当循环功能衰竭患者具有以下表现时，可判定考虑行 VA ECMO 辅助：心排指数（cardiac index，CI）<2L/（min·m²）持续 3 小时；代谢性酸中毒：碱缺失（base deficit，BD）>5mmol/L 持续 3 小时；低血压：新生儿平均动脉压<40mmHg，婴幼儿<50mmHg，儿童<60mmHg 持续 3 小时；少尿：尿量<0.5ml/（kg·h）持续 3 小时；心脏手术后脱机困难患者（心脏畸形已得到纠正）。

3. 禁忌证 VA ECMO 循环辅助的相对禁忌证和绝对禁忌证与 VV ECMO 治疗 ARDS 的禁忌证基本相同。随着 VA ECMO 循环辅助技术的不断发展，除非患者在 VA ECMO 辅助前存在极其严重的不可逆性危及生命体征的病变以外，其他疾病条件均可视为 VA ECMO 循环辅助的适应证，而非禁忌证。

第二节 ECMO 监测与管理

一、ECMO 患者的监测

常规监测项目主要是 ECMO 环路运行情况和患者全身情况，及时发现异常，尽早给予处理，可避免严重后果产生。ECMO 辅助开始后及目标各种相关参数见表 27-1。

表 27-1　ECMO 辅助开始设定与目标参数

目标参数	设定值
血流量	$50\sim80$ml/（kg·min）
气流量	$50\sim80$ml/（kg·min）
吸入氧浓度	100%
入口处压力（离心泵）	>100mmHg
氧饱和度（回输管路）	100%
氧饱和度（引流管路）	>65%
动脉血氧饱和度	VA：>95%；VV：85%~92%
混合静脉血氧饱和度	>65%
动脉血二氧化碳分压	$35\sim45$mmHg
pH	$7.35\sim7.45$
平均动脉压	$65\sim95$mmHg
血细胞比容	30%~40%
血小板数量	>100000/mm^3

二、ECMO 患者的管理

【抗凝管理】

ECMO 辅助时必需使用抗凝措施以预防血栓形成，目前，绝大多数 ECMO 中心使用肝素来进行抗凝治疗。通常情况下，在 ECMO 插管前先首次给肝素 100U/kg，使得 ACT 维持在 $140\sim220$ 秒范围内，辅助过程中肝素的静脉维持剂量为 $25\sim100$U/（kgMO），将 ACT

控制在 160～180 秒为宜。在 ECMO 辅助过程中还需要维持机体适当的凝血功能，防止发生出血，保持血小板数目≥50 000/mm³，如有必要及时补充新鲜血小板。

【血气管理】

ECMO 辅助时需要做到：定时检测动脉血气，保持动脉二氧化碳分压在 40mmHg 左右；持续监测静脉血氧饱和度，以维持在≥65%为宜。

当 VA ECMO 辅助开始后，动脉携氧量立刻增加，动脉氧饱和度可维持在 95% 以上，并由于代谢率的降低和儿茶酚胺类药物用量的减少，静脉氧饱和度也有所上升。而 VV ECMO 辅助开始后动静脉血气指标可能没有明显变化，此后逐渐上升，稳定状态下动脉血氧饱和度一般保持在 85%～90% 之间即可。

患者应采取保护性肺通气策略（气道峰压：20～25cmH$_2$O；呼气末正压 5～15cmH$_2$O；吸入氧浓度<0.5；呼吸频率 4～8 次/分钟和总潮气量<100ml）。

【合适的辅助流量】

1. VV ECMO 转流过程中合适的辅助流量应控制在能够保证全部的氧供和二氧化碳排出，并尽可能将再循环降至最低。通过调节血流量保持适当的血压以及合适的动静脉氧饱和度。辅助起始流量通常为 10～15ml/（kg·min），逐渐加大流量，10～15 分钟后达到最大流量 140～150ml/（kg·min），确认可达到最大流量后降低辅助流量至合适水平。

辅助期间 SaO_2 在 85%～90% 之间是可接受的，有时更低也是可以忍受的。呼吸机设置辅助参数降低，肺得到完全的休息，即在低频率、低潮气量（低吸气峰压）、低吸入氧浓度和一定的 PEEP 下通气。

2. VA ECMO　VA ECMO 直接影响动脉血压和全身各脏器的灌注，既要满足全身其他器官的有效灌注，又要尽可能地减轻心脏的负荷，为受损心脏功能的恢复创造条件。大部分 ECMO 中心在循环辅助时将辅助流量设定为 2.5～3.0L/（m^2·min）。辅助过程中有必要维持较低剂量的正性肌力药，维持必要的左心室射血有利于心脏功能恢复。

在 ECMO 辅助过程中，平均动脉压应保持在>40mmHg（新生儿）；50～90mmHg（儿童或成人）。同时还需检测中心静脉压，保持其处于较低水平。左房压也是一个重要的监测指标，左房压力过高时须安放左房引流管或进行球囊房间隔造瘘术来实现左房减压。

总之，ECMO 辅助尽可能给心脏创造适宜恢复的环境，增加心肌灌注，减少心肌氧耗，转流中可使用小剂量强心药物维持体内基本的激素水平和增加肾脏灌注。

【撤机过程】

当患者心肺功能恢复后就应该尽早考虑撤机，但多数 ECMO 中心并不推荐在 VA ECMO

辅助后 48 小时内撤机的意见。

　　ECMO 辅助时需定期评价患者心肺功能。在直视下观察心脏的收缩情况（经胸插管建立 ECMO 辅助并延迟关胸患者）或床旁心脏超声来了解心脏功能的恢复情况（经股动静脉插管建立 ECMO 辅助）。心脏功能恢复表现为：在不改变辅助参数，如：氧供、动脉氧含量的情况下，静脉氧饱和度增加，动脉血压搏动波形改善（脉压≥10mmHg）和超声显示心脏收缩状况改善（左心室射血分数≥35%）。肺功能恢复的标志有：在不改变呼吸机和 ECMO 辅助参数情况下出现动脉氧分压增加或二氧化碳分压降低、肺顺应性增加、动脉氧含量增加、二氧化碳含量减少和胸部 X 线片改善。

　　当心脏和（或）肺脏功能出现好转，可逐渐降低 ECMO 辅助流量，准备撤离 ECMO。在此过程中，应逐渐加强辅助心肺功能的各项措施以维持正常的血气，VA ECMO 撤机有快撤机和慢撤机两种方式。慢撤机即逐渐减小辅助流量，观察患者情况，一般需 6~24 小时，快撤机直接将流量降至最低（1.5L/min），如患者在低剂量正性肌力药物作用下维持循环稳定，一般在 1~2 小时内就可完成撤机。当 ECMO 流量降低，机体自身的心排血量逐渐恢复时，呼吸机的频率和潮气量应随之恢复以免灌注冠状动脉的血液氧合不足。准备撤离前应稍加大强心药物用量，如果在小剂量或中等剂量的强心药物支持下，心 指 数 能 维 持 在

$3L/(m^2 \cdot min)$，则可考虑撤离 ECMO。但如果需使用较大剂量强心药物时，如：多巴胺 > $10\mu g/(kg \cdot min)$，则应继续 ECMO 辅助。

VV ECMO 辅助时，当 70%～80% 的气体交换是由肺脏完成时（即 ECMO 的流量仅为起始流量的 20%～30% 时），可以考虑停止 ECMO，先停止向膜肺供气，继续转流监测静脉氧饱和度以观察机体的循环状态。在 VA ECMO 辅助中，辅助流量降至最低，交替钳夹和开放动静脉插管、动静脉桥，待心肺功能稳定后拔除插管。

由于在撤离 ECMO 的过程中应该增加肝素的用量，将 ACT 延长至 220 秒以减少血栓形成的可能性。也可开放旁路保持泵的流量不低于 100～200ml/min，防止血流缓慢所引起的血栓。

【其他方面】

1. 护理　基础日常护理非常重要，包括黏膜、皮肤和气道护理，并保持安静的环境，新生儿或婴幼儿 ECMO 辅助期间进行所有操作都要动作轻柔，尽量减少镇静剂的应用，避免应用肌松剂。

2. 抗感染　多数 ECMO 中心一般主张联合使用广谱抗生素预防感染，也有少数 ECMO 中心 ECMO 辅助期间并不积极预防性使用抗生素，患者出现感染迹象或血培养结果阳性时，才考虑使用抗生素。

3. 营养支持　在 ECMO 使用过程中应尽

可能给机体足够的营养支持，促进恢复。

4. 肾功能　在 ECMO 辅助期间不仅要维持肾脏良好的灌注，保护肾脏功能，同时需要使用小剂量的利尿药以维持足够的尿量。ECMO 辅助时可使用小剂量多巴胺增加非搏动灌注时的肾脏血流，静脉长期持续给利尿剂排除第三间隙的水分也是保持水代谢平衡的重要手段，必要时还可使用超滤或血液透析技术。

5. 血红蛋白和血小板　新生儿 ECMO 辅助过程中应维持血红蛋白在 12～15g、成人 10～11g，保持血液的携氧能力。ACT 维持在 160～220 秒，血小板需保持在 $50\ 000/mm^3$ 以上，以减少出血并发症。纤维蛋白原>100mg/dl，有出血倾向患者纤维蛋白原>150mg/dl，ACT 可适当维持在较低水平。

第三节　并发症的防治

ECMO 并发症分为 ECMO 相关的机械并发症和与患者相关的并发症两大部分。

【机械并发症】

1. 血泵并发症　电源脱落或停电、电池故障、机械故障、泵头泄露、泵内血栓形成等。

2. 膜式氧合器故障　血浆渗漏、血栓形成、气栓形成、漏血等。

3. 变温箱故障　过热、不变温、低温等。

4. 环路问题　管路进气、漏血、崩开。

【与患者相关的并发症】

1. 血管并发症 插管时造成血管穿孔、窦道或夹层形成。

2. 下肢缺血 对于经股静脉、股动脉插管建立 ECMO 辅助时，常规放置远端灌注管，可以减少下肢缺血并发症。

3. 溶血 在转流期间观察尿液颜色，检测血浆游离血红蛋白。发现问题，应及时更换 ECMO 环路，必要时还需更换插管，同时注意碱化尿液，预防肾衰发生。

4. 出血 出血是 ECMO 最常见的并发症，在心脏术后难以脱离 CPB，直接转为 ECMO 辅助患者中尤为突出。最常见的出血部位是心脏手术切口、消化道及插管部位，严重出血往往危及患者生命。当怀疑存在活动性出血时，应积极进行外科止血。也有关于新的抗凝或抗纤溶作用药物能够减少 ECMO 辅助期间出血量的报道。

5. 肾功能衰竭 是 ECMO 辅助常见并发症之一，尤其在 VA ECMO 循环辅助中发生率更高一些。积极尽早行 CRRT 治疗可能是提高 ECMO 辅助结果的有效途径。

6. 感染 感染是 ECMO 辅助的常见并发症之一，ECMO 辅助期间抗生素是否应该预防性使用、使用时机、种类和剂量等并不统一，学界仍然存在争议。

7. 心肌顿抑 ECMO 辅助期间心肌顿抑时，主要临床表现为脉压缩小甚至消失。在这种情况下，应排除其他问题。可应用扩血管药降低后负荷，相应减少 ECMO 流量，如仍然不能缓解，出现肺水肿加重时，应及时安置 IABP，减轻左室后负荷。即使如此仍然不能缓解，必要时安置左房引流减压管，彻底使左室排空。

8. 神经系统并发症。

总之，ECMO 是项较为复杂，且高风险的治疗手段。ECMO 辅助治疗患者通常病情较为危重，ECMO 辅助期间可能出现 ECMO 环路或患者相关的多种并发症，尽早发现，一切从患者"生命第一"的角度出发，在保障患者生命的前提下，正确处理并发症，挽救患者生命。

参考文献

1. ELSO Registry. Extracorporeal Life Support Organization, 2014.

2. Combes A, Brodie D, Bartlett R, et al. Position paper for the organization of extracorporeal membrane oxygenation programs for acute respiratory failure in adult patients. Am J Respir Crit Care Med, 2014, 190（5）：488-496.

3. Peek GJ, Mugford M, Tiruvoipati R, et al. Efficacy and economic assessment of conventional ventilatory support versus extracorporeal membrane oxygenation for severe adult respiratory failure（CESAR）：a multicentre randomized controlled trial. Lancet, 2009, 374（9698）：1351-1363.

4. Noah MA, Peek GJ, Finney SJ, et al. Referral to an extracorporeal membrane oxygenation center and

mortality among patients with severe 2009 influenza A
(h1n1). JAMA, 2011, 306 (15): 1659-1668.

5. Terragni P, Faggiano C, Ranieri VM. Extracorporeal
membrane oxygenation in adult patients with acute re-
spiratory distress syndrome. Curr Opin Crit Care,
2014, 20 (1): 86-91.

附　录

附录一 体外循环意外及其对策

一、体外循环中进气

原因	预防	处理
1. 氧合器排空	1. 保持一定液面	1. 气体未进入患者体内时，应尽快将管内气体排出
2. 主泵流量小于分泵流量	2. 持续监测动静脉平衡状态	2. 大量气体进入体内时，应进行逆行灌注及脑保护措施。方法如下：
3. 泵管入口端阻塞泵旋转呈负压	3. 停机状态时，在动脉管夹钳子	（1）静脉逆灌：流量：1000~2000ml/min
4. 左心吸引泵装反	4. 将滤器排气通路关闭	压力：20~30mmHg
	5. 转机前检查吸引管的方向	时间：5~8分钟
6. 泵速突然加快、排空	6. 禁止在动脉出口端抽标本（动脉滤器三通例外）	（2）大量皮质激素：地塞米松20mg
7. 膜肺气体出口端阻塞	7. 检查动脉入口端是否阻塞	泼尼松龙30mg/kg
8. 排气不彻底	8. 体外循环前检查机器的运转情况	（3）脱水：甘露醇2g/kg
	9. 预充液体前，二氧化碳预充管道	呋塞米40mg
9. 复温时血温和水温的温差过高		（4）头部冰帽
10. 低流量灌注时，动脉端有分流，如滤器排气管三通未关或低流量同时经排气管放血	10. 确保气体出口端畅通	（5）回恢复室采用冬眠疗法

续表

原因	预防	处理
11. 台上台下灌注管连接不当	11. 复温时，水温和血温的差值应<10℃	
12. 左心吸引过大，左房吸空	12. 低流量或停机前应关闭滤器排气管三通，严禁低流量灌注时放血	
	13. 氧合血灌注前，仔细检查入口端有无阻塞	
	14. 心脏跳动时审慎用左心吸引	

二、凝血

原因	预防	处理
1. 患者未肝素化	1. 确认全身肝素化，ACT 达360秒插管，ACT > 480 秒转机，20 分钟后应再查 ACT 以防肝素消耗	1. 停机 2. 更换氧合器或微栓滤器 3. 血栓已进入体内应采取脑保护治疗措施：
2. 未肝素化库血和含钙的溶液混合	2. 预充液给肝素：成人 2000 单位，小儿 1000 单位（加血例外）	（1）头部冰帽 （2）大量激素 （3）脱水 （4）术后冬眠 （5）请心内科医生商
3. 预充液未含肝素	3. 库血预充加肝素 500U/dl	讨 CPB 后的溶栓治疗方案

原因	预防	处理
4. 患者因素：如 AT Ⅲ 缺乏，肝素耐药	4. ACT 标本在给肝素 3～5 分钟后从动脉抽出	
5. 体外循环时间长，肝素消耗	5. ACT300 秒以上用右心吸引	
6. 鱼精蛋白拮抗后仍用右心吸引	6. CPB10 分钟以后抽 ACT 标本，以后每隔 30 分钟抽血测 ACT	
7. 水温高于 42℃	7. 给鱼精蛋白后不能用右心吸引	
8. 给鱼精蛋白后输血间隔过长	8. 给鱼精蛋白后输血不能间隔 5 分钟以上	
9. 应用抑肽酶	9. 患者因素应给新鲜血浆或大量肝素，直至 ACT 达到 480 秒，并严密监测 ACT	
	10. 用抑肽酶 ACT 应大于 750 秒	

三、突然停泵

原因	预防	处理
1. 突然停电	1. 备好紧急摇把	1. 用紧急摇把转泵头，注意摇动方向，根据氧合器液面和动脉压进行调整
2. 保险丝烧断	2. 备好保险丝	
3. 泵槽内有异物	3. 确保各个部分电源的紧密牢固	

续表

原因	预防	处理
4. 泵管挤压过紧，使泵管在泵槽内扭折 5. 氧合血泵管交叉扭曲 6. 机器故障	4. 泵管卡应压紧，泵头和泵管挤压适度 5. 将氧合血泵管在泵槽内理顺 6. 定时检查机器运转情况，有问题及时通知有关人员 7. 体外循环中一些小杂物放在盘内	2. 及时将主泵钮回到零位，以免在电源恢复时机器突然启动将氧合器中的血液排空 3. 及时发现问题或解决问题，调节泵管时应注意血流倒流，同时避免泵压过高动脉管崩脱等情况

四、泵压增高

原因	预防	处理
1. 氧合器、滤器质量问题	1. 选择高质量氧合器、滤器	1. 必要时启用滤器旁路
2. 主动脉夹层	2. 体外循环开始前先输两圈液体	2. 停机重新插管，准备好右心吸引
3. 动脉插管细小	3. 根据不同体重和动脉粗细准备管道	3. 适当减少流量或更换管道
4. 血液凝固	4. 预充液加肝素，患者全身肝素化	4. 更换氧合器，加大肝素剂量
5. 动脉钳子未开放	5. 确保动脉出口畅通	5. 开放动脉端钳子
6. 阻断升主动脉时阻断钳夹住动脉插管		6. 与术者联系调整插管
7. 动脉插管扭折或贴壁		

五、泵管崩脱或破裂

原因	预防	处理
1. 泵压过高	1. 根据患者选择合适的管道	1. 立即停泵，并阻断静脉回流和动脉管道
2. 泵出口端阻塞，如钳子未松开，管道扭折	2. 随时监测泵压，过高时及时分析原因	2. 发现原因并加以排除
3. 接头连接不紧密	3. 体外循环中确保管道畅通	3. 迅速恢复血流，注意管道排气
4. 管道牵拉	4. 避免管道牵拉	4. 迅速更换泵管并将泵槽内血液粗略擦净
5. 泵管质量问题	5. 接头要紧密连接，高压部位要用扎带和线绳加固	
	6. 检查泵管是否有裂纹	
6. 泵槽中有异物划伤	7. 检查泵槽中是否有异物	
7. 泵管卡口未压紧	8. 检查泵管出入泵槽两端是否压紧	

六、氧合不佳

原因	预防	处理
1. 未接气源	1. 体外循环前认真检查气源，确保通畅	1. CPB 开始时发现氧合不好，应及时停止降温，逐渐还血停机后寻找原因并处理
2. 气源管道与氧合器的进气口出气口接反	2. 确保气体管道连接正确	
3. 气体流量小，氧浓度低	3. 检查气体混合器性能情况	2. 复温时病情轻，手术快结束时，恢复心脏跳动，启动呼吸机，尽快恢复自身呼吸
4. 气体过滤器的方向接反或阻塞	4. 排气预充观察氧合器发泡是否均匀	

续表

原因	预防	处理
5. 气源错误: 如 CO_2，N_2	5. 根据患者体重，选择适当氧合器	3. 病情重，手术时间长，快速降温至20℃更换氧合器（更换方法见相关章节）
6. 气体混合器故障	6. 严密观察动脉氧饱和度，通过动静脉血颜色对比，必要时及时查血气	
7. 氧合器质量问题: 如发泡板功能不佳、中空纤维渗透等	7. 根据动脉血氧饱和度情况及时调整通气量和氧饱和度，备用氧气管和氧合器	4. 缺氧严重: 按脑缺氧常规处理
8. 氧合器选择不当，大体重用小氧合器		

七、液面过低

原因	预防	处理
1. 静脉插管不到位	1. 插管深度适合	1. 及时调整、控制动脉流量
2. 管道扭曲	2. 理顺管道	2. 及时调整管道
3. 容量不足	3. 根据体外循环计划，增加预充量	3. 补液
4. 静脉管道内有大量气体	4. 静脉管道阻断要完全	4. 疏通管道
5. 动脉大出血，回流室路径不畅或回流室位置过低	5. 将回流室位置高于氧合器	5. 调整回流室位置，备好右心吸引
6. 泵流量不准	6. 体外循环前校正流量	6. 显示转速，计算流量
		7. 适当提高液面或轻轻敲打氧合器，让兜血尽快回落，严重时更换氧合器

原因	预防	处理
7. 氧合器兜血	7. 预充时及时发现更换	8. 给予抗过敏药物，补液
8. 静脉管内存有异物	8. 检查管道，组装管道时避免异物误入管道	
9. 过敏	9. 尽量减少过敏因素	

八、停机液面突然增加

原因	预防	处理
1. 静脉引流管松开	1. 夹紧静脉管钳	1. 迅速查明原因并及时纠正
2. 主动脉泵头压合不紧	2. 调整动脉泵头松紧适度	2. 根据动静脉压积极输血
3. 动脉滤器或抽血标本三通开放	3. 关闭动脉滤器和抽血标本三通	3. 如没有鱼精蛋白拮抗，可将氧合器内血液回输
4. 左心持续转流	4. 调整左心吸引或停止	
5. 右心吸引增加	5. 闭合动静脉旁路	
6. 氧合器动静脉旁路开放	6. 离心泵转速要形成高于主动脉的驱动压力	
7. 离心泵转速不够，血液倒流		

九、变温器漏水

原因	预防	处理
1. 氧合器质量问题	1. 体外循环前应进行漏水试验，应有一定时间和压力	1. 停止使用氧合器变温器
		2. 应用大量抗生素
2. 在安装中有剧烈碰撞	2. 安装时注意动作要轻柔	3. 如需长时间变温应更换氧合器

十、变温器异常

原因	预防	处理
1. 机器故障	1. 定时检修机器和探头	1. 更换变温水箱和探头
2. 设置失误	2. 温度设置要准确无误	2. 调整合适的温度
3. 探头故障	3. 随时监测温度的变化情况	

十一、体外循环中高血压

原因	危害	处理
1. 麻醉变浅	1. 微血管收缩，组织灌注不足，缺氧，缺血，酸中毒	1. 加深麻醉为首要处理方法
1）吸入麻醉药挥发到空气		（1）静脉麻醉药：成人芬太尼 $100\sim200\mu g$
2）静脉麻醉药被异物表面吸附	2. 血管紧张度增加，心脏后负荷增加	（2）氯胺酮 $50\sim100mg$，小儿适量
2. 缩血管物质增加，血管张力高		（3）吸入麻醉药在有挥发罐和无空气污染的前提下使用
1）交感神经兴奋，儿茶酚胺增加	3. 大量血液滞留体外，机体容量降低	（4）镇静降压药：氟哌利多、安定
2）肾素-血管紧张素-醛固酮系统兴奋	4. 心率加快，心脏做功增加，氧耗增加	（5）高血压患者术前可考虑硬膜外麻醉
3）血管加压素增加		2. 血管扩张剂：硝普钠 $1\sim5\mu g/min$ 静脉滴入，亦可给硝酸甘油或 ATP
3. 流量过高		3. 适当调整流量

十二、体外循环中低血压

原因	危害	处理
1. 大量血液引流体外，体循环平均压不能维持	组织得不到充分灌注，造成缺血缺氧性损伤，以脑、心、肾表现最为突出	1. 心脏跳动时，应维持一定灌注压，保证冠脉血供，成人60mmHg 左右，小儿50mmHg 左右。心脏停跳时，成人在50mmHg 左右，小儿在 30mmHg 左右，高血压、冠心病、糖尿病患者和高龄者血压应稍高
2. 血液降温，血管张力下降		2. 血压低时应首先增加灌注流量，再根据情况适当控制静脉回流量
3. 血液稀释，血液黏滞度下降		3. 低温低流量时，只要静脉氧饱和度在60% 以上，低动脉压力可暂不处理
4. 平流灌注动脉压难以维持		4. 一过性低血压不宜超过 5 分钟，如时间较长可给缩血管药
5. 灌注指数低于正常指数		5. 给药时应注意：
6. 药物作用：麻醉药或降压药		（1）受体兴奋剂
		（2）小量多次
		（3）心跳恢复时，应和麻醉医生商量，根据心功能情况选用血管活性药

续表

原因	危害	处理
		6. 具体方法：
		（1）麻黄碱 30mg 稀释 5ml 每次给 5~6mg
		（2）间羟胺 1mg 稀释 20ml，每次给 1ml

十三、恢复冠脉循环后心脏不跳

原因	诊断	处理
1. 高钾	1. 化验：K$^+$>5.5mmol/L	1. 利尿、给钙、NaHCO$_3$、胰岛素、超滤
2. 冠脉问题	2. 心电图：慢心率、高耸 T 波	2. 搭桥、修复冠脉
3. 温度	3. 冠状动脉触摸有结节感、病史、心电图	3. 复温
4. 动脉压低	4. 成人 < 30~32℃，小儿<20~25℃	4. 增加流量，给缩血管药
5. 主动脉瓣装反	5. 流量小，血管张力低	5. 重新安装
6. 房室传导阻滞	6. 先听瓣膜声音，再切开观察	6. 安装起搏器
7. 氧合不佳	7. 心电图：房跳室不跳	7. 改善氧合状态
8. 冠脉进气	8. 血液呈黑色	8. 重新阻断，停跳液灌注冲洗气体
		9. 辅助循环
9. 药物作用	9. 冠脉有明显气栓	
10. 术前心功能差	10. 大量普萘洛尔、维拉帕米	
	11. 术前病史	

十四、给停跳液后心脏电机械活动频繁

原因	判断	处理
1. 温度高（温血灌注除外，特指停跳间断灌注）	1. 鼻温＞30℃，心肌＞20℃	1. 局部或全身降温
2. 灌注间歇长	2. 间断灌注＞30分钟	2. 每30分钟灌注一次，如在时限内出现电机械活动应及时灌注
3. 机械干扰	3. 肉眼心肌静止，心电活动频繁，无规律	3. 请工程师处理
4. 灌注液钾浓度低	4. 生化检查	4. 加大钾浓度
5. 左心回血增多	5. 吸引管流量增多	5. 见心内回流增多表
6. 静脉回流不佳（用右房插管时）	6. 心腔饱满，静脉压高	6. 调整引流管和引流高度
7. 严重冠脉阻塞	7. 顺行灌注困难，量＜10ml/kg	7. 顺行、逆行灌注结合
8. 灌注量不足		8. 保证每10~15ml/kg，直至电机械活动停止
9. 侧支循环丰富		

十五、心内回流多

原因	判断	处理
1. 发绀型心脏病如法洛四联征，肺动脉闭锁	1. 回流多，病史，左房右房回流多，以左房为主	1. 低温，低流量，静态膨肺
2. 肺长期感染	2. 左房、右房回流多，色红	2. 低温，低流量，静态膨肺
3. 主动脉阻断不全	3. 给停跳液后心肌不停跳，左房回流多，色红	3. 重新阻断主动脉
4. 左上腔静脉	4. 右房血流多，血暗红	4. 左上腔阻断或引流或间断开放（根据静脉压）
5. 动脉导管未闭	5. 肺动脉血流多，色鲜红	5. 阻断并闭合动脉导管未闭
6. 主动脉瓣关闭不全	6. 停跳效果不佳，灌停跳液时发现	6. 切开升主动脉直视冠状动脉窦灌注
7. 腔静脉阻断不全	7. 右房回血多，色暗	7. 重新阻断静脉

十六、代谢性酸中毒（pH < 7.30，BE < -3）

原因	影响	防治
1. 缺氧：氧合器障碍、麻醉浅	1. 心肌收缩减弱	1. 积极纠正原发因素
2. 流量不足	2. 血管张力下降	2. $NaHCO_3$ 用量=1/4×（BE 纠正值）×体重
3. 肾衰竭	3. 血钾增高	3. 注意纠正高钾及血糖水平
4. 预充大量酸性物质		
5. 稀释过度		
6. 高钾		

十七、代谢性碱中毒（pH > 7.45，BE>3）

原因	影响	防治
1. 肾丢失	1. 氧释放障碍	1. 防治原发因素
2. 低钾血症	2. 低钾血症	2. 严重时可考虑用 NH_4Cl 纠正
3. 医源性误入		
4. 胃肠道丢失		

十八、呼吸性酸中毒（pH < 7.35，PCO_2 >45mmHg）

原因	影响	防治
1. 转流中通气量过低	1. 心脏收缩无力	增加通气，注意慢性呼吸衰竭，保持一定通气量
2. 排气口阻塞	2. 血压下降	
3. 辅助循环时自体肺不工作	3. 脑血管扩张	
	4. 肺血管收缩	

十九、呼吸性碱中毒（pH > 7.45，PCO_2 <35mmHg）

原因	影响	防治
过度通气	脑血管收缩	适当降低通气量

二十、高钾（K$^+$>5.5mmol/L）

原因	判断	预防处理
1. 给药失误	1. 心肌收缩无力	1. 给药应准确无误，应两人核对，注射器应注明药名和剂量
2. 灌注大量停跳液	2. T波高耸，P-Q间期延长，QRS增宽	2. 应用高质量体外循环用品
3. 严重溶血		3. 调整泵头适当的松紧度
4. 少尿，酸中毒		4. 保护肾功能，维持酸碱平衡，心脏跳动时，钾应分次小量给予
		5. 高钾时的处理
		（1）继续体外循环
		（2）给大量钙剂：2~3g
		（3）5%NaHCO$_3$ 100~200ml
		（4）呋塞米：5~10mg
		（5）严重时，用人工肾滤水。容量不够时加5%或10%的葡萄糖
		（6）胰岛素：3U/g糖

二十一、低钾（K$^+$<3.5mmol/L）

原因	判断	预防和处理
1. 补充不足	1. S-T 降低、T 波低平、U 波出现	1. 密切监测
2. 尿丢失过多	2. 心脏兴奋性增高	2. 术前、术中及时补钾
3. 血液丢失	3. 血压下降	3. 继续转流
4. 酸中毒		4. 根据经验公式补钾
5. 术前长期利尿治疗		

二十二、低钙（Ca^{2+}<0.90mmol/L）

原因	判断	预防和处理
1. 血液稀释	1. Q-T 间延长	1. 心脏复跳稳定后补钙
2. 碱中毒	2. 心脏收缩无力	2. 避免呼吸性碱中毒
3. 库血用量大	3. 血压偏低	3. 加库血补钙 0.5g/100ml
4. 血液丢失		

二十三、水肿

原因	预防和治疗
1. 毛细血管压力增高	1. 制订合理的预充计划，晶胶比为（0.5~0.6）∶1
（1）静脉回流不畅	
（2）心功能不全	

续表

原因	预防和治疗
2. 肾排水能力降低	2. 严格限制预充量，选用生物
（1）血压过低	相容性高的体外循环用品
（2）血管阻力增加	
3. 血浆胶体渗透压下降	3. 保证组织有效灌注，维持适
（1）血液稀释	度的灌注压
（2）蛋白渗出	
（3）血液丢失	
4. 毛细血管通透性增加	4. 保证静脉回流通畅，维持良
	好心排血功能
5. 静脉插管过深	5. 维持酸碱平衡稳定
	6. 治疗措施
	（1）加强肾脏排水（利尿剂）
	（2）补充血液或血浆或白蛋白
	（3）滤水器应用
	（4）洗血球机的应用（不属
	常规）

二十四、温度变化缓慢

类别	原因	预防和处理
直肠温度	1. 探头至粪便	1. 术前灌肠
	2. 探头位置偏浅或脱落	2. 调节探头位置
	3. 灌注流量不足	3. 提高灌注流量
	4. 解剖分流如 F4、PDA 等	4. 适当处理
	5. 下半身无血流（主动脉弓中断，PDA 结扎后）	5. 结扎前诊断，结扎后及时松解
机械因素	1. 变温水温度低	1. 提高温差
	2. 变温水循环短路	2. 开放变温水循环
	3. 仪器性能障碍	3. 修理仪器
	4. 探头线断裂	4. 更换探头

类别	原因	预防和处理
鼻咽温度	1. 探头过深至口腔 2. 鼻腔出血探头被凝血块包裹	1. 调节位置 2. 止血，清洗探头

二十五、体外循环中的溶血

原因	预防	处理
1. 血型不合	1. 用库血坚持三查四对	1. 积极寻找原因并及时消除
2. 自身抗体	2. 冷凝集试验阳性患者 CPB 中不能降温	2. 大量碱性液体碱化尿液降低游离血红蛋白的肾毒性
3. 机械破坏 （1）阻力大 （2）过度吸引 （3）泵挤压过紧	3. 减轻机械损伤 （1）保证管道通畅 （2）适度吸引 （3）调节合适松紧度	3. 加强利尿，加快毒性物质的排除
4. 体外循环用品生物相容性差	4. 用高质量的用品，选用较好氧合器	4. 适量的皮质激素，稳定细胞膜
5. 鼓泡式氧合器气血比例过大	5. 使用气血比应小于 2	
6. 静态预充库血时加入大量碱性液体	6. 注意在循环时给大量碱性液体	
7. 自身血液系统疾病红细胞形态变化，脆性增加		

二十六、无尿或少尿原因和处理

原因	处理
1. 尿管阻塞	1. 调节尿管
2. 尿管脱落	2. 连接尿管
3. 尿管位置插错	3. 重新插尿管
4. 动脉压力过低	4. 提高动脉压
5. 全身阻力过高	5. 降低血管阻力
6. 肾功能不全	6. 处理：呋塞米 $5 \sim 20$mg 或丁尿酸 $0.5 \sim 1.0$mg；血液过度稀释时用人工肾排水
7. 术前血容量不足	7. 补足容量

附录二 阜外医院体外循环常用设备的使用范围

一、氧合器

1. 选择氧合器原则

（1）尽量选择膜式氧合器。

（2）氧合器大小的选择以术中预计最高流量为标准，预计最高流量通常可以通过下面的公式计算：

预计最高流量＝患者体表面积×（3.0～3.2）L/（min·kg）

如果氧合器推荐的最高流量可以满足预计最高流量即可达到术中要求。

2. 膜式氧合器

（1）成人型：推荐流量：≤7000ml/min

（2）儿童型：推荐流量：≤4000ml/min

（3）幼儿型：推荐流量：≤2300ml/min

（4）婴儿型：推荐流量：≤800ml/min

（5）新生儿型：推荐流量：≤600ml/min

二、成套管道

1. 成人管道（使用体重范围：>45kg）

（1）右房型：不需要打开右心房行心内操作的心血管手术，如 CABG、AVR、AVP、升主动脉瘤等手术。

（2）上下腔型：先天性心脏病，瓣膜病

通常均选择此类管道。

2. 儿童管道（使用体重范围：35~45kg）。

3. 婴儿 A 型：（使用体重范围：22~35kg）。

4. 婴儿 B 型：（使用体重范围：15~22kg）。

5. 婴儿 C 型：（使用体重范围：10~15kg）。

6. 婴儿 D 型：（使用体重范围：≤10kg）。

三、动脉微栓滤器

1. 成人型

（1）滤过面积：840cm^2。

（2）最大流量：6~7L/min。

（3）预充容积：195ml。

（4）滤膜孔径：40μm。

2. 儿童型

（1）滤过面积：300cm^2。

（2）最大流量：3L/min。

（3）预充容积：130ml。

（4）滤膜孔径：40μm。

3. 婴幼儿型

（1）滤过面积；136cm^2。

（2）最大流量：2.5L/min。

（3）预充容积：40ml。

（4）滤膜孔径：30μm。

四、插管

1. 动静脉插管的选择原则根据插管部位的血管直径来确定动静脉插管的选择，通常静脉以保证确切引流即可，不可过粗或过细，静脉插管直径应为所选静脉管径的 80% 左右。

2. 常用插管大小与体重对应表。（表附 2-1）

表附 2-1　常用插管大小与体重对应表

患者体重（kg）	升主动脉插管	上腔静脉插管	下腔静脉插管	右房插管
<10	8~12F	16~20F	18~22F	
10~15	12~14F	20~22F	22~24F	
16~20	14~16F	22~24F	24~26F	可用适宜口径的腔静脉插管替代
21~30	16~18F	24~26F	26~28F	
31~40	18~20F	26~28F	28~30F	
41~50	20~22F	28~30F	30~32F	32/40
51~60	22~24F	30~32F	32~34F	34/46
>60	24F	32~34F	34~36F	36/46

五、停搏液装置的选择

晶体停搏液装置，使用体重范围：<35kg

氧合血停搏液装置，使用体重范围：≥35kg

附录三 常用人体检查正常值和体外循环记录单

一、血液一般检查

项目	英文缩写	单位	正常值
血红蛋白	Hgb	g/L（g%）	120~160（12~16）
血细胞比容	Hct	（%）	36~48
红细胞数	RBC	10^{12}/L（万/mm^3）	4.0~5.5（400~550）
白细胞数	WBC	10^9/L（/mm^3）	4~10（4000~10000）
中性粒细胞	NEUT	（%）	46~76
淋巴细胞	LYMPH	（%）	20~40
嗜酸性粒细胞	EO	（%）	0.5~5.0
嗜碱性粒细胞	BASO	（%）	0~1.0
单核细胞	MONO	（%）	2.0~8.0
血小板	PLT	10^9/（万/mm^3）	100~300（10~30）
血沉	ESR	mm/h	0~20
红细胞平均血红蛋白	MCH	Pg	29.36±3.43（27~31）
红细胞平均体积	MCV	Fl	93.28±9.80（82~92）
红细胞平均血红蛋白浓度	MCHC	g/L	320~360
血型	BG		A、B、AB、O

二、凝血功能检测

项目	英文缩写	单位	正常值
出血时间	BT	分钟	1~3
凝血时间	CT	分钟	4~12
凝血酶原时间	PT	秒	11~13
凝血酶原活动度	PTA	%	80~100
PT 国际化比值	INR	R	0.85~1.15
部分凝血活酶时间	APTT	S	26~36
纤维蛋白原测定	FIB	mg/dl	200~400

三、血液生化

项目	英文缩写	单位	正常值
血糖	GLU	mmol/L	3.58~6.05
尿素氮	BUN	mmol/L	2.86~7.9
肌酐	CREA	μmol/L	44~133
尿酸	URIC	μmol/L	148.8~416.5
钠	Na	mmol/L	136~145
钾	K	mmol/L	3.5~4.5
氯	Cl	mmol/L	98~106
钙	Ca	mmol/L	2.2~2.7
镁	Mg	mmol/L	0.8~1.2
总蛋白	TP	g/L	60~80
白蛋白	ALB	g/L	35~55

项目	英文缩写	单位	正常值
球蛋白	GLB	g/L	20~29
白蛋白/球蛋白	A/G		(1.5~2.5)：1
总胆固醇	CHOL	mmol/L (mg%)	3.64~5.98 (110~230)
甘油三酯	TG	mmol/L	0.38~1.76
高密度脂蛋白	HDL-C	mmol/L	0.70~1.59
低密度脂蛋白	LDL-C	mmol/L	1.80~3.40
谷丙转氨酶	GPT	IU/L	1~40
谷草转氨酶	GOT	IU/L	1~40
乳酸脱氢酶	LDH	IU/L	0~250
乳酸脱氢酶同工酶	LDH1	IU/L	0~45
肌酸激酶	CK	IU/L	0~200
肌酸激酶同工酶	CK-MB	IU/L	0~24
淀粉酶	AMY	IU/L	0~220
总胆红素	TBIL	μmol/L (mg%)	5.1~19 (0.1~1.0)
结合胆红素	DBIL	μmol/L (mg%)	0~3.4 (0.03~0.2)
非结合胆红素	IBIL	μmol/L (mg%)	3.5~28 (0.1~0.8)
抗链球菌溶血素"O"	ASO	IU/ml	0~200
C反应蛋白	CRP	mg/L	0~8
类风湿因子	RF	IU/ml	0~30

四、传染病检查

项目	英文缩写	单位	正常值
乙肝表面抗原	HBsAg		阴性
乙肝表面抗体	HBsAb		阴性/阳性
乙肝 e 抗原	HBeAg		阴性
乙肝 e 抗体	HBeAb		阴性
乙肝核心抗体	HBcAb		阴性
丙肝抗体	HCV		阴性
艾滋病抗体	HIV		阴性
梅毒抗体	TRUST		阴性

五、尿常规

项目	英文缩写	单位	正常值
葡萄糖	GLU		阴性
酮体	KET		阴性
潜血	BLD		阴性
蛋白	PRO		阴性
亚硝酸盐	NIT		阴性
胆红素	BIL		阴性
比重	SG		1.003~1.030
酸碱度	pH		5.4~8.4
尿胆原	UBG	Umol/L	0~16
白细胞	LEU		阴性

六、动脉血气

项目	英文缩写	单位	正常值
酸碱度	pH		$7.35 \sim 7.45$
动脉氧分压	PO_2	mmHg (kPa)	$80 \sim 100$ ($11 \sim 13$)
CO_2 分压	PCO_2	mmHg (kPa)	$35 \sim 45$ ($4.5 \sim 6.0$)
动脉血氧饱和度	SaO_2	%	>96
标准碳酸氢根	SB	mmol/L	$23 \sim 27$
实际碳酸氢根	AB	mmol/L	$22 \sim 26$
碱剩余	BE	mmol/L	± 3
CO_2 结合力	CO_2CP	mmol/L (vol%)	$23 \sim 31$ ($50 \sim 70$)
CO_2 总量	TCO_2	mmol/L	$24 \sim 32$
乳酸	LAC	mmol/L	$0.7 \sim 2.5$

七、静脉血气

项目	英文缩写	单位	正常值
酸碱度	pH		$7.35 \sim 7.45$
动脉氧分压	PO_2	mmHg	$45 \sim 50$
CO_2 分压	PCO_2	mmHg	$46 \sim 50$
静脉血氧饱和度	SvO_2	%	>65
标准碳酸氢根	SB	mmol/L	$23 \sim 27$
实际碳酸氢根	AB	mmol/L	$22 \sim 26$
碱剩余	BE	mmol/L	± 3
CO_2 结合力	CO_2CP	mmol/L (vol%)	$23 \sim 31$ ($50 \sim 70$)
CO_2 总量	TCO_2	mmol/L	$24 \sim 32$

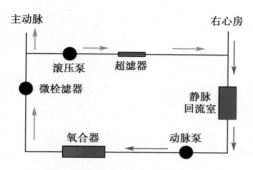

图 13-1　CPB 期间常规超滤（CUF）、
零平衡超滤（ZBUF）示意图

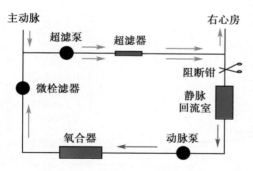

图 13-2　CPB 期间 MUF 示意图

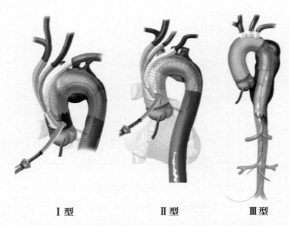

Ⅰ型 Ⅱ型 Ⅲ型

图 20-2 主动脉弓部杂交手术锚定区的解剖

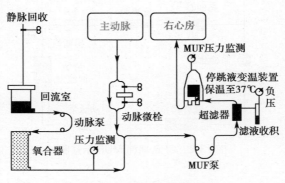

图 21-1 MUF 方法示意图